Ulrike Moser

SCHWINDSUCHT

Eine andere deutsche Gesellschaftsgeschichte

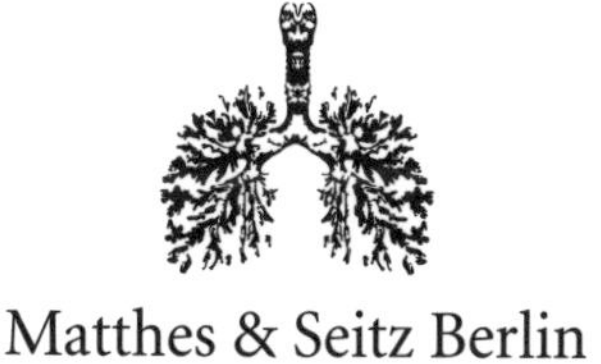

Matthes & Seitz Berlin

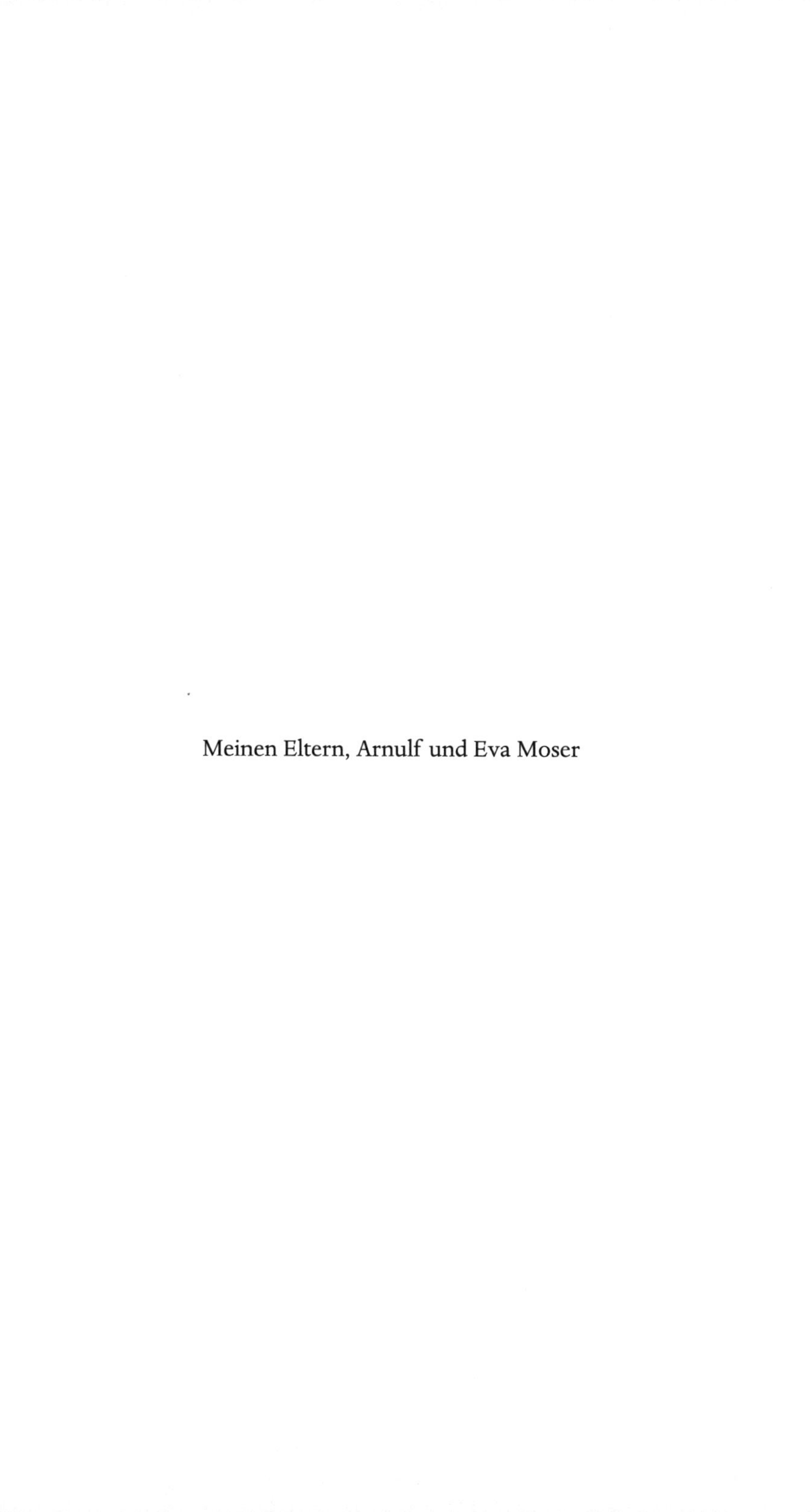

Meinen Eltern, Arnulf und Eva Moser

Einleitung

Sie ist die Krankheit mit den vielen Namen: Schwindsucht, Phthise, Tuberkulose. Sie ist auch bekannt als Auszehrung, »Weiße Pest«, als die »Motten«.[1] Mit aller Macht hat sie den Menschen über Jahrhunderte die Kräfte geraubt, den Gesellschaften ihren Stempel aufgedrückt und sie gezwungen, gegen sie und mit ihr zu leben – und sich ein Bild von ihr zu machen. Und so ist sie auch die Krankheit der vielen Deutungen, sich wandelnder Vorstellungen und Metaphern. Die an ihr Leidenden wurden verklärt, später verachtet, schließlich verfolgt.

Bis in die Fünfzigerjahre des 20. Jahrhunderts war die Schwindsucht unheilbar, und ihre Diagnose bedeutete ein fast sicheres Todesurteil. Erst mit der Entdeckung eines Heilmittels nach dem Zweiten Weltkrieg begann sie allmählich ihren Schrecken zu verlieren.

Warum also über die Schwindsucht schreiben, die, obwohl nie wirklich verschwunden, als historisches Leiden wahrgenommen wird? Warum überhaupt über Krankheit nachdenken?

Niemand will krank werden. Und doch ist Krankheit eine Grunderfahrung des Lebens. Der Mensch ist ein körperliches Mängelwesen, »zum Umfallen geboren«, schrieb der spätmittelalterliche Arzt, Mystiker und Philosoph Paracelsus.[2]

Gesundheit ist ein Zustand, den wir kaum beachten und als Normalität wahrnehmen. Der Heidelberger Philosoph Hans-Georg Gadamer beschrieb die Gesundheit als »geheimnisvolle[s] Etwas, das wir alle kennen und irgendwie gerade gar nicht kennen, weil es so wunderbar ist, gesund zu sein«.[3]

Wir erleben Gesundheit und Krankheit als Gegensätze, als polare Erscheinungen. Krankheit ist, wie Susan Sontag schreibt, »die Nachtseite des Lebens«.[4] Ein Störfall, ein Affront, eine Entgleisung, widersinnig und behandlungsbedürftig. Sie bedeutet Demütigung, auf eine schwer erträgliche Körperlichkeit zurückgeworfen zu werden. Krankheit wird als Mangel wahrgenommen, als »existenzielles Defizit«.[5] Niemals als Normalität.

Krankheit bedeutet Hilflosigkeit und Bedürftigkeit. Sie zwingt zu Ruhe und Untätigkeit und beschädigt dadurch unser Selbstbild und oft unsere Existenz. Die Krankheit macht den Kranken abhängig vom Beistand der Gesunden. Er selbst empfindet sich für die anderen als Last.

Der Abstand zu anderen Menschen vergrößert sich, manchmal unüberbrückbar. Die Welt des Kranken schrumpft, kreist um das tägliche Befinden, um Fortschritte und Rückschritte. Auch in den Augen seiner Mitmenschen ist der Leidende ein anderer, ein Fremder. »Der Kranke fühlt sich vom Gesunden verlassen, der Gesunde aber auch vom Kranken«, schrieb der schwindsüchtige Franz Kafka am 6. August 1920 an Milena Jesenská.[6] Hans Castorp, der einfältige Held aus Thomas Manns Schwindsucht-Roman *Der Zauberberg*, bezeichnet sich als »der Welt abhanden gekommen«.[7]

Krankheit bedeutet, anders, abweichend von der Normalität zu sein. Gleichzeitig aber bietet sie auch die Legitimation für Verweigerung, Außenseitertum und Flucht aus der Normalität.[8] Kranksein schafft einen privilegierten, vielleicht den einzigen von der Gesellschaft anerkannten Freiraum. Sie kann Flucht und Rettung vor alltäglichen Pflichten und den Zwängen des Alltags bedeuten. Eine Möglichkeit, sich der Verantwortung für Familie und Beruf zu entledigen, sich den Forderungen der Gesellschaft nach Leistung, Aktivität und Attraktivität zu verweigern. »Es ist ein Weg«, schreibt Susan Sontag, »sich von der Welt zurückzuziehen, ohne für diese Entscheidung die Verantwortung übernehmen zu müssen.«[9]

Zumindest eine Zeit lang. Denn vom Kranken wird erwartet, schnell gesund zu werden. Krankheit bleibt ein nur vorübergehend tolerierter Ausnahmezustand.

Über Krankheit nachzudenken, ist eine Form der Selbstvergewisserung und der gesellschaftlichen Prüfung. Wie mit Krankheit und Kranken umgegangen wird, gibt Auskunft über eine Gesellschaft und ihre Zeit, über Weltanschauungen und Werte, ihr Menschenbild. Krankheit ist nicht nur eine biologische Veränderung, ein persönliches Drama, sondern hat auch eine soziale, gesellschaftliche und historische Bedeutung.

Jedes Zeitalter hat seine signifikante Krankheit. Der österreichische Schriftsteller und Kritiker Karl Kraus fand 1920 dafür die Formel, »daß jede Epoche die Epidemie hat, die sie verdient. Der Zeit ihre Pest«.[10]

Die Krankheiten des Mittelalters waren Lepra und Pest, diese Epidemie schlechthin, und Symbol menschlicher Ohnmacht. Der verheerendste Pestzug begann um 1300. Von Asien aus breitete sich der »Schwarze Tod« über den Nahen Osten nach Nordafrika und Europa aus und verdrängte die Lepra als Heimsuchung. Zwischen 1346 und 1350 raffte sie ungefähr 20 Millionen Menschen dahin, was etwa einem Viertel der europäischen Bevölkerung entsprach – die größte Zahl von Todesopfern in der europäischen Geschichte, die von einer einzigen Epidemie gefordert wurde.[11] Und das war bloß die erste Welle. Die Seuche kehrte periodisch wieder und verschwand erst nach 1720 aus Westeuropa.

Zur Krankheit der Frühen Neuzeit wurde die Syphilis. Im 16. Jahrhundert verbreitete sie sich in ganz Europa. Auch sie trug, ähnlich wie die Schwindsucht, eine Vielzahl von Namen. Bei den Franzosen hieß sie »Mal de Naples«, in anderen europäischen Ländern »Franzosenkrankheit«. Für die Polen war sie die »deutsche« Krankheit, für die Russen die »polnische«.[12] Diese Geschlechtskrankheit war für rund 400 Jahre in Europa endemisch,[13] sie beeinflusste die Alltagskultur ihrer Zeit. Die traditionellen öffentlichen Badestuben, die im Mittelalter ein wichtiger Teil der Alltagskultur gewesen waren, wurden geschlossen. Perücken, spanische Kragen, Handschuhe und Schönheitspflästerchen sollten die äußerlich sichtbaren Krankheitszeichen verdecken.[14]

Das 19. und das frühe 20. Jahrhundert waren das Zeitalter der Schwindsucht. Sie war das Leiden der Romantik und des Fin de Siècle. In der Mitte des 19. Jahrhunderts erreichte die Sterblichkeit in Deutschland ihren Höhepunkt: Von 100 000 Menschen fielen jährlich 270 der Schwindsucht zum Opfer.[15] In Wien war die Krankheit für bis zu ein Viertel aller Sterbefälle verantwortlich.[16]

Um die Wende zum 20. Jahrhundert war die Schwindsucht die vorherrschende Krankheits- und Todesursache. Jedes Jahr tötete sie Zehntausende, Hunderttausende machte sie arbeitsunfähig. Wie ein schwarzer Schatten legte sie sich über ganze Familien, sie hinderte Menschen, ihr Leben zu gestalten, ihren beruflichen Weg zu gehen, Familien zu gründen. Denn die Schwindsucht traf vor allem junge Menschen. Für die Zeitgenossen war sie ein stets gegenwärtiges Unheil.

Krankheit ist nie wertfrei, steht niemals für sich. Krankheitsvorstellungen unterliegen dem historischen Wandel. Jede Epoche, jede Gesellschaft hat ihre medizinischen Deutungen, Vorstellungen von Leben, Tod und Leiden. Krankheiten sind kulturell, religiös, ideologisch, geistesgeschichtlich und politisch geprägt. Krankheiten sind Teil der Kultur, der Kunst und der Literatur.

Aus christlicher Sicht wurde dem Menschen körperliches Leid mit der Vertreibung aus dem Paradies aufgebürdet. Krankheit wurde seit dem Mittelalter als Stigma, als göttliche Strafe gedeutet, Heilung als Vergebung. Mit Bußexerzitien, Pilgerreisen, Prozessionen und Heiligenverehrung hofften die Menschen, Gottes Gnade zurückzuerlangen.

Lepra, der Aussatz, galt als Sündenstrafe. Weil sie lüstern waren, wurden die Leprösen von Gott gezüchtigt.[17] Lepröse galten als »unrein«. Sie wurden aus der Gemeinschaft der Gläubigen ausgeschlossen und in eigens geschaffenen Asylen, sogenannten Leprosorien, von der Gesellschaft isoliert. Bei der Syphilis verbanden sich irdische Lüste und Krankheit. »Amors vergifteter Pfeil«, das tödliche Venusgift, traf zuerst die Geschlechtsorgane, der Menschwurde dort gezeichnet, wo er gesündigt hatte.[18] Noch um 1900 hielt sich die Vorstellung, dass ein Verstoß gegen die bürgerliche Moral, dass »Unzucht«, außereheliche Sexualkontakte, diese Krankheit auslösten. Syphilis galt als moralisch stigmatisierte Krankheit, erniedrigend und vulgär.[19]

Mit der Romantik begann eine Umdeutung und Aufwertung von Krankheit, sie fand als existenzielle Erfahrung ihren Platz im Leben. In dieser Transformation kam vor allem der Schwindsucht eine entscheidende Rolle zu: Krankheit wurde als ein über die Gleichförmigkeit des Lebens erhebender Ausnahmezustand gedeutet. Die Tuberkulose galt als schicksalhafte Krankheit der Genies, der

Künstler, der Liebenden und später der Bohème.[20] Nur sie konnte zur verklärten Krankheit werden.

Denn sie brach nicht plötzlich mit apokalyptischer Wucht über Länder und Völker herein wie die Infektionskrankheiten Pest oder Cholera, die ihre Opfer oft in wenigen Stunden oder Tagen dahinsiechen ließen.

Im Gegenteil liegen bei der Schwindsucht oft mehrere Jahre zwischen Ansteckung und Ausbruch der Erkrankung. Die Krankheit selbst ist chronisch, schreitet meist langsam voran, während ihre Symptome zunächst unauffällig sind. Die Schwindsucht gibt dem Kranken lange Zeit, seinem drohenden Ende entgegenzusehen. Auf heftige Krankheitsschübe können Wochen hoffnungsweckender Erholung und scheinbarer Gesundheit folgen. Und am Ende wartete doch meist der Tod.

Die Schwindsucht schien wählerisch zu sein, »stets eine mysteriöse Krankheit von Individuen [...], ein tödlicher Pfeil, der jeden treffen konnte und der sich seine Opfer eins nach dem anderen auswählte«.[21] Die Krankheit galt als Gabe und Auszeichnung des Schicksals, als »(un)heimliches Präsent«.[22] Der zu zahlende Preis für eine außergewöhnliche Persönlichkeit oder Begabung.

Michel Foucault schrieb in seinem Werk *Die Geburt der Klinik*: »Der Mensch des 19. Jahrhunderts wird lungenkrank, um in diesem Fieber, das die Dinge beschleunigt und verrät, in sein unverwechselbares Geheimnis zu kommen. Daher sind die Krankheiten der Brust von der gleichen Natur wie die Liebe: sie sind Passion – also Leben, dem der Tod ein unaustauschbares Gesicht gibt.«[23] Die Krankheit schien das Leben zu intensivieren, zu steigern, das Fieber die Gedanken und die Schöpferkraft zu beflügeln, Seele und Geist zu veredeln und zu verfeinern.

Dazu schien das Ende der Schwindsüchtigen sanft, ja schön, im Vergleich zu den grauenerregenden Umständen, unter denen Menschen an anderen Krankheiten starben.

Bei der Lepra ließen Verdickungen von Nase und Lippen das Gesicht tierähnlich erscheinen.[24] In einem weiteren Stadium führte sie zu Verstümmelungen von Nase, Ohren, Fingerspitzen oder Gliedmaßen mit fahlen, manchmal eiternden Wunden. Lepra löste

Ekel und Abscheu aus. Der Kranke galt als unsauber, hässlich, abstoßend. Er wurde zu einem fremden Wesen, das kaum noch als Mensch zu erkennen war.

Die Syphilis nimmt ihren Anfang mit einzelnen wunden Stellen und Ausschlag im Genitalbereich.[25] Sie schreitet fort, indem sie scheußliche Geschwüre und Abszesse bildet, sie frisst sich in Knochen, Nase, Lippen und Genitalien und entstellt den Menschen. Der Kranke trug die Folgen seines vermeintlich sexuellen Fehlverhaltens sichtbar am Körper, schlimmstenfalls sogar im Gesicht. Die progressive Paralyse ist schließlich das gefürchtete Spätstadium der Syphilis, welches zu Demenz und Tod führen kann.

Noch im 19. Jahrhundert glaubten die Menschen, der Syphiliskranke verwese bereits zu Lebzeiten. Als Lebender verkörpert er schon den Tod. 1861 beschrieben die Schriftsteller-Brüder Edmond und Jules Goncourt in ihrem Tagebuch den Syphilis-Tod ihres Kollegen Henri Murger, Autor des Romans *Boheme. Szenen aus dem Pariser Leben* wie folgt: »Murger stirbt an einer Krankheit, durch die man bei lebendigem Leib verfault, an einem Altersbrand, kompliziert durch Karbunkel. Es ist etwas Furchtbares, das ihn buchstäblich in Stücke zerfallen lässt. Als man ihm neulich den Bart stutzte, fiel mit den Haaren die ganze Lippe ab.«[26]

Die Krankheiten, die das größte Entsetzen auslösen, sind diejenigen, die nicht nur töten, sondern den Körper entstellen. »Den moralischen Urteilen im Zusammenhang mit Krankheiten liegen häufig ästhetische Urteile zugrunde über das Schöne und das Hässliche, das Reine und das Unreine, das Vertraute und das Fremde oder Unheimliche«, schreibt Susan Sontag.[27]

Pest, Lepra und Syphilis brandmarkten die Menschen. Die Schwindsucht ist dagegen für andere nicht immer zu erkennen. »Eine schmerzlose, flüchtige Krankheit, eine saubere Krankheit, ohne Gerüche, ohne ›es‹«, bemerkte der tuberkulosekranke französische Philosoph und Schriftsteller Roland Barthes.[28]

Äußerlich hatte sich der Kranke nicht verändert, er blieb er selbst, ja die Schwindsucht schien sein Antlitz noch zu verfeinern: die Haut blass und durchscheinend, die Wangen vom Fieber gerötet, die umschatteten Augen wehmütig vergrößert, der Körper mager, ausgezehrt durch die Beschleunigung seines Lebens. All dies macht den Kranken anziehend.[29] Seine Schönheit schien auf geheimnisvolle Weise mit dem Tod verschwistert.

Und im Gegensatz zu den Krankheiten, die als Folge eines sündhaften Lebenswandels galten, traf die Schwindsucht die Menschen scheinbar wie ein unverdientes Schicksal.[30] Viele von ihnen waren Künstler und Schriftsteller.

Krankheit hat eine schöpferische Kraft, sie bringt Kunst und Literatur hervor. Diese Werke geben den Menschen in ihrem Anderssein, ihrer Isolation Raum. Sie beschreiben, was die medizinische Fachliteratur mit Desinteresse ausspart: die Angst vor dem Sterben, das Ausgeliefertsein. Krankheit kann für Einsamkeit, die Erfahrung der Fremdheit, aber auch für gesellschaftliche Missstände stehen.

Die Schrecken der Pest offenbaren sich in der Bilderwelt des Spätmittelalters, in apokalyptischen Visionen von Tod, Verfall, von Hölle, Teufel und Totentanz (*danse macabre*), vom Tod als Sensenmann oder »Schnitter«, der in der Hand ein Stundenglas hält.[31] Der weite Bogen von Giovanni Boccaccios Novelle *Das Dekameron* über Daniel Defoes fiktiven Augenzeugenbericht *Die Pest zu London* bis hin zu Alessandro Manzonis Roman *Die Verlobten* mit seinem Panorama des Seuchenzugs in Mailand 1630 und schließlich ihrer neuzeitlichen Wiederkehr in Albert Camus' Roman *Die Pest* von 1947 zeugt von der Wirksamkeit des Pestmotivs in der Literatur. Es steht für das Ausgeliefertsein des Menschen, seine Hoffnungslosigkeit und das Zerbrechen aller Bindungen.

Die Geschlechtskrankheiten, vor allem die Syphilis, spielten erst mit beginnender Moderne eine größere Rolle in der Literatur. Charles Baudelaire, die Brüder Goncourt, Guy de Maupassant, Joris-Karl Huysmans und manch andere beschrieben mit morbidem Vergnügen von der Syphilis zerfressene Körper, entstellte Gesichter, eiternde Wunden.[32] Die Krankheit war grell sichtbarer Beleg, wie groß die Kluft zur biederen gesunden Banalität des Bürgers war.

Aber keine Krankheit hat von der Romantik bis zur Moderne einen ähnlichen Nachhall und vielgestaltige Darstellung in der Literatur und Kultur gefunden wie die Schwindsucht.[33] Es sind höchst unterschiedliche Werke, die von einer Vielzahl Tuberkulosekranker – vor allem von schwindsüchtigen Frauen erzählen. Arthur Schnitzler thematisiert in *Sterben* die letzten Phasen eines Todgeweihten und seiner Liebe. Effi Briest stirbt in Theodor Fontanes gleichnamigen Roman an Schwindsucht ebenso wie Lewin in Leo Tolstois *Anna Karenina*. Der tuberkulöse Maxim Gorki lässt in seinem Theaterstück *Nachtasyl* die schwindsüchtige Anna sterben. Thomas Mann hat nicht nur den Schwindsuchtroman *Der Zauberberg* verfasst, auch seine frühere Novelle *Tristan* spielt in einem Sanatorium. Die Schwindsucht ist *die* literarisierte Krankheit des 19. Jahrhunderts. Nicht zuletzt, weil viele Literaten wie Novalis, Franz Kafka oder Klabund selbst an Schwindsucht litten und ihr Leid überlieferten.

Maler wie Edvard Munch und Oskar Kokoschka gaben der Krankheit ein Gesicht. Aber auch auf der Opernbühne hatte die Schwindsucht ihren Auftritt. Vor allem schwindsüchtige Frauen hauchten singend ihre letzte Lebenskraft aus. Innerhalb von gut 40 Jahren, von 1853 bis 1896, entstanden drei Werke, die die tödliche Krankheit auf die Bühne brachten. Guiseppe Verdi zeigte mit seiner Oper *La Traviata* (»die vom Weg Abgekommene«) zum ersten Mal den Tod durch Schwindsucht (oder überhaupt den Tod durch eine spezifische Krankheit) auf der Opernbühne.[34] Die Figur der kranken Kurtisane Violetta wurde zum Sinnbild der romantischen Krankheit, der edlen Kranken. Im Wissen um ihren nahen Tod verzichtet sie selbstlos auf Erfüllung und gibt den Geliebten frei. 1881 und 1895 folgten die Schwindsuchtopern *Hoffmanns Erzählungen* von Jacques Offenbach und Giacomo Puccinis *La Bohème*.

In all diesen Werken wird von der Schwindsucht nicht nur gesprochen, sie bestimmt die Handlung der Geschichte.[35] Ihre todgeweihten Protagonistinnen, junge fragile Frauen, die langsam in Schönheit dahinsterben, machen diese Opern so anrührend.

Die Bilder der Infektion wurden geprägt vom Blick der Schriftsteller, Musiker und Maler, ob selbst erkrankt oder als Deuter der Krankheit, von Bürgerlichen und Intellektuellen. Zeugnisse von sogenannten einfachen Leuten sind selten. Bauern oder Berliner Fabrikarbeiter starben in ihren Katen oder Hinterhäusern, ohne von ihrem Leid einen Bericht zu hinterlassen. Wie so oft sind sie nicht Subjekte, sondern eher Objekte der Geschichte. Objekte des Bedauerns, manchmal auch der Verachtung, deren Schicksal zunächst nur hin und wieder das romantisch-schillernde Bild der »besonderen« Krankheit stört.

Die Schwindsucht ist eine »besondere« Krankheit, nicht nur weil die Romantiker sie dazu erhoben haben. Seit dem 18. Jahrhundert haben sich Wahrnehmung und Darstellung der Krankheit immer wieder verändert.[36] Manchmal überschneiden sich die Bilder. Die »romantische Krankheit« im 18. Jahrhundert bis zur Mitte des 19. Jahrhunderts. Die »proletarische Krankheit« Ende des 19. bis zum ersten Drittel des 20. Jahrhunderts. Und die »asoziale Krankheit« im Nationalsozialismus. Wohl keine Krankheit hat einen solch dramatischen Deutungswandel erfahren.

Für die Schwindsucht galt zuerst der romantische Mythos einer gleichermaßen gezeichneten und ausgezeichneten Person, die Vorstellung einer individualisierenden, geistig beflügelnden, verschönernden Künstlerkrankheit. Ein Bild, über das sich mit Fortschreiten der Industrialisierung im letzten Drittel des 19. Jahrhunderts nach und nach ein völlig gegensätzliches legte. Die Schwindsucht wurde zu einer der häufigsten Ursachen für Invalidität und Tod von Menschen im arbeitsfähigen Alter. Aus der ästhetisierten Krankheit wurde die Armutskrankheit der Massen. Aus dem gefeierten, edlen Kranken wurde der in der Menge verschwindende, proletarische Bazillenträger. Obwohl sich die Bilder widersprechen, konnten sie noch eine Zeit lang nebeneinander bestehen.

Als Krankheit der Arbeiter, der Unterschicht und Armen stand die Schwindsucht für erdrückende Arbeitsbedingungen, mangelhafte Ernährung und Wohnungselend. Sie galt als »Schmutzkrankheit«, eine soziale Heimsuchung, die als Folge abweichenden, unbürgerlichen Verhaltens letztlich als selbstverschuldetes Elend gesehen und schließlich als Zeichen von Degeneration verurteilt wurde.

Von da an war es nur noch ein kleiner Schritt zur »asozialen« Krankheit, zu der sie schließlich die Nationalsozialisten erklärten. Tuberkulöse wurden zwangsweise in regelrechte Krankengefängnisse eingewiesen, in denen ihnen nicht nur die medizinische Versorgung verweigert, sondern ihr Sterben beschleunigt wurde; an ihnen wurden in Konzentrationslagern und Kliniken verbrecherische Menschenexperimente durchgeführt, sie gehörten zu den ersten Opfern der Euthanasie.

Die Schwindsucht löste große Ängste aus. Sie hat aber auch zu großer Kunst inspiriert. Sie war wegweisend für eine moderne klare Architektur, da für Schwindsüchtige spezielle Krankenhäuser entworfen wurden: Lungensanatorien und Neues Bauen wollten beide Gebäude schaffen, die den Menschen gesunden lassen. Und nicht zuletzt brachte die Tuberkulose auch die Gesundheitsgesetzgebung entscheidend voran.

Dieses Buch konzentriert sich mit Bedacht auf die Zeitspanne zwischen Romantik und dem Ende des Nationalsozialismus. Es spannt einen Bogen zwischen extremen Polen, Verklärung der Kranken auf der einen Seite, ihre Diffamierung, Verfolgung und Ermordung auf der anderen. Was diese Extreme verbindet, ist dass es in dieser Zeit noch kein Heilmittel gegen die todbringende Schwindsucht gab. Ohne das Rätsel ihrer Entstehung, ihrer Ausbreitung hätte sie in der Romantik nicht zur überhöht-verklärten Krankheit werden können. Ohne die Möglichkeit, die Krankheit wirksam bekämpfen zu können, hätten sich Mediziner im Dritten Reich nicht so skrupellos zu ihren verbrecherischen Menschenversuchen legitimiert gefühlt. Erst nach dem Zweiten Weltkrieg, als endlich ein wirksames Medikament gefunden wurde, verliert die Krankheit ihren bedrohlichen Nimbus und wird zu einer gewöhnlichen Infektionskrankheit.

Die Geschichte der Schwindsucht wird vor allem aus deutscher Perspektive erzählt, als Gesellschaftsgeschichte unter anderen Vorzeichen. Der Blick fällt immer dann auf andere europäische Länder, vor allem auf ihre Künstler und Literaten, wenn dadurch Vorstellungen, Bilder, Metaphern von der Krankheit auf besondere Weise dargestellt werden können.[37]

Der Historiker Dirk Blasius hat die Tuberkulose als »Signalkrankheit« bezeichnet; »als Kultur- und Gesellschafts-, aber auch als Politikphänomen verweist sie auf die Höhen und Tiefen, Wege und Sonderwege des Geschichtsverlaufs in Deutschland«.

Diesen Weg, von der Höhe in die Tiefe, will dieses Buch nachzeichnen. Herab von dem Podest, auf dem die Krankheit in Literatur, Kunst und Musik ihre romantische Deutung fand, als ironischer Nachhall noch einmal bei Thomas Mann. Weiter hinab zur Krankheit der Armen bis in die Abgründe einer menschenverachtenden NS-Gesundheitspolitik. Es ist der Weg vom *Zauberberg* ins KZ. Was für ein Abstieg! Die Geschichte der Schwindsucht ist eine Geschichte der Abwertung.

TEIL I

Mycobacterium tuberculosis

Am Anfang steht Robert Koch. Seine wegweisende Entdeckung des Tuberkuloseerregers im Jahr 1882 scheint die Geschichte der Schwindsucht in ein eindeutiges Vorher und Nachher, in die vorbakteriologische und die bakteriologische Zeit zu teilen. In die Zeit vor und die Zeit nach Koch.[1]

Bis zu seinem bahnbrechenden Forschungserfolg waren die Ursachen, die Entstehung und Verbreitung der Krankheit unklar. Nicht einmal eine verlässliche Diagnose konnten die Mediziner stellen. Diese Unsicherheit schuf Raum für eine Vielzahl von Deutungen und Spekulationen. Die Schwindsucht schien geheimnisvoll, schicksalhaft, unheilbar. Mit ihrer Enträtselung durch Koch wurde aus einer mysteriösen Heimsuchung eine Infektionskrankheit unter vielen, die allerdings eine der häufigsten Todesursachen dieser Zeit blieb. Aus dem Kranken, den die Schwindsucht nach nicht zu entschlüsselnden Regeln erwählt zu haben schien, wurde ein Bazillenträger, aus einem Leiden, das Literatur und Kunst beflügelte, eine Hygienekrankheit, der man, so die große Hoffnung, bald mit naturwissenschaftlichen Methoden beikommen würde. Was als Fortschritt daherkam, war auch eine Entzauberung, eine Ernüchterung.

Zwischen 1870 und 1914 verwandelte sich Deutschland. Die Wirtschaft wuchs in atemberaubendem Tempo. Der Mensch lernte fliegen, der erste Zeppelin stieg in die Luft. Immer neue Erfindungen – Dampfmaschine, Eisenbahn, neue Fertigkeiten in der chemischen Industrie, die Nutzung von Gas für Licht, Heizung, Küche und Hochöfen, die Einführung der Elektrizität – machten aus der Agrargesellschaft Deutschland in wenigen Jahrzehnten eine Industrienation.[2]

In keinem anderen Land waren Wissenschaft und Technik so eng miteinander verzahnt. Chemie, Optik und Elektrotechnik begannen sich auf dem Weltmarkt durchzusetzen. Das Deutsche Reich strotzte nur so vor Selbstbewusstsein. Fortschritt war das Zauberwort, an dem sich die Epoche berauschte. Der Glaube an eine nicht mehr aufzuhaltende Vorwärtsentwicklung vor allem der Naturwissenschaften verband sich mit der Annahme, dass sich gleichzeitig auch die Menschheit weiterentwickeln werde. Werner von Siemens verkündete 1886 vor 2700 Zuhörern in der Reichshauptstadt, »daß das hereinbrechende naturwissenschaftliche Zeitalter ihre Lebensnot, ihr Siechtum mindern, ihren Lebensgenuß erhöhen, sie besser, glücklicher und mit ihrem Geschick zufriedener machen wird«.[3] Das »Licht der Wahrheit« werde sie auf eine »höhere Stufe des Daseins erheben«. Die Naturwissenschaften lösten im Verlauf des 19. Jahrhunderts die Theologie als Weltdeuterin und Sinnstifterin ab.

Auch die Medizin holte in der ersten Hälfte des 19. Jahrhunderts mit ihrem Wissen und ihren Methoden mehr und mehr den Vorsprung der Grundwissenschaften Physik, Chemie, Biologie und Technik auf.

Der entscheidende Durchbruch der naturwissenschaftlich ausgerichteten Medizin kann etwa auf das Jahr 1858 datiert werden, in dem Rudolf Virchow ein neues Konzept, die Zellularpathologie, einführte.[4] Virchow, seit 1856 Ordinarius für Pathologie in Berlin, sah für die Zukunft der Medizin nur einen gangbaren Weg: »Der Standpunkt, den wir einzuhalten gedenken, ist der einfach naturwissenschaftliche.«[5]

Für Virchow waren nicht die Organe, nicht Gewebe, sondern war die Zelle der Grundbaustein des Lebens: »omnis cellula e cellula« (»jede Zelle entsteht aus einer Zelle«). Verantwortlich für Gesundheit und Krankheit waren für ihn immer physikalische und chemische Veränderungen im Innern der Zelle. Virchow war über Jahrzehnte die beherrschende und herausragende Persönlichkeit der Medizin, nicht nur in Deutschland. In Berlin galt er als »Professor der Professoren«.[6]

Wenn aber Krankheiten durch physikalische und chemische Veränderungen in der Zelle ausgelöst wurden, dann musste man diese auch mit naturwissenschaftlichen Methoden nachweisen können. Dann musste auch, ebenso wie in Chemie, Physik und Biologie, in allen Vorgängen des Körpers eine natürliche Vorhersagbarkeit bestehen, die durch Experimente an Tier und Mensch erforscht werden konnte.[7]

Neben der Zellularpathologie Virchows hat die von Robert Koch mitbegründete Bakteriologie diesen Wandel innerhalb der Medizin grundlegend befördert.

Die Ansicht, dass Krankheiten durch Ansteckung übertragen werden können, reichte zwar lange zurück, hatte sich aber bisher nicht gegen andere Krankheitstheorien durchsetzen können. Erst dem Franzosen Louis Pasteur gelang der Nachweis. Er konnte Krankheiten der Seidenraupe auf Mikroorganismen zurückführen.

Robert Koch bestätigte diese Theorie. Er wies als Erster eine Krankheit des Menschen, den Milzbrand, als bakteriell verursacht nach. Koch war zu dieser Zeit Kreisarzt in Wollstein in Posen. Seine Forschungen führte er dort unter bescheidensten Bedingungen in seiner Praxis durch, in einem nur durch einen Vorhang vom Sprechzimmer abgetrennten kleinen Laboratorium. Koch gelang es, stäbchenförmige Gebilde, die schon vor ihm im Blut von an Milzbrand Erkrankten entdeckt worden waren, eindeutig als Erreger der Krankheit nachzuweisen.

Für diese Entdeckung wurde Koch 1880 an das neu gegründete Kaiserliche Gesundheitsamt nach Berlin berufen. Hier konnte er, als Leiter der bakteriologischen Abteilung, unter sehr viel günstigeren Voraussetzungen forschen, in einem gut ausgestatteten Labor und von einer stetig anwachsenden Schar von Schülern und Mitarbeitern unterstützt.

Am 24. März 1882 hielt Koch in der Physiologischen Gesellschaft in Berlin seinen berühmten Vortrag »Über Tuberkulose«. Er begann seine Rede mit den Worten, die an der Tragweite seiner Forschungen keine Zweifel ließen: »Wenn die Zahl der Opfer, welche eine Krankheit fordert, als Maßstab für ihre Bedeutung zu gelten hat, dann müssen alle Krankheiten, namentlich aber die gefürchtetsten Infektionskrankheiten, Pest, Cholera, und so weiter weit hinter der Tuberculose zurückstehen. Die Statistik lehrt, dass 1/7 aller Menschen an Tuberculose stirbt und dass, wenn nur die mittleren productiven Altersklassen in Betracht kommen, die Tuberculose ein Drittel derselben und oft mehr dahinrafft.«[8]

In seiner Rede beschrieb Koch seine Fragestellung, seine Versuchsanordnung und seine Ergebnisse. Koch war es gelungen,

Tuberkulosebakterien mit einer neuen Färbetechnik im erkrankten Gewebe nachzuweisen, sie zu isolieren und in Reinkultur zu züchten. Anschließend impfte er damit Versuchstiere, die daraufhin Symptome einer Tuberkuloseinfektion zeigten. Der Erreger musste bei jedem einzelnen Krankheitsfall nachzuweisen sein. Seine Abwesenheit schloss die Krankheit aus. Diese Methode wurde später das »Koch'sche Postulat« genannt.

Sie sollte das sich entwickelnde Fach der Bakteriologie prägen und internationale wissenschaftliche Standards setzen.

Als Ergebnis seiner Experimente erklärte Koch, »daß es zum ersten Mal gelungen ist, den vollkommenen Beweis für die parasitische Natur einer menschlichen Infektionskrankheit, und zwar der wichtigsten von allen, vollständig zu liefern«.[9] Am Ende seines Vortrags fasste er zusammen: »In Zukunft wird man es im Kampf gegen diese schreckliche Plage des Menschengeschlechts nicht mehr mit einem unbestimmten Etwas, sondern einem fassbaren Parasiten zu tun haben, dessen Lebensbedingungen zum größten Teil bekannt sind und noch weiter erforscht werden können.«[10] Nachdem Koch seinen Vortrag beendet hatte, herrschte im Saal bewundernde Stille.

Die gefürchtete Tuberkulose war zum Objekt der Bakteriologie geworden. Aus ihrer Bedeutung als wichtigste Infektionskrankheit der Zeit zog das Fach seine Reputation.[11]

Robert Koch konnte die Erreger von drei Infektionskrankheiten identifizieren, von Milzbrand, Tuberkulose und im Jahr darauf von Cholera. Diese Arbeiten machten ihn weltberühmt. Im Mai 1885 wurde Koch zum Leiter des neu gegründeten Instituts für Hygiene der Friedrich-Wilhelms-Universität zu Berlin ernannt. Aus aller Welt strömten nun Studenten in sein Laboratorium in der Klosterstraße. Viele bedeutende Schüler arbeiteten in dieser Zeit mit ihm, unter ihnen Emil von Behring, der für seine Arbeiten zur Immuntherapie 1901 den ersten Nobelpreis erhielt.

Keine medizinische Fachrichtung spiegelte den Fortschrittsglauben der Zeit gleichermaßen wider wie die Bakteriologie. Sie galt als Wissenschaft der Entdeckungen und Sensationen, sie wurde die »heroische«, die Leitdisziplin der Medizin, mit der Forscher nationales Prestige erwarben. Ihre Koryphäen wurden in Politik und Öffentlichkeit als »Männer gegen Tod und Teufel« verehrt.[12] Robert Koch in Deutschland und Louis Pasteur in Frankreich, gemeinsam Begründer von Mikrobiologie und Bakteriologie, nahmen diese Rollen bereitwillig an. Und sie wurden zu erbitterten Rivalen.

Der preußische Staat förderte die Grundlagenforschung an den Universitäten und den Ausbau von Forschungsinstituten. Auch das preußische Militär zeigte großes Interesse an Kochs Studien. Stabsärzte wurden bei Koch ausgebildet, Militärärzte, die bakteriologisch arbeiteten, traten in den Dienst des Kaiserlichen Gesundheitsamtes.[13] Die Gemeinsamkeiten von Medizin und Militär reichten bis in die Sprache. So sprach Koch vom »Kriege gegen die kleinsten, aber gefährlichsten Feinde des Menschengeschlechts«.[14] Das Ziel war die Vernichtung der Krankheit.

Die Bakteriologen sahen eine »unpolitische Vernunft« der Krankheitserreger, die rein naturwissenschaftlich bekämpft werden mussten.[15] Für die staatliche Seuchenbekämpfung schienen die Verheißungen der Bakteriologie daher sehr viel attraktiver und auch billiger als die sozialpolitischen Forderungen der Liberalen, die die Lebensbedingungen der Erkrankten grundsätzlich verbessern wollten.

Die Bakteriologie veränderte nicht nur das Verständnis von Krankheit, sondern auch den Umgang mit den Kranken. In der Medizin verengte die Fortschrittsgläubigkeit der Zeit den Blick mehr und mehr auf die Präzision der Methoden und Messungen, die von immer besseren Instrumenten garantiert wurden. Der Puls wurde mit dem Sekundenzeiger und das Fieber auf einer geeichten Gradskala gemessen und in Kurven übertragen. Alle körperlichen Erscheinungen sollten quantifiziert, in Daten umgewandelt und statistisch ausgewertet werden.

Medizin fand nicht mehr in erster Linie am Krankenbett statt, sondern im Labor. Was sich im Körper des Menschen abspielte, wurde im Experiment, im Tierversuch simuliert. Dass der Kranke selbst auf die biologischen Vorgänge in seinem Körper reduziert wurde, schien wissenschaftliche Objektivität zu garantieren. Und machte jede religiöse, moralische oder soziale Deutung oder Sinngebung seines Leidens überflüssig. Hinter seinen klinischen Symptomen musste der Kranke mit seinem Fühlen und Leiden, seinen

Ängsten zurücktreten. Das Interesse der Medizin galt nicht seinem Befinden, sondern dem »objektiven« Befund. Krankengeschichte wurde Krankheitsgeschichte.

Die Naturwissenschaften, einschließlich der aufgestiegenen Medizin, schwangen sich zu autoritären Welterklärern auf. Virchows berühmter Satz »die Medicin ist eine sociale Wissenschaft, und die Politik ist weiter nichts, als Medicin im Großen« zeugt von einem maßlosen Macht- und Deutungsanspruch und einer geradezu pseudoreligiösen Überhöhung der Naturwissenschaften.[16] Ärzten wurde in der Folge eine Führungsrolle zugesprochen. Sie hatten die Politik zu beraten, für individuelles wie staatliches Wohlergehen zu sorgen.[17] Michel Foucault hat diese Deutungsmacht als »Medikalisierung« bezeichnet, mit der Krankheit zu einer Form von »Abweichung« wurde. Er verstand unter Medikalisierung die Umdeutung des Kranken vom leidenden Subjekt zum kranken Objekt der Medizin.[18]

Um 1900 hatte die naturwissenschaftliche Medizin eine dominierende Stellung erlangt. Und tatsächlich sind ihr ungeheure Erfolge zu verdanken. In den Jahren zwischen 1880 und 1890 wurde eine Vielzahl von Krankheitserregern entdeckt, die der Lepra und Malaria, der Cholera und Diphterie, des Wundstarrkrampfes und der Lungenentzündung bis hin zu denen von Pest, Syphilis und Keuchhusten. Die Krankheitsursachen wurden immer ausdifferenzierter.

Und dennoch, die gestrenge Bakteriologie mit ihrem Absolutheitsanspruch blieb mit einigen Schönheitsfehlern und Makeln behaftet. Die Methoden und Medikamente, die sie bereitstellen konnte, um die Infektionskrankheiten auch tatsächlich zu bekämpfen, blieben hinter dem auftrumpfenden Anspruch der Disziplin bescheiden zurück. Spezifische Heilmittel sollten spezifische Erreger ausschalten. Für die meisten Krankheiten, darunter die Schwindsucht, bedeutete das: irgendwann einmal.

Zudem konnte die Medizin nicht erklären, warum die Tuberkulosesterblichkeit spätestens seit dem letzten Drittel des 19. Jahrhunderts rückläufig war.[19] Und warum nicht bei jedem, der infiziert war, die Krankheit tatsächlich ausbrauch. Breit durchgeführte Untersuchungen zeigten, dass um 1900 nahezu alle Menschen

Tuberkulosekeime in sich trugen. Aber nur ein kleiner Teil von ihnen erkrankte. Offenbar gab es eine Anfälligkeit für Krankheitserreger. Aber auch eine Resistenz. Der gesunde »Bazillenträger« existierte tatsächlich.[20]

Mycobacterium tuberculosis war entdeckt. Aber weder besiegt noch verstanden. Die vermeintlich scharfe Trennlinie, die Epochenschwelle, die Robert Kochs Entdeckung für die Medizin zu markieren schien, erwies sich weiterhin als durchlässig für alte und neue Krankheitskonzepte, wo die Bakteriologie in Erklärungsnot war. Die Kluft zwischen der Fähigkeit, die Schwindsucht zu diagnostizieren, und der Unfähigkeit, sie zu heilen, führte dazu, dass herkömmliche, ja oft weit zurückliegende Deutungen sich weiterhin behaupten konnten, ja oftmals überzeugender und glaubwürdiger wirkten.

2. DER ERREGER

Die Tuberkulose ist eine chronische Infektionskrankheit, die durch *Mycobacterium tuberculosis* verursacht wird.[21] Sie kann alle Organe und körpereigenen Systeme befallen. Es gibt tuberkulöse Erkrankungen der Haut, der Knochen, des Darms, des Urogenitalsystems, der Mandeln und die tuberkulöse Hirnhautentzündung.[22] Da der Erreger so unterschiedliche Symptome auslösen kann, hielt man viele seiner Ausprägungen bis zur Entdeckung des Bakteriums für eigenständige Krankheiten. Dieses Buch handelt von der häufigsten Form, der Lungentuberkulose, der Schwindsucht. Sie hat die Geistes-, Gesellschafts- und Kulturgeschichte geprägt.

Mycobacterium tuberculosis wird in der Regel über die Atemwege von einer Person auf die andere übertragen. Wenn ein Mensch, der an einer ansteckenden Tuberkulose erkrankt ist, spricht, hustet oder niest, gibt er feinste Tröpfchen ab, die Tuberkulosebakterien enthalten können. Atmet ein anderer diese ein, gelangen die Erreger in seine Atemwege. Aber auch Staub oder getrockneter Auswurf, das Sputum, tuberkulös infizierte Milch oder Rindfleisch können die Krankheit übertragen.[23]

Bei der Erstinfektion siedeln sich die eingedrungenen Mykobakterien in der Lunge an und lösen eine Entzündung aus. Der Körper umschließt die Keime mit einem Wall von Abwehrzellen, sogenannten Makrophagen, und kapselt sie so ein. Diese Knötchen werden »Tuberkel« genannt. Man spricht von einem Primärkomplex oder einer Primärtuberkulose, die stets abklingen kann. Ist die Einkapselung vollständig, heilt die Entzündung aus, dann erkrankt der Infizierte nicht. Die Infektion kann viele Jahre lang in diesem Zustand verbleiben, ohne Beschwerden zu verursachen.

Bewältigt ein Mensch diese Erstinfektion, erwirbt er dennoch keine Immunität wie bei anderen Infektionskrankheiten. Die Tuberkulose kann jederzeit ausbrechen, wenn das Immunsystem zum Zeitpunkt der Erstinfektion oder auch zu einem sehr viel späteren Zeitpunkt geschwächt ist. In der Lunge entsteht dann ein Entzündungsherd, die Tuberkel schmelzen zusammen, Lungengewebe zerfällt und verflüssigt sich. Es bilden sich Hohlräume, Kavernen, von denen sich der ältere Begriff der »Aufzehrung« der Lunge herleitet.[24] Die Kavernen bilden einen idealen Nährboden für *Mycobacterium tuberculosis*. Wächst der Entzündungsherd in der Lunge und gelangen dadurch Bakterien in die Bronchien und werden ausgehustet, spricht man von einer »offenen«, von einer ansteckenden Tuberkulose.

Wenn sich die Krankheit in seltenen Fällen über die Blutbahn oder die Lymphwege im ganzen Körper ausbreitet, nennt man das eine Miliartuberkulose.

Ob und wie heftig die Krankheit ausbricht, hängt gleichermaßen von der Zahl und Aktivität der eingeatmeten Erreger ab wie von der körperlichen Widerstandskraft des infizierten Menschen. Ähnlich wie bei Aids unterscheidet man zwischen Infizierten und Erkrankten, da nur etwa bei zehn bis fünfzehn Prozent der Betroffenen die Krankheit tatsächlich ausbricht.[25]

Der Beginn der Schwindsucht kündigt sich durch eher unspezifische Beschwerden an, die genauso bei vielen anderen Krankheiten auftreten: Hüsteln oder chronischer Husten, Gewichtsverlust, Appetitlosigkeit, Müdigkeit, leichtes Fieber, Stechen in der Brust, Gliederschmerzen, ein dauerhaft beschleunigter Puls, Nachtschweiß.

Schreitet die Erkrankung fort, sodass Lungengewebe zerstört wird, folgen Auswurf und Bluthusten.[26]

3. EIN BAKTERIUM MIT GESCHICHTE

Mycobacterium tuberculosis dürfte jünger sein als der Mensch. Molekularbiologen schätzen, dass es diesen wahrscheinlich erstmals vor 15 000 bis 20 000 Jahren infizierte.[27] Der Mensch dagegen ist wahrscheinlich 2 Millionen Jahre alt. Es ist aber nicht auszuschließen, dass es schon in der Urzeit Tuberkulosekranke gab. Untersuchungen an Funden des Homo erectus aus der Türkei zeigten am Schädeldach Spuren einer Hirnhautentzündung, die durch Tuberkulose ausgelöst worden sein könnte.

Das Altertum kannte die Schwindsucht bereits. Mumienfunde, diese für Altägypten so einzigartige Quelle, weisen die Knochentuberkulose, die später sogenannte Pott'sche Krankheit, nach.[28] Skelettreste zeigen eine besondere Wirbelsäulenverformung: Die Infektion hat mehrere Wirbel zerfressen und zu einer unregelmäßigen Knochenmasse verformt. Wenn beim Kranken das Rückgrat unter dem Gewicht des Körpers bricht, wird er bucklig. Dieser tuberkulöse Wirbelkaries tritt meist gemeinsam mit der Lungenschwindsucht auf. Auch aus dem Inkareich und aus Babylon gibt es ähnliche Funde. Die Pott'sche Krankheit ist die einzige Tuberkuloseform, bei der noch im Rückblick eine sichere Diagnose gestellt werden kann.

In der griechischen Literatur wird zur Zeit des Hippokrates der Begriff Phthisis, Schwindsucht, erwähnt. Er beschrieb allerdings bloß ein Symptom, das durchaus auch andere Erkrankungen wie Lungenabszesse ausgelöst haben könnten.[29]

Für die Griechen war Krankheit eine natürliche, selbstverständliche Erscheinung des Körpers. Sie waren die Ersten, die eine rationale, säkulare Medizin schufen, aus der sie alles Übersinnliche und Magische, jedes Wirken höherer Mächte ausschlossen.[30] Gesundheit konnte durch eine harmonische Lebensführung erreicht werden.

Bereits in der Antike trat die Schwindsucht als Krankheit der Städte auf, in denen immer mehr Menschen unter verheerenden hygienischen Bedingungen auf engstem Raum zusammenlebten.

Während die griechische Polis noch ein überschaubares Gebilde des Zusammenlebens war, wuchs Rom als Hauptstadt eines immer größer werdenden Weltreiches zu einem großstädtischen Moloch heran. Hier wurden schon lange vor der Kaiserzeit mehrstöckige, dicht belegte Mietskasernen gebaut, deren Bewohner oft in fensterlosen Kammern hausten: ideale Bedingungen für die Schwindsucht. »Haemophthisicus« wurde der blutspuckende Kranke genannt.[31] Der Dichter Plautus, nie um ein Schimpfwort oder einen derben Ausdruck verlegen, sprach in seinen Lustspielen vom »Auskotzen der Lunge« (»pulmoneum vomere«).[32]

Im Mittelalter dürfte vor allem das Spucken eine wichtige Rolle für die Verbreitung der Schwindsucht gehabt haben. Man glaubte, Speichel könne drohendes Unheil abwehren: Dreimaliges Ausspeien sollte den Teufel oder böse Geister verjagen.[33] Gespuckt wurde auf den Straßen, in den Wohnungen, selbst in Kirchen. Der Soziologe Norbert Elias widmete in seinem Hauptwerk *Über den Prozeß der Zivilisation* diesem Betragen ein ganzes Kapitel. Darin berichtet er, dass selbst beim westeuropäischen Adel häufiges Spucken üblich war, sogar in den Speisesälen wurde ausgespien. Auch der Aufbruch großer Menschenmassen während der Kreuzzüge führte dazu, dass die Bedeutung von Infektionskrankheiten in Europa wuchs.[34]

Da Europa im Mittelalter dünn besiedelt war, spielte die Schwindsucht noch keine herausragende Rolle. Oft wurde sie gar nicht erkannt, da sie meist unbemerkt ausbrach, chronisch verlief und nur langsam zum Tod führte. Es waren die Seuchenzüge von Lepra und Pest, die große Teile der europäischen Bevölkerung dahinsterben ließen und daher die Ängste der Menschen nährten.

Im 16. und 17. Jahrhundert aber erhielt das schleichende Leiden mehr Aufmerksamkeit, da nun auch herrschende Persönlichkeiten von der Tuberkulose betroffen waren; neben Angehörigen der in Frankreich regierenden Dynastien der Bourbonen auch das Geschlecht der Valois.[35] Darunter Karl IX., während dessen kurzer

Regierungszeit in der Bartholomäusnacht 1572 die Hugenotten in Paris niedergemetzelt wurden. Karl hatte wiederholt Blut gespuckt, und als er im Jahr 1574 mit 24 Jahren starb, wurde bei der Sektion eine Kaverne in der linken Lunge gefunden.[36] In England suchte die Schwindsucht vor allem die Tudor-Dynastie heim.

Vom 17. Jahrhundert an stieg die Zahl der Schwindsuchterkrankungen. Ursache waren die zunehmende Verstädterung und mangelnde Hygiene. Das Mittelalter war eine badefreudige Zeit gewesen. Die Bürger der Neuzeit scheuten das Wasser und blieben lieber schmutzig, nachdem wegen der Ausbreitung der Syphilis in der Renaissance die Badestuben geschlossen worden waren.[37] Aber auch Kleidung hatte auf die Verbreitung der Schwindsucht offenbar Einfluss. Wegen des eng geschnürten Korsetts wurden die Lungen der Frauen nicht ausreichend beatmet, was die Krankheitsanfälligkeit wohlhabender Damen erhöhte. Auch eine andere Extravaganz der Frauenmode, die Schleppe, ein auf dem Boden nachschleifender Saum oder Anhang der Kleidung, an deren Länge sich der gesellschaftliche Status der Trägerin ablesen ließ, hatte Einfluss auf die Geschichte der Krankheit. Denn sie beförderte Schmutz und Keime von der Straße in die Häuser.[38]

Von da an lassen sich auch häufiger Zeugnisse von Künstlern und ihren Familien finden, die Opfer der Krankheit wurden. Wie ein dunkler Schatten lag die Schwindsucht etwa über der Familie von Rembrandt.[39] Seine Frau Saskia, eine Patriziertochter, deren Schönheit Rembrandt in zahlreichen Gemälden und Zeichnungen pries, verlor schon ihre Mutter durch die Schwindsucht. Drei Kinder, die Saskia zur Welt brachte, starben kurz nach der Geburt. Als sie mit dem vierten Kind schwanger war, wurde Saskia krank. Den neugeborenen Sohn Titus konnte sie nicht stillen, eine Amme musste das Kind nähren. In ergreifenden Zeichnungen hat Rembrandt das Sterben seiner bettlägerigen Frau festgehalten. Sie erlag am 14. Juni 1642 ihrer Krankheit, wahrscheinlich Tuberkulose. Die Magd Hendrikje Stoffels, die Rembrandts Sohn Titus aufzog, starb 1663 an Schwindsucht. Fünf Jahre später raffte sie auch den gerade 27 Jahre alten Titus dahin.

Im selben Jahrhundert wurde auch Jean Baptiste Poquelin, bekannt als Molière, Opfer der Schwindsucht.[40] Dreizehn Jahre lang war er als Wanderschauspieler durch Frankreich gezogen und hatte sich wohl in dieser Zeit mit Tuberkulose infiziert. Bald nachdem ihn Ludwig XIV. nach Versailles berufen hatte, erlitt er einen heftigen Blutsturz. Ihm blieben noch acht Jahre, die nicht nur ein immerwährender Kampf gegen die Krankheit waren, sondern auch gegen die Ärzte der Pariser Fakultät, die ihn behandelten. Diese verordneten ihm strapaziöse Klistiere und ließen ihn zur Ader, während Molière kränker und kränker wurde. Nicht zu Unrecht fühlte sich Molière als Opfer von Dilettanten und überhäufte die ignoranten Ärzte mit ihrer hilflosen Medizin in seinen Stücken mit Spott.

Als Molière seine Komödie *Der eingebildete Kranke* verfasste, war er bereits todkrank. In einer Aufführung, in der er selbst den eingebildeten Kranken spielte, bekam er am 17. Februar 1673 einen schweren Hustenanfall. Er konnte das Stück noch zu Ende spielen, doch wenig später starb er, noch in den Bühnenkleidern, an einem Blutsturz.

Einer der bekanntesten Maler des Rokoko war Antoine Watteau, der Maler der »fetes galantes«, der diese Feste allerdings nur in der Fantasie erlebte.[41] Er malte die tanzende, pastellgetönte Daseinsfreude des in Überfeinerung dahinsterbenden Rokoko. Seine Werke sind schwerelos anmutige Traumbilder eines jeder Last enthobenen Lebens: Landpartien, bei denen immer die Sonne scheint und unter Bäumen Konzerte stattfinden, anmutige Damen, die seidig schimmernde Kleider tragen, und Herren, die durch Galanterie und Aufmerksamkeit glänzen. Und dennoch liegt eine Wehmut über diesen Bildern, eine Ahnung, dass all diese Schönheit und Leichtigkeit vergehen wird. Vielleicht, weil Watteau seine eigene Endlichkeit schmerzlich spürte; ein Schwindsüchtiger, der in seiner Dachkammer Blut spuckte. Wie Molière fühlte er sich von Scharlatanen verfolgt. Auf einer Karikatur, die er vor seinem Tod entwarf und die als Stich erhalten ist, verfolgen Quacksalber einen Patienten mit Klistierspritzen.

Watteau, schrieb der Kulturphilosoph und Journalist Egon Friedell, »war ein Sterbender und sein ganzes Leben und Schaffen die Euphorie des Schwindsüchtigen. Und auch das Rokoko war eine sterbende Zeit und ihre Lebensfreude nichts als eine Art

Tuberkulosesinnlichkeit und letzte Sehnsucht, sich über den Tod hinwegzulügen: das heitere Rot auf ihren Wangen ist aufgelegtes Rouge oder hektischer Fleck.«[42]

Der sehr viel später geborene Friedell interpretierte Watteaus Krankheit, obwohl sich die Bakteriologie zu seiner Zeit längst etabliert hatte, mit Bildern, die ihren Ursprung in der Antike hatten. Und die gegen Ende des 18. Jahrhunderts zu einer verklärenden Wahrnehmung von Krankheit, vor allem der Tuberkulose, führen sollten.

Seit dem 18. Jahrhundert veränderten sich Deutung und Darstellung der Schwindsucht. Die Romantiker sahen in ihr nicht mehr nur eine Heimsuchung, sie hielten sie für erkenntnisbringend. Die Schwindsucht wurde zum »romantischen Fieber«. Tödlich, aber sinnlich, den Geist beflügelnd und veredelnd.

TEIL II

Romantisches Fieber

Im 19. Jahrhundert erkannten Ärzte die Schwindsucht am typischen »Gottesackerhusten« oder »Friedhofsjodler«[1], an anhaltendem Fieber, Schweißausbrüchen, Atemnot und Gewichtsverlust. Aber sie konnten die Krankheit nicht heilen. Und ihre Ursache nicht verstehen.

Die Krankheit traf vor allem junge Menschen und war die meistverbreitete Todesursache der 15- bis 30-Jährigen. In Preußen waren noch 1890 44 Prozent aller Todesfälle in dieser Altersgruppe auf die Schwindsucht zurückzuführen.[2] Die jungen Menschen erkrankten und starben in einem Alter, in dem man sich verliebte, heiratete, Kinder bekam. »Für den Kranken ist die Zeit der großen Liebe auch die Zeit, da er sterben muss.«[3] Mitten im Leben waren sie vom Tode Gezeichnete. Und starben.

Das Gleichnispaar von Jugend und Tod, von Blüte und Verfall faszinierte Künstler in ganz Europa. Viele von ihnen waren selbst erkrankt. Die Namensliste all derer, die ihr Werk nicht vollenden konnten, weil die Schwindsucht sie im ausgehenden 18. und im 19. Jahrhundert allzu früh dahinraffte, ist lang und voller Prominenz: Christoph Hölty, Gottfried August Bürger, Karl Philipp Moritz, Novalis, Philipp Otto Runge, John Keats, Adelbert von Chamisso, Niccolò Paganini, Frédéric Chopin oder Emily und Anne Brontë. »Man müsste einmal eine Literaturgeschichte der Schwindsucht schreiben«, hielt im 20. Jahrhundert der Schriftsteller Klabund fest, der ebenfalls der Krankheit erlag. »Diese konstitutionelle Krankheit hat die Eigenschaft, die von ihr befallenen seelisch zu verändern. Sie tragen das Kainsmal der nach innen gewandten Leidenschaft, die Lunge und Herz zerfrisst.«[4]

Ihre rätselhafte Herkunft, ihre zunächst dezenten Symptome förderten die Ästhetisierung der Schwindsucht zu einer verfeinernden und sensibilisierenden Künstlerkrankheit.

Die Schwindsucht war die Krankheit des 19. Jahrhunderts. Mehr als ein Jahrhundert lang war sie versinnbildlichtes Leiden und schufeine neue, von der Romantik durchdrungene Wahrnehmung von Krankheit.[5] Sie galt als »besondere« Krankheit, verschönernd, vergeistigend und empfindsam machend, wovon nicht nur die Literatur und Kunst, sondern auch die medizinischen Schriften der Zeit zeugten.

2. IDEALISIERTE KRANKHEIT

Die Romantik deutete Krankheit nicht mehr nur als Einschränkung, als Defizit und Mangel, sondern wertete sie als elementaren Teil des Lebens auf, ja mehr noch, zu einem Weg in tiefere Einsichten in das Leben selbst. Die Klassik hatte das »Schöne, Gute, Wahre« proklamiert, das Humane, Sittliche und Erhabene. Den Ausgleich und die Harmonie. Und die Fantasie mit einem strengen Stilwillen und Vernunft gebändigt. Die Romantiker befreiten sie aus diesen Fesseln. Sie brachen nicht nur mit den aufklärerischen Forderungen nach Nützlichkeit und Rationalität, sondern entdeckten das Diffuse und die Zerrissenheit für sich; Märchen, Religion und Wunderbares, aber auch die »Nachtseiten«, das Schaurige, den Traum und das Albtraumhafte. Neue Motive und Zustände gewannen an Glanz: Liebe über den Tod hinaus, die Nacht und das Unbewusste. Die Verzweiflung. Der Wahnsinn. Die Krankheit.[6]

Novalis schrieb: »Die Poesie schaltet und waltet mit Schmerz und Kitzel – mit Lust und Unlust – Irrtum und Wahrheit – Gesundheit und Krankheit – Sie mischt alles zu ihrem großen Zweck der Zwecke – der Erhebung des Menschen über sich selbst«.[7]

Die Romantik gab Krankheit und Sterben einen ästhetischen und philosophischen Wert. Naturforscher, Ärzte, Dichter und Maler entdeckten in ihnen einen metaphysischen Sinn. Philippe Ariès hat die Romantik »die Zeit der schönen Tode« genannt.[8] Der Tod ist »weder hässlich noch furchterregend. Er ist schön, und der Tote ist auch schön.«[9]

Die Angst vor dem Tod war nun vor allem die Angst vor dem endgültigen Abschied von einem geliebten Menschen. Dem endgültigen Verlust setzten die Romantiker die Fantasie der ewig währenden Vereinigung und Gemeinschaft entgegen: Der Tod trennt die Liebenden nicht, er ist es, der sie erst eigentlich vereint.[10]

3. NOVALIS: KRANKHEIT ALS PRINZIP KÜNSTLERISCHEN SCHAFFENS

Kaum ein anderer Dichter hat sich so intensiv mit dem Tod vertraut gemacht wie Georg Philipp Friedrich von Hardenberg, der sich selbst Novalis nannte.[11] »Kaum ein anderer hat den Menschen so fundamental von seiner Sterblichkeit her begriffen«, schreibt sein Biograf Winfried Freund.[12] Auf die Gewissheit, sterben zu müssen, antwortete er mit geistigem Schaffen, damit das Schöpferische über die Vernichtung triumphiere.

Novalis war seit der Kindheit durch seine labile Gesundheit eingeschränkt. Die lebensbedrohliche Ruhr hatte ihn früh reifen lassen. Dass er selbst nicht alt werden würde, ahnte er seit dem Tod seiner geliebten Braut Sophie von Kühn.

Am 17. November 1794 war der 22 Jahre alte Dichter dem jungen Mädchen zum ersten Mal begegnet. Sophie war zwölfeinhalb Jahre alt. Ihre kindliche Unschuld beeindruckte Novalis so stark, dass er sich schon in der ersten Viertelstunde seiner ewigen Liebe sicher war.[12] Ihm erschien das Mädchen himmlisch und unverdorben. Bei der Verlobung im März 1795 war Sophie 13 Jahre alt. Wenige Monate später erkrankte sie schwer. Sie starb am 19. März 1797, zwei Tage nach ihrem 15. Geburtstag. Angeblich an den Folgen der Schwindsucht, wie im Kirchenbuch von Grüningen vermerkt wurde. Die Geliebte zu verlieren, weckte in Novalis den tiefen Wunsch, Sophie nachzufolgen. Fast in jeden Eintrag in seinem *Journal*, seinem schonungslos geführten Tagebuch, spricht er nun davon: »Mein Entschluss steht ganz unwandelbar.«[14] Von da an bestimmte die Vorstellung, der Tod sei Tor zum ewigen Leben, sein dichterisches Hauptwerk.[15]

Weitere geliebte Menschen in Novalis' Familie starben: sein Bruder Erasmus erlag einen Monat nach Sophies Tod einer Lungenkrankheit. Im Oktober 1800 nahm sich sein 13-jähriger Bruder Bernhard das Leben.

Bereits als Sophie starb, gab es deutliche Warnzeichen, dass auch Novalis krank war. Im August 1800 hustete er blutigen Auswurf. Etwa um diese Zeit begann er, sich immer häufiger mit medizinischen Studien, Aufsätzen und Abhandlungen zu befassen, die er seitenlang exzerpierte.[16]

Aber Novalis verfasste auch eigene Betrachtungen über »Gesundheit« und »Krankheit«, wenn auch keinen abgeschlossenen Text. Doch in seinem Werk lassen sich weit verstreute aphoristische Gedanken und Notizen finden; Ergebnis eines inneren Selbstgesprächs, einer steten Selbstvergewisserung.[17]

In ihnen deutete Novalis Krankheit radikal um: Er erblickte in ihr eine lebensintensivierende Kraft und schöpferische Produktivität, eine enthemmende und gleichzeitig zerstörerische Macht.[18]

Absolute Gesundheit gibt es für Novalis nicht, sie ist »in unendlich viel Grade eingeteilt – Grade oder Sphären«.[19] Krankheit und Gesundheit sind keine Gegensätze. In jeder Gesundheit sei Krankheit, in jeder Krankheit auch Gesundheit enthalten.

Für Novalis drückt sich in der Krankheit die Individualität eines Menschen aus, seine ihm eigene Disposition, sein eigener Übergang in den Tod. »Jeder Mensch hat eigene Krankheiten – eigene Gänge, Erscheinungen und Komplikationen der Krankheiten.«[20] Jede Krankheit trägt ihren Sinn in sich selbst.

Für Novalis war der Mensch durch sein Leiden bestimmt. »Unsere Krankheiten sind alle Phänomene erhöhter Sensibilität.«[21]

Krankheiten sind Ausdruck innerer Empfindsamkeit, aber sie befruchten entsprechend auch das geistige Leben und bilden das Prinzip künstlerischen Schaffens. Vor allem chronische Krankheiten sind für Novalis »Lehrjahre der Lebenskunst und der Gemütsbildung«.[22] Jede Krankheit hat ihren eigenen Nutzen, ihre eigene Philosophie, die ihr eigene Poesie.

Wann Novalis' eigenes Leiden lebensbedrohlich wurde, lässt sich nicht genau sagen. Um den Jahreswechsel 1800/1801 berichtet sein Bruder Carl an Ludwig Tieck, er selbst »lebe jetzt in den traurigsten Erwartungen«.[23] Und Charlotte Ernst schrieb an ihren Bruder August Wilhelm Schlegel, Novalis sei »kaum noch ein Schatten, es würde Dich jammern diesen jungen Mann zu sehn, es ist sehr wenig Hoffnung zu seinem Aufkommen, er ist so ganz erschlafft von Geiste, daß er gar nicht mehr kennbar ist, [...] das Sprechen wird ihm sehr sauer, und oft schläft er ein, wo er dann ganz einen

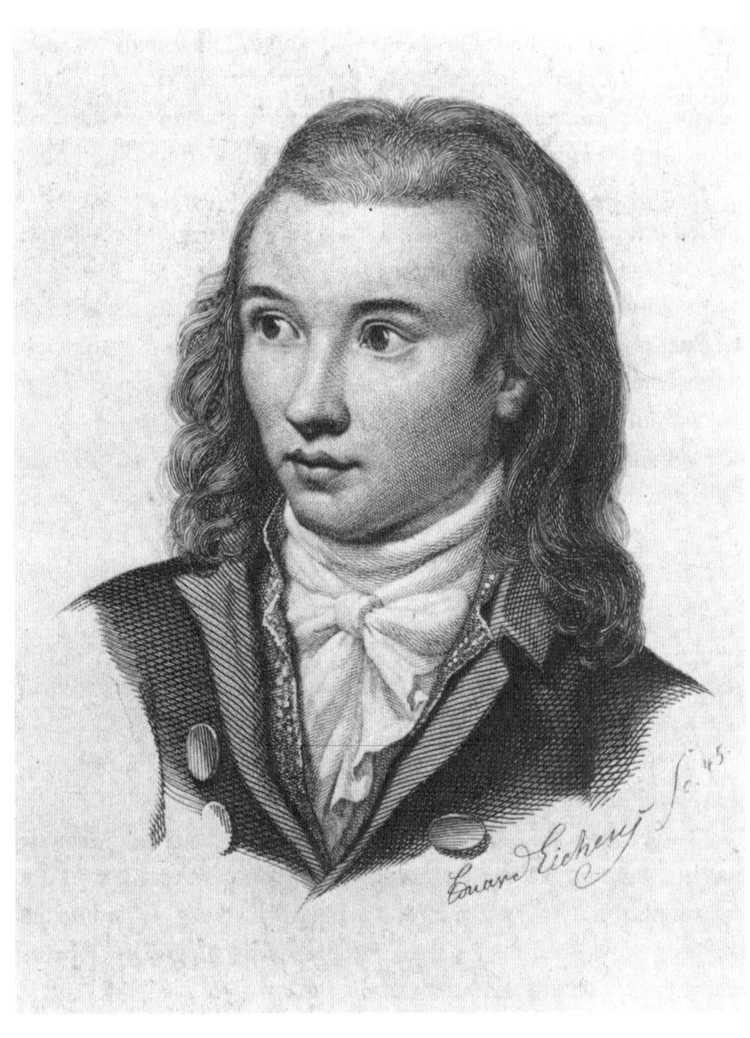

Der empfindsame Novalis auf dem Stich
von Eduard Eichens von 1845.

Todten ähnlich sieht«.[24] Doch Novalis schöpfte noch bei geringsten Anzeichen einer Erholung neue Hoffnung und Motivation. Er plante einen neuen Entwurf für die Fortsetzung des *Heinrich von Ofterdingen*, jenes Fragmentes, das die blaue Blume zum Sinnbild der Romantik machte.

Einer seiner behandelnden Ärzte, der Hofrat Stark, hat die aufflackernde Euphorie beschrieben, die als charakteristisch für Schwindsüchtige galt: »Der geringste Schimmer von einer Erleichterung gibt ihnen schon wieder volle Hoffnung. Sie sind wie ein auslöschendes Licht, wo ein einziger Öltropfen es auf einen Augenblick wieder aufflammend macht, dann aber auch desto geschwinder verlöscht.«[25]

Am 25. März 1801 schrieb Novalis' Bruder in sein Tagebuch: »Um acht Uhr kam der Doktor und versicherte, dass heute sein Lebensende sein könnte … Jetzt um ½11 Uhr schläft er tief, röchelt und der Atem setzt ganze Züge aus, er erwacht nur auf Augenblicke und spricht recht irre; nur manchmal ist er bei sich, aber überaus ruhig und dem Anscheine nach ganz ohne Schmerzen … Um ½1 Uhr starb er sanft und ohne alle Bewegung.«[26] Sein Bruder und sein Freund Friedrich Schlegel waren bei ihm, als Novalis, mit knapp 29 Jahren, an der Schwindsucht starb.

Nicht nur manch späterer Biograf, schon Caroline Schlegel deutete seinen Tod als das so sehr ersehnte Nachsterben seiner Sophie. Zwei Monate zuvor hatte sie geschrieben: »Ich kann ihn nur beneiden, wenn er ihr nachfolgt, um derentwillen er lange schon zwischen Tod und Leben geschwebt hat.«[27]

4. EINE RÄTSELHAFTE KRANKHEIT – ERKLÄRUNGSVERSUCHE

Bis Robert Koch 1882 den Erreger der Schwindsucht nachweisen konnte, war ihr Auslöser ungewiss. Es gab unterschiedliche konkurrierende und einander widersprechende Theorien über die Ursachen der Erkrankung. Im 18. und frühen 19. Jahrhundert verfestigten sich verschiedene Krankheitsmodelle, deren Ursprünge teilweise bis in die Antike zurückreichten: die noch immer vorherrschende hippokratisch-galenische Vier-Säfte-Lehre; daneben die Idee, die Krankheit werde durch eine besondere körperliche Disposition hervorgerufen. Es gab aber auch einige wenige Ärzte, die glaubten, die Schwindsucht werde durch Ansteckung übertragen.[28]

4.1 *Samen oder winzige Tierchen – die Theorie der Ansteckung*

Schon die antike Medizin beschrieb das Phänomen der Ansteckung, doch sie hielt die Gefahr für gering. Stattdessen ging sie davon aus, dass Seuchen durch Verunreinigungen, Ausdünstungen, Fäulnis in der Luft, auch als Miasma *(miasmata)* bezeichnet, hervorgerufen wurden.[29]

Im 16. Jahrhundert entwarf Girolamo Fracastoro, ein Arzt und humanistischer Dichter aus Verona, eine Theorie der Ansteckung. Er glaubte, Berührungen, ein »Kontagium«, Samen oder winzige Tierchen lösten Krankheiten aus. In seiner wegweisenden Schrift *De contagionibus et contagiosis morbis et eorum curatione libri tres* widmete er auch der Schwindsucht zwei Kapitel.

»Es kann geschehen«, heißt es zum Thema »Von der kontagiösen Phthisis«, »dass jemand …, der vollständig gesund ist, durch den gewohnten Umgang und das Zusammenleben mit einem Phthisiker sich diese Krankheit zuzieht. Es ist wahrhaft erstaunlich, mit welcher Zähigkeit und wie lange dieser Erreger in einem Herde sich hält, so dass man nicht selten beobachtet, wie von Phthisikern getragene Kleider nach Verlauf von zwei Jahren das Kontagium vermittelt haben. Dasselbe Ansteckungsvermögen haftet an den Zimmern, Betten und Fußböden, wo Phthisiker verstorben sind.«[30]

Fracastoros Vorstellung konnte sich allerdings nur in einem kleinen Teil Europas durchsetzen. In Neapel und in Sizilien wurde 1788 eine Anzeigepflicht für die Schwindsucht eingeführt. Kam ein Arzt dieser Pflicht nicht nach, so drohte ihm eine Geldstrafe von 100 Dukaten, bei Wiederholung zehnjährige Verbannung, Kerkerhaft oder die Galeerenstrafe. Einrichtung, Bettwäsche, Kleidung und persönliche Gegenstände eines Erkrankten mussten verbrannt werden. Der Kranke selbst durfte nicht besucht werden.[31]

Wahrscheinlich hatten schwindsüchtige Engländer das bis dahin unbekannte Leiden in Portugal, Spanien und Italien eingeschleppt. Kranke aus besseren Kreisen reisten zur Erholung bevorzugt an die neapolitanische Bucht, deren wohltuendes Klima Phthisikern schon seit der Antike empfohlen wurde.[32]

Auch in anderen Teilen Italiens ging man gegen die Schwindsucht vor, allerdings nicht so rigoros wie in Neapel. Schon gar nicht in Rom. Daher wichen viele schwindsüchtige Engländer, die bislang Neapel bevorzugt hatten, in die Ewige Stadt aus.[33] Hier war man nachsichtiger, vor allem wegen der Pilger, von denen viele nach Rom kamen, weil sie sich hier Linderung oder Heilung ihrer Krankheit erhofften.

Oft wohnten die Engländer in der Nähe des Spanischen Platzes im Stadtviertel Campo Marzio. Das Viertel erhielt deshalb von den Einheimischen den Namen »das Ghetto der Engländer«. Auch der schwindsüchtige Romantiker John Keats zog von Neapel nach Rom, wo er die kurze ihm noch verbleibende Zeit in einem Zimmerchen im Eckhaus neben der Spanischen Treppe wohnte. Keats, dessen Mutter schon der Schwindsucht zum Opfer gefallen war, starb mit 25 Jahren nach einem schweren Blutsturz.

Doch auch in Rom wurden Kleider und hinterlassene Gegenstände eines Menschen, der an Schwindsucht gestorben war, verbrannt. »Diese rohen Italiener haben ihr monströses Geschäft nahezu beendet, schrieb der englische Maler Joseph Severn am 6. März 1821 aus Rom, zwei Wochen nachdem sein Gefährte Keats gestorben war. »Sie haben das gesamte Mobiliar verbrannt und kratzen jetzt die Wände ab, sie machen neue Fenster, neue Türen, ja sogar einen neuen Fußboden.«[34]

4.2 *Frédéric Chopin: Leidenszeit auf Mallorca*

In Spanien galt die Schwindsucht als hochansteckend. Die erste Anordnung, die ihre Verbreitung unterbinden sollte, wurde bereits 1751 erlassen. Trat die Schwindsucht auf, sollte genauso unerbittlich gegen sie vorgegangen werden wie bei der Pest.

Die drakonischen Bestimmungen der Spanier bekamen auch Frédéric Chopin und George Sand zu spüren, als sie im Herbst 1838 mit Sands beiden Kindern ahnungslos nach Mallorca reisten. Sie hatten die Hoffnung, das Klima der Insel könnte George Sands kränkelndem Sohn und dem ständig hustenden Chopin Linderung verschaffen.[35] Im November erreichten sie Palma und wohnten dort zunächst in der Villa »Son Vent«, Haus des Windes. Ein Haus, das zu dieser Jahreszeit und bei dem nasskalten Wetter eigentlich unbewohnbar war. Es zog durch undichte Fenster und Ritzen, der Kalk auf den Mauern saugte sich mit Regenwasser voll. Es fehlte an jedem Komfort. Da sich die Gäste nicht einmal ein Feuer machen konnten, mussten sie sich an Kohlebecken wärmen, deren beißender Rauch bei Chopin Erstickungsanfälle auslöste. Der Komponist wurde bettlägerig und hustete Blut. Drei Wochen ging es ihm erbärmlich. »Ich war krank wie ein Hund«, schrieb er seinem polnischen Komponistenfreund Jules Fontana in Paris am 14. November 1838, »die drei berühmtesten Ärzte der Insel untersuchten mich. (...) Der erste sagte, ich würde krepieren, der zweite, ich wäre im Begriff zu krepieren, und der dritte, ich sei schon krepiert.«[36]

Pflichtbewusst meldeten die Ärzte den Schwindsüchtigen. Die Nachricht von Chopins Krankheit verbreitete sich auf der Insel sofort. Seit ihrer Ankunft auf Mallorca waren die Mallorquiner dem unverheirateten Paar mit Argwohn begegnet: vor allem George, eine gerade eineinhalb Meter große Frau, die Hosen trug, Zigarre rauchte, sich wie ein Mann nannte und erkennbar älter war als ihr Begleiter. Nun wurde das Paar zum »Gegenstand des Schreckens und Entsetzens«, wie George Sand in *Ein Winter auf Mallorca* berichtete.[37] Bitter schrieb sie: »Einer der hustet, gilt in Spanien als schwindsüchtig, und wer schwindsüchtig ist, wird behandelt wie ein Pestkranker, Räudiger, Aussätziger. Es gibt nicht genug Steine, Stöcke und Gendarmen, um ihn von überall zu verjagen, denn sie glauben, dass die Schwindsucht ansteckend ist und dass man deshalb den Kranken umbringen muss, so wie man vor zweitausend Jahren die Geisteskranken ausrottete.«[38] In Frankreich hielt man die Schwindsucht nicht für ansteckend. Daher war das Verhalten der Spanier für sie unverständlich, eine Schikane.

Chopin und Sand mussten ihre bisherige Unterkunft verlassen. Der Vermieter stellte den beiden die Kosten für die Renovierung des angeblich verseuchten Hauses und der Betten, die er verbrannt und durch neue ersetzt hatte, in Rechnung. Das Paar zog in ein leer stehendes Kartäuserkloster in Valdemossa um, wo sie sich notdürftig in drei Zellen einrichteten. Die Zeit in Valdemossa war eine Tortur. George Sand konnte nur nachts mit den Kindern spazieren gehen, da sie bei Tag mit Steinen beworfen wurden. Im Kloster war es außerdem so feucht, dass die Kleider der Bewohner nie wirklich trocken waren.

Als die beiden im Frühjahr abreisen wollten, konnte Chopin nur auf einem holpernden Karren zum Hafen gebracht werden. Jedes andere Gefährt war ihm wegen seiner vermeintlichen Ansteckungsgefahr verweigert worden. Der Karren wurde nach der Fahrt sofort verbrannt. Die Strapazen lösten bei Chopin einen Blutsturz aus. Er wog nur noch 40 Kilo. Für die Überfahrt nach Barcelona durften sie nur einen Raddampfer nehmen, der für den Transport von Schweinen diente. Bei aufgewühlter See, zusammen mit mehr als hundert Schweinen, die schrien, weil ihnen die Seekrankheit mit der Peitsche ausgetrieben werden sollte, gelangte Chopin endlich nach Barcelona. Er spuckte »Waschschüsseln voll Blut«.[39] Ein Kriegsschiff brachte das Paar schließlich nach Marseille.

In Frankreich sah man keinen Anlass, Erkrankte zu meiden oder körperlichen Abstand zu halten. So schilderte etwa der Komponist Hector Berlioz, wie er versuchte, sich mit dem schwindsuchtkranken Geiger Niccolò Paganini zu verständigen: »Kaum vermochte man, wenn man das Ohr nahe an seinen Mund hielt, ein paar Worte zu verstehen.«[40]

Auch Chopin wusste nicht, dass er sein Leiden auf andere übertragen könnte. Daher hatte er auch keinerlei Befürchtungen, als er im Herbst 1849 immer hinfälliger wurde, seine Schwester Ludwika Jędrzejewicz bat, mit Mann und Kindern zu ihm nach Paris zu kommen: »Ich bin krank und kein Arzt vermag mir zu helfen wie ihr.«[41] Die Wohnung biete genug Platz, um die ganze Familie zu beherbergen.

Als Chopin im Sterben lag, kamen Freunde und Bekannte ohne Bedenken in seine Wohnung, um den Komponisten noch einmal zu sehen.[42] Im Sterbezimmer herrschte ein kaum vorstellbares Gedränge. »Alle großen Damen von Paris hielten es für ihre Pflicht, in seinem Zimmer in Ohnmacht zu fallen«, wurde George Sand berichtet.[43] Zeichner skizzierten in aller Eile den Dahinscheidenden. Auch zwei Daguerreotypisten verschafften sich Zugang.

Am Morgen nach Chopins Tod fanden sich erneut unzählige Menschen in der Wohnung ein. Freunde, Bekannte und Bewunderer wollten den Toten sehen, vielleicht sogar berühren. Das Sterbezimmer soll so überfüllt gewesen sein, dass sich später niemand an alle Anwesenden erinnern konnte.

Frankreich wertete erst 1889 offiziell die Schwindsucht als Infektionskrankheit, sieben Jahre nachdem Robert Koch den Erreger identifiziert hatte.[44]

4.3 *Die Lehre von den Säften*

Wie in Frankreich glaubte man in den meisten europäischen Ländern nicht, dass von der Schwindsucht eine Ansteckungsgefahr ausging. Die Ärzte beriefen sich vor allem auf die aus der Antike stammende Humoralpathologie oder Säftelehre. Sie ging zurück auf das *Corpus Hippocraticum*, ein Hippokrates von Kos zugeschriebener Text, tatsächlich aber eine heterogene Gruppe von mehr als 60 medizinischen Texten, die verschiedene Autoren zwischen dem 5. Jahrhundert vor und dem 1. Jahrhundert nach Christus verfasst hatten. Sie alle verband die Überzeugung, dass sich Gesundheit und Krankheit durch logisches Nachdenken über die Natur erklären ließen.[45]

Im 2. Jahrhundert nach Christus ergänzte und systematisierte der in Rom wirkende griechische Arzt Galen die Säftelehre.

Sie sollte eine äußerst lang andauernde Wirkung entfalten. Bis weit ins 20. Jahrhundert war sie Bezugspunkt nicht nur für literarische, sondern auch für medizinische Texte, weil sie vielseitige, anpassungsfähige Erklärungen für Krankheiten bot, die Natürliches und Menschliches, Körper und Geist, Gesundheit und Leid einschlossen. Und damit auch eine wichtige Voraussetzung für die Idealisierung, die Metaphorisierung der Schwindsucht bildete.

Blut, Schleim, Galle und schwarze Galle waren die zentralen, die Lebenskraft erhaltenden vier Körpersäfte (lateinisch *humores*), deren Zusammensetzung über Gesundheit und Krankheit entschieden. Den vier Säften wurden vier Elementarqualitäten (warm, trocken, kalt, feucht), vier Elemente (Luft, Feuer, Erde, Wasser) und vier Temperamente (sanguinisch, cholerisch, melancholisch, phlegmatisch) zugeordnet.[46]

Krankheit galt als individuelle Störung, Folge eines Ungleichgewichts der vier Körpersäfte. Sie stellte sich ein, wenn es von einzelnen oder mehreren Säften zu viel oder zu wenig gab.

Der Schwindsüchtige litt, laut Humoralpathologie, an einem Überschuss an Blut, das abgehustet werden musste.

Seit frühester Zeit galt Blut als Flüssigkeit des Lebens, als Nahrung des Körpers. Es konnte, sollte der Blutfluss gestört sein, aber auch zum Auslöser von Entzündungen und Fieber werden. Dem Schwindsüchtigen war das sanguinische Temperament zugeordnet. Er galt als schnell erregbar, aufbrausend, labil und schwankend, dabei jedoch »von lebhaftem Geist« und nicht zuletzt promiskuitiv.[47]

Das Element des Schwindsüchtigen war die Luft, traf die Krankheit doch bevorzugt die Lunge und damit die Atmung. Zudem schien sich der Körper des Leidenden, je weiter die Krankheit fortschritt, mehr und mehr zu entmaterialisieren. Luft war das Symbol für Leben und Seele. Wenn sich der Körper auflöste, so die Vorstellung, befreite sich die Seele. Der Dahinschwindende erschien engelsgleich. Er habe, so hieß es, flügelförmig hervorstehende Schultern. Bereits die Hippokratiker bezeichneten Schwindsüchtige als »geflügelte Personen«.[48] Die Schwindsucht wurde als Krankheit auch deshalb aufgewertet, weil sie die Lunge »als Teil des oberen, geisterfüllten Körpers« befiel.[49]

Eng verbunden mit der Säftelehre prägte die ebenfalls bis in die Antike zurückreichende Konstitutionslehre die kulturellen Vorstellungen von Schwindsucht. Sie ging davon aus, dass manche Menschen einen »phthisischen Habitus«, einen besonderen Körperbau und eine besondere Konstitution, gleichsam eine Prädisposition für die Krankheit besaßen.

In der Schrift *Abhandlungen von der Schwind-Lungensucht und den Mitteln wider dieselbe* von Jacob Marx aus dem Jahr 1784 heißt es: »Ueberhaupt aber lehret die Erfahrung, daß diejenigen Personen am meisten zum Blutspeien, und also zur Lungensucht geneigt zu seyn pflegen, bei denen die Muskeln der Brust und fast des ganzen Körpers dünn, schwach und schlaff sind; die eine schöne Gesichtsfarbe, eine feine und weiche Haut, rothe Wangen, und schlank gewachsen sind, dabei aber erhabene Backenbeine, hole Schläfe, einen langen Hals, Schultern, die wie Flügel hervorstehen [...] haben, [...] überhaupt diejenigen, die einen zärtlichen Körper und ein reizendes Nervensystem haben, und leicht zu Gemütsbewegungen gereizt sind«.[50]

5. VON DER METAPHORISIERUNG DER SCHWINDSUCHT

Friedrich Schlegel bezeichnete 1795 in seinem Aufsatz »Über das Studium der griechischen Poesie« das Interessante als das Ideal der romantischen Poesie.[51] Und keine Krankheit schien den Menschen so »interessant« zu machen wie die Schwindsucht.

»Ich sehe blass aus«, sagte Lord Byron, als er in den Spiegel sah. »Ich würde gern an einer Schwindsucht sterben.« »Weshalb?«, fragte ihn ein Freund, der Byron 1810 in Athen besuchte. »Weil die Damen alle sagen würden: Seht doch den armen Byron, wie interessant sieht er als Sterbender aus.«[52]

Schwindsucht galt als »besonderes«, als individualisierendes Leiden. In Rückgriff auf die Antike wurde sie als Krankheit der Gegensätze wahrgenommen. Diese zeigten sich in den körperlichen und seelischen Erscheinungen des Kranken: Erschreckende Blässe wechselte mit plötzlichem Erröten, fieberhafte, ziellose Aktivität mit Lethargie und tiefer Traurigkeit. Auf unbändige Lebensgier folgte Todessehnsucht.[53]

Der Kranke wirkte oft blühend und lebendig, obwohl er verfiel. Seine Erscheinung trog: Die Lebhaftigkeit war Ausdruck seiner inneren Zerrissenheit, die roten Wangen, die Gesundheit vortäuschten, hatte das Fieber gezeichnet; und die Ausbrüche von Lebenslust waren oft Anzeichen des nahenden Todes.[54]

Die Symptome schienen dem Verliebtsein oder dem Schmerz einer unglücklichen Liebe zu gleichen. Bis ins 19. Jahrhundert glaubte man, dass die Schwindsucht Folge einer verschmähten Liebe sein könne.

Die Begriffe Schwindsucht oder Phthise (Aufzehrung) beschreiben einen Organismus, der sich selbst verbraucht. Damit verband sich die Vorstellung, dass der Kranke von der Intensität seiner Gefühle gleichsam aufgezehrt werde.[55] Die Schwindsucht galt seit der Antike als Krankheit der Leidenschaften.

Doch die Leidenschaften des Schwindsüchtigen sind zu stark. Sein Fieber ist Zeichen des inneren Brennens, einer verzehrenden Glut, die seinen Körper auflöst.[56] Die Krankheit ist ein selbstzerstörerisches Seelenfeuer, das die Tage des Leidenden verglühen lässt.[57]

Die Krankheit beschleunigt die Zeit, nicht nur die Schwindsucht »galoppiert«. Dem Schwindsüchtigen, der ja weiß, dass er sterben muss, wird ein krankhaft gesteigerter Lebenswille zugeschrieben, eine Gier, die sich auf verschiedene Weise zeigt: in euphorischrauschhaften Zuständen, im erhöhten Appetit, im übersteigerten sexuellen Begehren einer fehlgeleiteten, sündigen Liebe. Für sie steht Marguerite Gautier in Alexandre Dumas' *Kameliendame*, die schwindsüchtige Konkubine, die sich selbst opfernde Liebende, die selbstlose Sünderin, die an der Schwindsucht zugrunde geht.

Doch während der Körper des Kranken »schwindet«, sich verzehrt, entmaterialisiert und transparent wird, verfeinern und vervollkommnen sich gleichzeitig Geist und Seele und befreien sich aus dem Körper. Die Persönlichkeit vergeistigt.

Der Hegelschüler Karl Rosenkranz schrieb 1853 in seiner *Ästhetik des Häßlichen*: »Die Abmagerung, der brennende Blick, die bleichen oder vom Fieber geröteten Wangen des Kranken können das Wesen des Geistes sogar unmittelbar zur Anschauung bringen. Der Geist ist dann gleichsam schon von seinem Organismus geschieden. Er durchwohnt ihn noch, allein nur, um ihn in der Tat zum reinen Zeichen zu machen. Der ganze Körper in seiner durchsichtigen Morbidezza bedeutet schon nichts mehr für sich und ist durch und durch nur noch Ausdruck des von ihm bereits auswandernden, naturunabhängigen Geistes.«[58]

Derart überhöht wurde die Schwindsucht Ausweis einer außergewöhnlichen Individualität. »Tief im Innern wusste der Schwindsüchtige, dass der Grund für seine Erkrankung seine Besonderheit war.«[59]

Nicht zufällig fällt die Verklärung der Krankheit in die Zeit, in der der bürgerliche Mensch seine Individualität, seine Persönlichkeit erst eigentlich entdeckt, feiert und sie sich wieder und wieder bestätigt.[60] Der Bürger will sich selbst erkennen in seiner Einzigartigkeit und Besonderheit. Er lauscht in sich hinein, erforscht sich und seine Innenwelten. Schreibt Tagebuch, Briefe, in denen er sein Herz öffnet, und Memoiren, Heldenberichte des Alltags. Die Liebe überwältigt ihn als etwas Einmaliges, dem geliebten Menschen offenbart er sich in seinen Sehnsüchten und Schwächen. Er liest psychologisierende Romane, in deren Mittelpunkt ein Individuum steht, dessen Erfahrungen und Gefühle erst die Welt abbilden. Er ist stolz auf seine Bildung, seinen Geschmack. Alles weist auf ihn selbst zurück.

Das machte die Schwindsucht für die Zeitgenossen so faszinierend. Dabei schien sie vor allem die zarten, empfindsamen, die feinfühligen und traurigen Menschen zu treffen, denen es an Robustheit und Lebenskraft fehlte. René Théophile Hyacinthe Laënnec, Arzt am Hospital Salpetrière und am Hospital Necker, erfand mit dem Stethoskop das bedeutendste diagnostische Instrument bis zur Entdeckung der Röntgenstrahlen. Damit gelang es ihm, eine Reihe von Lungenkrankheiten zu beschreiben: Bronchitis, Lungenentzündung, vor allem aber die Schwindsucht.[61] Laënnec, der die Schwindsucht für unheilbar hielt und selbst an ihr sterben sollte, schrieb 1826: »Unter den Ursachen für Tuberkulose kenne ich keine, die sicherer wäre als die traurigen Leidenschaften, vor allem, wenn sie sehr tief gehen und lange dauern.«[62] Die romantische Schwindsucht galt als Erkrankung der Seele. Sie war »ein Leiden, das mit einer existentiellen Verwundung« zusammenhing.[63] Die Krankheit hatte ihren Grund im Erkrankten selbst, sie war Ausdruck seiner Persönlichkeit.

Diese Vorstellung hielt sich weit über die Romantik hinaus. So schrieb Franz Kafka, nachdem im September 1917 seine Tuberkulose diagnostiziert worden war, in sein Tagebuch: »die Lungenwunde (ist) nur ein Sinnbild«, Sinnbild einer emotionalen »Wunde, deren Entzündung F.(elice) … heißt«.[64] Und 1920 erklärte er Milena: »Ich bin geistig krank, die Lungenkrankheit ist nur ein aus-den-Ufern-treten der geistigen Krankheit.«[65]

Als Krankheit der Leidenschaften und der Traurigkeit schien die Schwindsucht vor allem schöpferische Menschen zu treffen. Sie wurde zum Stigma des empfindsamen, genialen jungen Künstlers, des Auserwählten, bei dem sich Krankheit mit Erkenntnis und Geistesadel verband. Percy Bysshe Shelley tröstete den an Tuberkulose sterbenden John Keats damit, dass die Schwindsucht eine Krankheit sei, »die Menschen besonders gern hat, die so gute Verse schreiben können, wie Du es getan hast …«.[66]

Die beiden französischen Sozialwissenschaftlerinnen Claudine Herzlich und Janine Pierret halten fest: »Das ganze Jahrhundert lang bestand eine besondere Beziehung zwischen Tuberkulose, Kunst und literarischem Schaffen.« [67] Noch in *Der Wille zur Macht* verkündete Nietzsche darin ein Erbe der Romantik, dass »es nicht möglich scheint, Künstler zu sein und nicht krank zu sein«.[68]

6. MORBIDE SCHÖNHEIT

Der Schwindsüchtige wusste, dass er anders als andere Menschen war, eine Ausnahmeerscheinung, stets in Gefahr, dem Sterben nahe, aber umso erlesener, aristokratisch, zart und sensibel. In seiner Person schien geheimnisvolle Schönheit mit einer inneren Beziehung zum Tod verschwistert.[69] Der Kranke faszinierte durch seine ätherische Zartheit und Blässe. So beschrieb etwa der Mediziner Paul Ferdinand Straßmann 1922 die von den Schwindsüchtigen ausgehende »Anziehung durch ... äußere Reize: die zarten Farben, die roten Wangen, die sog. Kirchhofsrosen«.[70]

Die Schwindsucht schuf ein eigenes Schönheitsideal. Während der ersten Jahrhunderthälfte wurden die Krankheit und überhaupt körperliche Zartheit geradezu zu einer Mode.[71] Susan Sontag nennt die Tuberkulose gar eine »Glamour-Krankheit«.[72]

»Chopin war zu einer Zeit tuberkulosekrank, als eine gute Gesundheit nicht schick war«, schrieb der Komponist Camille Saint-Saëns 1930. »Es war modisch, blass und abgezehrt auszusehen; die Prinzessin Belgiojoso [eine der berühmtesten Femmes fatales ihrer Zeit], promenierte über die Boulevards ..., bleich wie der leibhaftige Tod.«[73] Sie war eine wichtige Botschafterin, um das schwindsüchtige Aussehen modisch zu machen. Und der Bohemien Théophile Gautier konnte in seiner Jugend »als Lyriker niemanden akzeptieren, der mehr als 99 Pfund wog«.[74]

Dass die Schwindsucht Schönheit und Bedeutung schenkte, dafür schienen nicht zuletzt die berühmten Kranken des 19. Jahrhunderts zu stehen. Ludwig Tieck hat seinen Freund Novalis so beschrieben: Er »war groß, schlank und von edlen Verhältnissen [...] sein braunes Auge war hell und glänzend und die Farbe seines Gesichtes, besonders der geistreichen Stirn, fast durchsichtig«.[75] Ein späterer, immer wieder reproduzierter Stich aus dem Jahr 1845 verklärte ihn zu einem fast mädchenhaften, kindlich-verträumten Jüngling.[76]

Auch Frédéric Chopin rührte und verzückte die Frauen durch sein aristokratisches Äußeres und das Trostbedürfnis, das er ausstrahlte. Der Körper schwächlich, das Haar seidig und blond, die Haut blass, der Blick verloren und verträumt. Wären nicht die gebogene Nase und das starke Kinn, er hätte ebenfalls mädchenhaft gewirkt.[77] »Liebenswürdig, bleich und ätherisch«, beschrieb ihn die Pianistin Henriette Voigt, die den beliebtesten Salon Leipzigs betrieb.[78] Und Franz Liszts Freundin, die spitzzüngige Gräfin Marie d'Agoult berichtete: »Chopin ist unwiderstehlich. Nur hustet er ständig.« Er huste allerdings »mit unendlicher Anmut«.[79]

Es gab aber auch die dämonische Schönheit des kranken »Teufelsgeigers« Niccolò Paganini, dessen düstere Romantik grenzüberschreitend war. Er war erschreckend dürr, von der schwarzen

Kleidung hob sich das hohlwangige Gesicht mit der gewaltigen Adlernase ab, die Arme waren überlang, in bizarren Gesten beugte er sich vor dem Publikum fast bis auf die Erde vor. Seine sexuellen Ausschweifungen waren berüchtigt.[80] Heinrich Heine nannte ihn einen »Vampir mit der Violine«.[81]

Die in Paris lebende russische Künstlerin Marie Bashkirtseff erwähnt in ihrem Tagebuch 1883 den Kult um die Schwindsucht: »Es scheint, daß zu einer gewissen Zeit es Mode war, brustkrank zu sein, und jeder Mensch gab sich Mühe, es zu scheinen, und glaubte es auch zu sein.« [82]

7. VOM SCHÖNEN UND VOM SCHWEREN TOD

Der Tod durch Schwindsucht schien die vorausgegangene Entmaterialisierung zu vollenden und wurde vielfach als »schön« bezeichnet. Bei dem Philosoph Karl Rosenkranz heißt es etwa, »daß der Tod keineswegs mit Unausbleiblichkeit eine Verhäßlichung der Gesichtszüge hervorzubringen hat, sondern ebensowohl einen schönen, seligen Ausdruck hinterlassen kann«.[83]

Und Friedrich Schlegel berichtet von Novalis' Ende: »[U]nd überhaupt sollte man es kaum möglich glauben so sanft und schön zu sterben.«[84]

Über den schwindsüchtigen Komponisten Carl Maria von Weber, der in der Nacht des 4. Juni 1826 der Krankheit erlag, schrieb sein Sohn Max: »Die Bettgardinen wurden zurückgeschlagen – da lag der geliebte Meister entseelt im Bett. Friedlich auf der rechten Hand eingeschlafen, kein Schmerz hatte die teuren Züge entstellt.« Die Totenmaske bewahrte sein Antlitz für alle Zeit in überirdischer Verklärung.[85]

Die Beschreibung eines sanften, angstlosen, eines leichten, ja poetischen Sterbens an Schwindsucht findet sich in der Literatur des 19. Jahrhunderts immer wieder.

Wenn die Krankheit ausbrach, schien sie zunächst tatsächlich oft leicht, kaum einschränkend und wenig Angst einflößend. »Es ist viel Süßigkeit darin«, schrieb Franz Kafka 1920 an Milena.[86] Die

Beschwerden waren noch diffus, oft traten sie erst nach längerer Zeit wieder auf. »Lieber Max, meine Krankheit? Im Vertrauen sage ich Dir, daß ich sie kaum spüre«, berichtete Kafka dem Freund Max Brod. »Ich fiebere nicht, ich huste nicht viel, ich habe keine Schmerzen. Kurzen Atem habe ich, das ist wahr, aber beim Liegen und Sitzen spüre ich es nicht, und beim Gehen oder bei irgendeiner Arbeit trägt es sich leicht, ich atme eben zweimal so schnell als früher, eine wesentliche Beschwerde ist das nicht.«[87] Selbst als er Blut hustete, war Kafka kaum verunsichert und wollte noch immer nicht an die Gefährlichkeit der Schwindsucht glauben. An Milena schrieb er: »Vor etwa drei Jahren begann es bei mir mitten in der Nacht mit einem Blutsturz. Ich stand auf, angeregt, wie man durch alles Neue ist … ging zum Fenster, lehnte mich hinaus, ging zum Waschtisch, ging im Zimmer herum, setzte mich aufs Bett – immerfort Blut. Dabei war ich gar nicht unglücklich …«[88]

In Wirklichkeit war das Sterben für Schwindsüchtige oft schwer und qualvoll. Wenn die Krankheit, manchmal nach Monaten, manchmal erst nach Jahren fortschritt, veränderte sich auch die Wahrnehmung der meisten Kranken. Immer stärker schränkte sie die Schwindsucht in ihrem Leben ein, sie litten an Schmerzen oder an peinigenden Symptomen wie stinkendem Atem. Weitaus erschreckender als der immer schneller fortschreitende körperliche Verfall war für viele Künstler und Literaten, wie sehr sie in ihrer schöpferischen Arbeit beeinträchtigt waren; die Angst, ihr Werk nicht vollenden zu können, wuchs stetig.

Ihr Schaffen wurde zum Wettlauf gegen die Zeit, den sie nicht gewinnen konnten. In einem Brief beschrieb Chopin seine Verzweiflung: »Seit einem Jahr habe ich nicht eine Viertelstunde am Stück geübt, ich habe keine Kraft, keine Energie, ich warte immer auf ein wenig Gesundheit, um all das wiederaufzunehmen, aber … ich warte noch immer.«[89] Ihn quälte, dass er mit Krankheit geschlagen war, untätige, unschöpferische Menschen dagegen gesund waren. Was für eine Ungerechtigkeit![90]

Ende Dezember 1846 klagte Chopin. »Ich bin schwach, wie ein kranker Hund.«[91] Und ein Jahr später, am Silvesterabend 1847, schrieb er: »Ich ersticke …«[92] Im August 1849 erwarteten alle Freunde Chopins seinen baldigen Tod. George Sands Tochter Solange berichtete: »Sein keuchender Atem sei nur noch ein röchelndes und jammervolles Schreien, ein grässliches Schluchzen.«[93] Die Daguerreotypie von Louis-Auguste Bisson zeigt Chopin zusammengesunken, die Kleider viel zu groß geworden für den schmächtigen Körper. Ödeme haben sein Gesicht aufgedunsen, Falten ziehen sich von der Nase zu den Mundwinkeln, die Augen sind scheinbar misstrauisch verengt.[94]

Und schließlich berichtete einer der Anwesenden, die in Chopins Todesnacht vom 16. auf den 17. Oktober an seinem Bett wachten: »Nur an den beklommenen Bewegungen seiner Brust konnte man erkennen, dass er noch lebte. Einmal, als sein Atem so leise wurde, dass wir glaubten, es sei zu Ende, nahm Dr. Cruveilhier eine Kerze und hielt sie an das Gesicht, das sich durch die Erstickungsanfälle dunkelblau verfärbt hatte.«[95]

Paganini schrieb kurz vor seinem Tod, sich in Nizza in einem elenden Zimmer ohne Licht quälend: »Ich zerfalle buchstäblich in Stücke und bin erschrocken über die Quantitäten, die ich bei Tag und Nacht aushuste. […] Ich habe keine Kraft mehr.«[96] Nach einem Leidensweg, der ohne Ende schien, starb er am 27. Mai 1840 im 58. Lebensjahr.

Nein, das Sterben an Schwindsucht war weder leicht noch schön oder bedeutungsvoll. Der Mythos hielt sich dennoch.

8. MARIE BASHKIRTSEFF: HOHES PATHOS – TIEFES LEID

Es gibt wenige Persönlichkeiten, an deren Schicksal sich der Wandel von romantischer Verklärung der Schwindsucht zu tiefem Leid so exemplarisch nachvollziehen lässt wie an dem der russischen Künstlerin Marie Bashkirtseff.[97]

Um die Jahrhundertwende war sie eine Bekanntheit, wurde geliebt – manchmal mit leichtem Spott. Sie sorgte für gesellschaftliches Aufsehen und wurde schließlich, nach ihrem Tod, von vielen

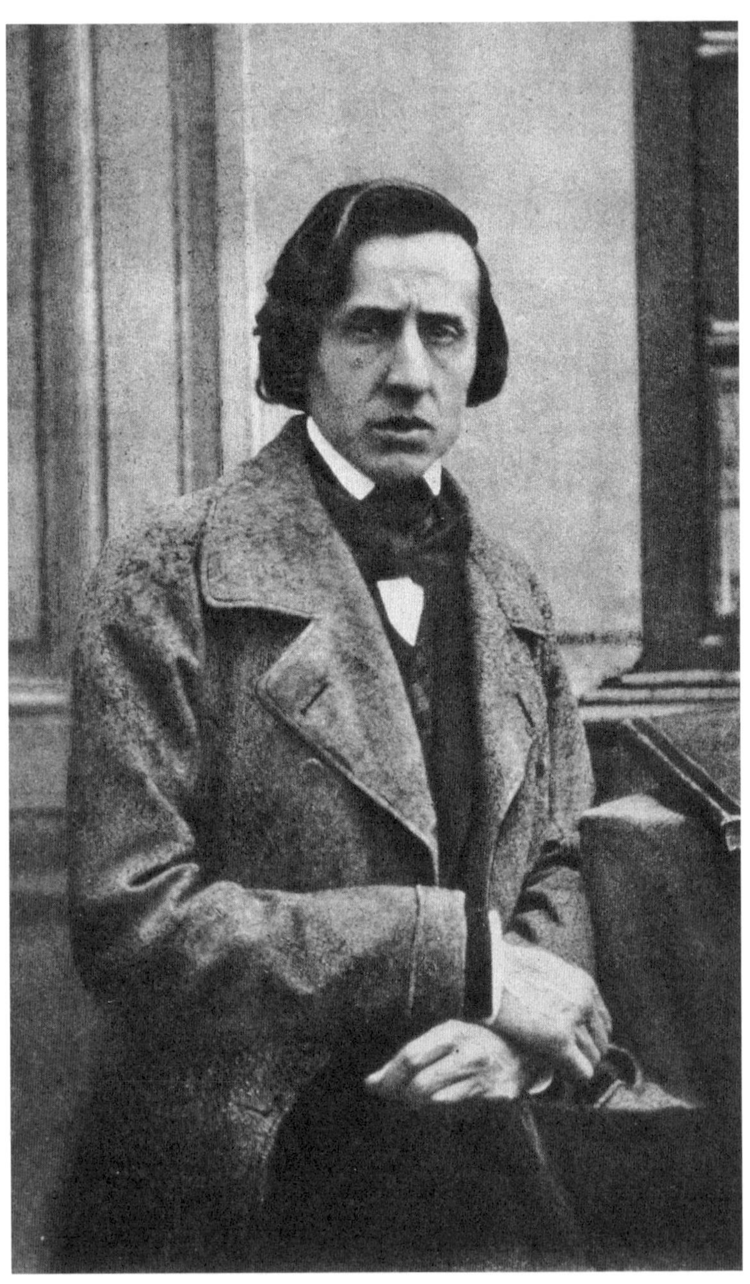

Von der Krankheit gezeichnet: Die Daguerreotypie
von Frederik Chopin entstand 1849, im Jahr seines Todes.

Menschen betrauert. Hugo von Hofmannsthal, der Marie Bashkirtseff einen Essay widmete, nannte sie eine »große Künstlerin«.[98]

Wahrscheinlich war sie das nicht, obwohl sie als Malerin Talent zeigte. Ihr Werk aber blieb ohne eigene Handschrift und eher konventionell. Sie bevorzugte realistische Genremalereien, naturalistische Portraits und Landschaftsbilder. Was sie berühmt machte, war ihr Tagebuch, das sie mit erschütternder Aufrichtigkeit und einer geradezu maßlosen Eitelkeit führte, seit sie 13 Jahre alt war. Bis zu ihrem Tod. Von Anfang an schrieb sie darin für ein späteres Publikum, an das sie immer wieder lange Ansprachen richtete. Allerdings wandte sie sich nur an »die großen Geister, da die Mittelmäßigen und die Gecken mich der Kategorie der gewöhnlichen Ruhmsüchtigen zuordnen werden«.[99] Für dieses Tagebuch ließ sie sich auch immer wieder fotografieren, damit zu allen bedeutenden Stationen ihres Lebens Portraits in den Text eingefügt werden konnten. Ursprünglich sollte das Journal ihren Aufstieg zu einer erfolgreichen Künstlerin dokumentieren. Dann wurde es zum Zeugnis ihres langen Siechtums und frühen Sterbens.

Marie Bashkirtseff war eine russische Adlige und stammte aus einer vermögenden Familie, die ihre Zeit vor allem damit verbrachte, rastlos durch Europa zu reisen – begleitet von weiblichen Verwandten, Doktoren, Dienerinnen, französischen oder englischen Gouvernanten, die nicht lange blieben, Dienstboten und einem »Negerknaben«.[100] Sowie einem Rudel Hunde. In den zwölf Jahren, in denen Marie ihr Tagebuch führte, unternahm die Familie sechzig Reisen, darunter drei nach Russland, vier nach Italien und eine nach Spanien.[101] Diese Unruhe, diese Haltlosigkeit scheint sich in der Lebenshast zu spiegeln, die seit Maries Jugend aus ihrem Journal spricht. »Ich will schneller leben, schneller, schneller!«[102] Alles nahm sie gierig in sich auf, Lektüre, Bilder und Musik. Sie lernte fünf Instrumente, verschiedene Sprachen. Sie war getrieben von einem verzehrenden Ehrgeiz, einer Sucht nach Ruhm und gesellschaftlicher Anerkennung. »Der Tag wird kommen, an dem mein Name auf der ganzen Erde wie Donnerhall erscheinen wird«, schrieb sie mit 15 Jahren.[103] Mit 16: »Ich will Cäsar sein, Augustus, Marc Aurel, Nero, Caracalla, der Teufel, der Papst!«[104] Und als 19-Jährige erklärte sie: »Mit zweiundzwanzig werde ich berühmt oder tot sein.«[105]

Marie Bashkirtseff galt als schön und genoss es. Ständig bewunderte sie sich selbst. »Ich bin nämlich hübsch, … meine Frische, meine unvergleichliche Blässe …«.[106] Oder: »Ich bin außerordentlich wohlgebaut, wie eine Statue«.[107] Oder einfach: »Ich bin schön.«[108] Stundenlang betrachtet sie hingerissen ihr Spiegelbild. »Ich habe einen Körper wie eine antike Göttin, meine Hüften sind zu spanisch, mein Busen ist klein und von vollendeter Form, ebenso meine Füße und Hände, und ich habe den Kopf eines unschuldigen Kindes.«[109] Immer fand sie sich entzückend, wenn nicht anbetungswürdig. In der Pariser Gesellschaft war sie mit ihrer Eleganz, ihren Frisuren und ihren eigenwilligen, für ihr Publikum ausgewählten Kleidern eine auffallende Erscheinung. Ihre Lieblingsfarbe war Weiß, was ihr den Namen »Die Weiße« oder »Das Mädchen in Weiß« eintrug.[110]

Marie Bashkirtseff wollte vor allem eins: berühmt werden. Ursprünglich hatte sie gehofft, als Sängerin einmal Triumphe feiern zu können. Doch als sie diesen Plan aufgeben musste, weil ihre Stimme nach einer Kehlkopferkrankung mehr und mehr versagte, beschloss sie, es nun in der Malerei zu Erfolg zu bringen. »Ein eitles Geschöpf wie ich muss sich der Malerei widmen, denn diese ist ein unvergängliches Werk.«[111] Von Oktober 1877 an besuchte sie die bekannte Pariser Malschule Académie Julian, damals die einzige, die ein Damenatelier besaß, in dem Frauen Kunst studieren konnten.[112]

Dass Marie es ernst meinte, zeigten ihre Begierde zu lernen, die Freude, der Eifer, mit denen sie sich in die Arbeit stürzte. Und ihr von einer quälenden Ungeduld beflügelter Ehrgeiz. Die Tage verbrachte sie diszipliniert im Atelier, ihre Nächte auf Bällen, Diners und Empfängen. Und tatsächlich konnte Marie Bashkirtseff bald Erfolge vorweisen. Einige Bilder wurden im Pariser Salon im Palais de l'Industrie ausgestellt. Französische, russische und deutsche Kunstzeitschriften reproduzierten das eine oder andere Werk oder erwähnten sie zumindest in Artikeln.

Marie Bashkirtseff erhielt, was immer sie sich wünschte: Kleider, Schmuck, sie wohnte in luxuriösen Gemächern, ihr professionell

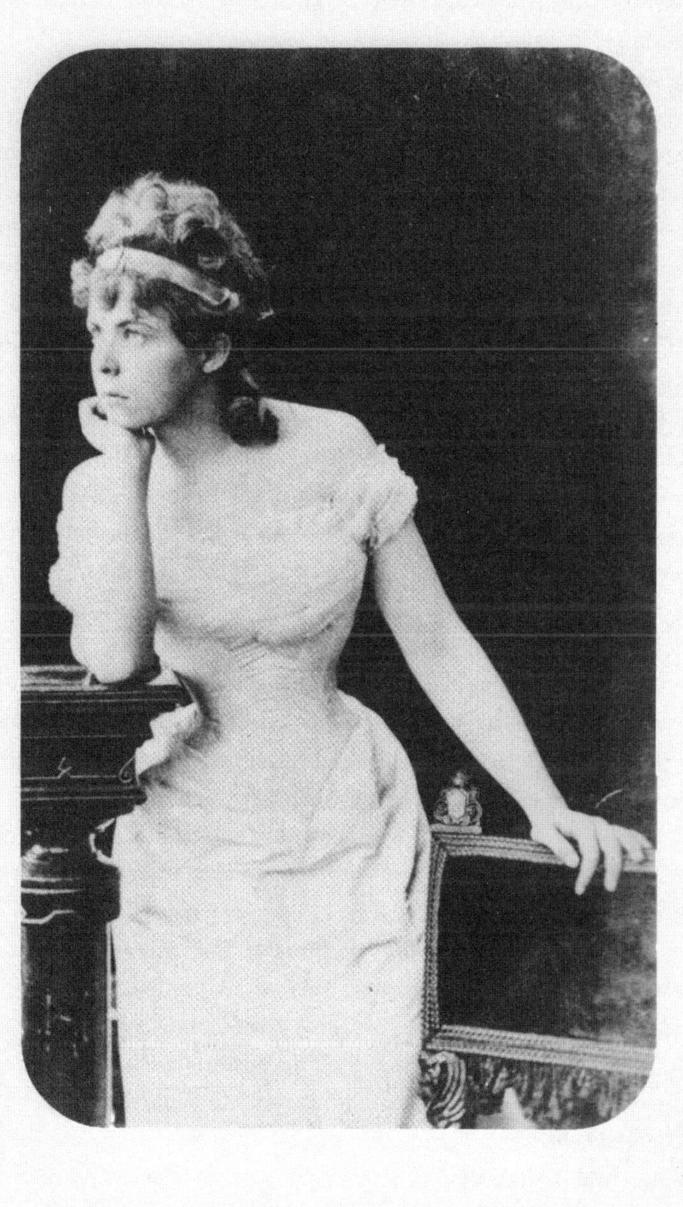

Immer wieder ließ sich Marie Bashkirtseff fotografieren, um ihren Aufstieg als Künstlerin festzuhalten.

ausgestattetes Atelier besaß zwei Zimmer, sie konnte sich Modelle leisten.

Als sich erste Zeichen ihrer beginnenden Krankheit ankündigten, konnten sie Marie nicht erschüttern. Ihr Tagebuch schwelgt geradezu im Mythos der romantischen Schwindsucht, der Erhöhung und Verschönerung durch die unheilbare Krankheit.

Dass sie immer blasser wurde und weitere Symptome auftraten, bestätigte sie sogar noch in ihrer Eitelkeit. »Ich huste schrecklich«, notierte sie am 3. Januar 1880, »aber wunderbar, anstatt daß mich das häßlich macht, verleiht es mir vielmehr ein müdes Aussehen, welches mir sehr gut steht.«[113]

Es scheint, als habe Marie Bashkirtseff sogar mit dem Sterben kokettiert. Als sie am 10. September 1880 erfuhr, dass ihre Bronchien angegriffen waren, schrieb sie am selben Tag in ihr Tagebuch: »Mir wäre es schon recht, wenn mir etwas Ernsthaftes fehlte, und wenn ich daran zugrunde gehen müsste. Meine Tante ist konsterniert, ich aber triumphiere. Der Tod schreckt mich nicht. [...] [I]ch will nicht geheilt werden.« [114]

Zwei Jahre vor ihrem Tod schrieb sie: »Mein Todeskandidatentum gefällt mir. Es versetzt mich in eine gewisse Stimmung; ich berge in mir ein Mysterium, der Tod hat mich mit dem Finger berührt. Darin liegt für mich ein neuer, eigenartiger Reiz.«[115]

Doch ihre Lungen- und Kehlkopfschwindsucht schritt dramatisch voran. Nach ihrer Singstimme begann sie nun auch ihr Gehör zu verlieren. In Gesellschaften konnte sie den Gesprächen oft nicht mehr folgen. Hatte sie eine Frage nicht verstanden, war sie gezwungen, aufs Geratewohl zu antworten. Denn um jeden Preis wollte sie ihre zunehmende Taubheit verbergen. Marie Bashkirtseff, die Eitle, fühlte sich nun gedemütigt durch die Zeichen des Verfalls: den Husten, das Fieber, das gespuckte Blut, die sie zu einer Schwindsüchtigen machten. Obwohl sie rasende Schmerzen hatte, Fieber und Kälteschauer sie quälten und sie nur schwer atmen konnte, zwang sie sich ins Atelier. Nachts konnte sie wegen des nicht zu stillenden Hustens kaum schlafen.

Die lächerlichen Heilmittel, die sie wie andere Schwindsüchtige erhielt, konnten ihr ebenso wenig helfen: Lebertran, Arsen, Chinin,

Jodbepinselungen, Flanellwäsche, Esels- und Ziegenmilch. »Man hat mir eine Ziege gekauft.«[116] Wegen der Schmerzen konnte sie ohne Opiumsirup nicht schlafen. Zugpflaster hatten ihre Schultern verbrannt, sodass sie keine Kleider mit Ausschnitt mehr tragen konnte.

Doch noch unerträglicher als die körperlichen Qualen, Einschränkungen und Demütigungen war, auch in ihrem künstlerischen Fortkommen behindert zu sein. Die anderen Mädchen, die mit ihr im Damenatelier gearbeitet hatten, machten Fortschritte, entwickelten sich weiter, würden vielleicht irgendwann tatsächlich anerkannte Malerinnen werden. Diese Hoffnung gab es für sie nun nicht mehr. Ihr Schicksal war nun die Schwindsucht, sie war nur noch krank. Die Zeit, ihre Arbeit zu vervollkommnen, würde ihr nicht mehr bleiben. Über die erfolgreiche Kollegin Louise Breslau schrieb sie voll bitterem Neid: »Sie hat schon drei oder vier Sachen verkauft; mit einem Wort, sie ist lanciert, und ich? Und ich bin brustkrank.«[117]

Im Mai 1884, als die Krankheit deutlich fortgeschritten war, spricht aus ihrem Journal keinerlei Koketterie mehr. Nur noch Angst: »Sterben ist ein Wort, welches man leicht sagt und schreibt; aber denken, *glauben*, dass man bald sterben wird? *Glaube* ich es? Nein, aber ich fürchte es.«[118] Und drei Monate später: »Wenn ich alles sagte, die schreckliche Furcht …«.[119]

Immer mutloser, immer erschütternder wird die Chronik ihres Leids und ihres Unglücks. »Ich kann nicht mehr. Nie war ich so krank«.[120] »Ich kann nicht arbeiten. Ich werde mein Bild nicht zu Ende malen.«[121] »Ihr seht, ich mache nichts. Ich fiebere immerzu.«[122] Ihr letzter Tagebucheintrag stammt vom 20. Oktober 1884: »Seit zwei Tagen befindet sich mein Bett im Salon; es wird mir zu schwer, die Treppe hinaufzusteigen.«[123] Marie Bashkirtseff starb elf Tage später, am 31. Oktober 1884. Sie war bereits völlig entkräftet durch einen Blutsturz und gleichgültig gegenüber allem, das um sie herum geschah.

Unter großer öffentlicher Anteilnahme wurde sie beerdigt, in einem pseudobyzantinischen Mausoläum auf dem Cimetière de Passy. Dass sie tatsächlich berühmt wurde, hat sie nicht mehr erlebt. Drei Jahre nach ihrem Tod wurde ihr Tagebuch veröffentlicht. Bis 1891 wurden 8000 Exemplare ihres Journals verkauft.[124]

Es machte Marie Bashkirtseff zur Ikone des Fin de Siècle, der Dekadenz. Der junge Hofmannsthal und seine Generation waren fasziniert von dieser jungen Frau mit der »entwaffnenden übermütigen Grazie verzogener Kinder«.[125] Liebe war ihr nicht vergönnt, ihre Selbstliebe und ihre Egozentrik standen ihr im Weg. Sie starb jungfräulich.[126] Theodor Adorno sollte sie später zur »Schutzheiligen des fin de siècle« erklären.[127]

9. DAS KRANKE GESCHLECHT

Um die Mitte des 18. Jahrhunderts glaubte die Medizin zu erkennen, dass Frauen besonders gefährdet waren, an der Schwindsucht zu erkranken.[128] Wenn schon kräftige junge Männer, mitten im Leben stehend, dahingerafft wurden, was sollte dann die weibliche Jugend diesem Leiden entgegensetzen?

Mitfühlend äußerte sich der Lungenarzt Francis Hopkins Ramdage über das Dahinscheiden des empfindsamen Geschlechts: »Die Zartheit der weiblichen Constitution im Vergleich zu der des Mannes, die Feinheit des Körperbaues, ihr zurückgezogenes, häusliches Leben und die Empfänglichkeit ihres Gemüths. Alles trägt dazu bei, sie zur Zielscheibe der tödtlichen Pfeile dieser Krankheit zu machen. Es gibt keinen traurigeren Anblick als solch ein weibliches Wesen, das, nahe an der Grenze des ehelichen Glücks, sich hülf- und ahnungslos dem unerbittlichen Geschicke unterwerfend, und noch reizend und liebenswürdig bis zum letzten Hauche seines Lebens, wie eine hinwelkende, schon in der Knospe geknickte Blume dahinstirbt.«[129] Schwindsüchtige Mädchen, rote »Friedhofsröschen« auf den blassen Wangen, wurden Sinnbild weiblicher Gefährdung.

Mit großer Hingebung erforschten Ärzte in Theorie und Praxis die weibliche Pathologie. Sie glaubten, dass eine wesentliche Ursache für die Kränklichkeit der Frau war, dass sie völlig ihren Reproduktionsorganen ausgeliefert war.

So schrieb der Arzt Rudolf Virchow: »Die Frau ist ein Paar von Eierstöcken, an denen ein Mensch dranhängt, während der Mann ein Mensch ist, der über ein paar Hoden verfügt.«[130]

Besonders gefährdet war die Frau durch ihre Menstruation. Unablässig betonten die Mediziner, wie wichtig ein regelmäßiger Blutfluss für das Wohlergehen des Weibes sei. Menstruationsstörungen galten als Folge einer ungesunden Lebensführung.

Sich noch immer auf die Säftelehre berufend warnten Ärzte vor einem zu starken Blutverlust bei der Menstruation, der dem Körper lebensnotwendige Stoffe entzöge. Ebenso gefährlich aber sei es, wenn dem Körper die monatliche Reinigung fehle, weil die Regel wegen einer unziemlichen Lebensweise ausbleibe. Dann suche sich das Blut statt abzufließen einen anderen Weg, vor allem zu den Lungen, die es schädige und schwäche.[131] Schon die hippokratischen Schriften sahen einen Zusammenhang zwischen weiblicher Schwäche und Menstruation. Bei einigen Frauen, heißt es dort, werde der verhaltene Blutfluss in die Lunge verschoben, die Kranke werde schwindsüchtig.[132]

Neben der Menstruation galt der Uterus selbst schon lange als Ursprung typischer »Frauenzimmerkrankheiten«, zumal für die Hysterie, die sich nicht zufällig vom griechischen Wort *hystera*, Gebärmutter, ableitet. Nach Ansicht des französischen Arztes und Chirurgen Anton Portal verursache die Gebärmutter nicht selten eine »hysterische Lungenschwindsucht«, in seiner Beschreibung der Lungenkrankheiten aus dem Jahr 1799 eine »besonders grausame und rasant verlaufende Form der Phthise«.[133]

Da die Frau, allein durch ihr Geschlecht und ihre Konstitution, der Schwindsucht wenig entgegensetzen konnte, war es ratsam, bei ihr besonders nachdrücklich auf eine gesunde und vor allem eine moralische Lebensführung zu achten. Sie hatte sich nicht nur vor »Schwärmereien« zu hüten, auch leidenschaftliches und langes Tanzen gefährdete ihre Gesundheit: »Schnell verwandelt sich oft das reizende Ballkleid in ein Leichentuch.«[134] Aber auch Gelehrsamkeit galt als schädlich für sie, da sie den Fortpflanzungsorganen den nötigen »Kraftzufluss« raubte und damit eine regelmäßige Menstruation verhindere.[135]

Gegen Ende des Fin de Siècle wurden die Urteile über die körperliche Mangelhaftigkeit und naturgegebene Minderwertigkeit des Weibes noch einmal schärfer und schienen die Degenerationsängste der Zeit zu bestätigen.

An der Abwertung der Frau beteiligten sich Ärzte, Anthropologen und schließlich die Psychoanalyse, die sie, indem sie ihre Urteile vermeintlich wissenschaftlich begründeten, legitimierten. Wie der Neurologe Paul Julius Möbius in seinem Buch *Der physiologische Schwachsinn des Weibes* schrieb, ist die Frau »während eines beträchtlichen Teiles ihres Lebens als abnorm anzusehen«.[136] Er hielt Frauen für Sklavinnen ihres Körpers.

Der preußische Militärarzt Hermann Klencke beschrieb 1897 exemplarisch die kulturellen Niedergangsängste seiner Zeit: »Man blicke hinein in die Gesellschaften, Concerte, Theater, Bälle, wo die heutige Flora des weiblichen Geschlechts, die Repräsentantinnen der künftigen Gattinnen und der Mütter einer bevorstehenden Generation die Anerkennung und Neigung der Jünglinge und Männer fordern und erwarten; – in der weit überwiegenden Mehrzahl erblickt man bleiche, abgemagerte, hinfällige, hohläugige, hohlwangige, haarlose, schwachathmige, kraft- und saftlose Gestalten, mit schwindsüchtig flachem Brustkasten, die alle Zeichen der vernachlässigten oder erworbenen Blutarmuth und deren Folgen, wie Menstruationsbeschwerden, Bleichsucht, Schleimfluß zur Schau tragen«.[137]

Noch nie schien die Frau so »krank am Geschlecht«, gleichermaßen körperlich und geistig mangelhaft gewesen zu sein wie am Ende des 19. Jahrhunderts.[138]

10. FEMME FRAGILE

»Der Tod einer schönen Frau ist zweifellos das poetischste Thema der Welt«, schrieb Edgar Allan Poe in seinem Essay »Die Methode der Komposition«.[139] Als Körper, den das Leben verlassen hatte, konnte sie zum Kunstwerk erhoben werden.

Tod und Weiblichkeit waren ein zentrales Motiv der Jahrhundertwende. Sigmund Freud beschrieb die von ihm ausgehende Faszination, indem er es als »unergründlichste[s] Rätsel der westlichen Kultur« bezeichnete.[140] Die Verbindung von Tod und Frau war seit jeher eng: Der paradiesische Sündenfall in der Bibel verband menschliche Endlichkeit unauflöslich mit weiblicher Verführung.

Schon in den mittelalterlichen Totentänzen, spätestens mit Matthias Claudius' Gedicht und Franz Schuberts Vertonung ließ das Motiv »Der Tod und das Mädchen« Literaten, Künstler und Musiker nicht mehr los. Seit der zweiten Hälfte des 19. Jahrhunderts aber fand es eine neue Deutung. Nicht mehr tragisch oder mythisch-gleichnishaft, sondern unter dekadenten Vorzeichen.[141]

Zwei Frauenfiguren, *Femme fatale* und *Femme fragile,* wurden in Kunst, Literatur und Musik des Fin de Siècle zu Sinnbildern dekadenter und spätromantischer Todesfaszination, eines morbiden Schönheitskults und einer berauschenden Untergangsstimmung.[142]

Die Dekadenz entstand in ganz Europa aus dem Gefühl, an einem Zeitenende zu stehen, vergleichbar mit dem Niedergang des spätrömischen Reiches. Ihre Vertreter sahen sich als Teil einer überfeinerten, überreizten kulturellen Spätblüte in Zeiten des Verfalls.[143]

Die zeitgenössische künstlerische Avantgarde, die mit dem Begriff »dekadent« ursprünglich diffamiert werden sollte, deutete den Schmähbegriff um, indem sie Überkultiviertheit und Degeneriertheit zum Auslese- und Verfeinerungsprozess erhob und sich selbst als Vertreter eines zum Untergang verurteilten Geistesadels sah.

Die Dekadenz verstand ihre Haltung als melancholische und aristokratische Verweigerung, als elitären Widerstand gegen die Rationalität und Fortschrittsgläubigkeit des industriellen Zeitalters. Gegen eine Welt, die immer hässlicher, zweckmäßiger, trivialer und materialistischer wurde. Ihre Vertreter begehrten auf gegen die offiziell geförderte Malerei der Kunstakademien, deren Werke allein dem Dekor und der Unterhaltung dienten. Sie rebellierten gegen den schal gewordenen Kunstanspruch des Wahren, Schönen, Guten.

Der Trivialisierung, Entzauberung und Verflachung des Lebens setzte die Dekadenz eine sich aus sich selbst speisende Melancholie und Langeweile, »Ennui«, Mattheit, Tatenlosigkeit und Weltekel entgegen: das Geheimnisvolle, eine Faszination für Grausamkeit und raffinierte Perversion. Die Decadénts schwelgten in ihrer überreizten Feinfühligkeit, berauschten sich an einer Kunst, die allein Schönheit gelten ließ.[144] Außerdem an Verfall, Tod und dem Sterben in Schönheit. Krankheit galt im Fin de Siècle als Zeichen geistiger Verfeinerung, als Distinktion zur verabscheuungswürdigen

»banale et triviale santé«, der Robustheit derer, die in Dumpfheit mehr überlebten als lebten. Hochmütig feierten sie Krankheit als erlesenere Form des Lebens.[145]

Hugo von Hofmannsthal, der scharfsinnige Deuter seiner Zeit, schrieb: »Man treibt Anatomie des eigenen Seelenlebens, oder man träumt. Reflexion oder Phantasie, Spiegelbild oder Traumbild. Modern sind alte Möbel und junge Nervosität. Modern ist das psychologische Graswachsenhören und das Plätschern in der reinphantastischen Wunderwelt. ... modern ist die Zergliederung einer Laune, eines Seufzers, eines Skrupels; und modern ist die instinktmäßige, fast somnambule Hingabe an jede Offenbarung des Schönen, an einen Farbenakkord, eine funkelnde Metapher, eine wundervolle Allegorie«.[146]

Für all dies stehen *Femme fatale* und *Femme fragile*. Sie beide sind ästhetische Kunstfiguren, Figurationen einer überreizten Fantasie. Die eine steht für Dämonisierung, die andere für Idolisierung, beide aber sind, wenn auch gegensätzlich, zeittypische Wunschbilder der idealen Geliebten.

Die *Femme fatale* ist eine gefährliche Frau, ein Weibsteufel von diabolischer Schönheit, raubtierhaft, begehrlich und Angst auslösend, eine Figur der »Schwarzen Romantik«.[147] Mit ihrer dämonischen Sexualität und ihrer perversen Grausamkeit verheißt sie nie zuvor erlebte Erfüllung – um den Mann dann zum lächerlichen Opfer zu erniedrigen. Sie zerstört männliche Existenzen, doch genauso bringt sie Verderben über sich selbst. Sie ist verdorben, verlogen, ausschweifend und blutrünstig. Eine todbringende Frauengestalt, mal rätselhaft stumme Sphinx, mal Vampir, Dalila, Judith. Vor allem ist sie Salome, die in ihrem mörderischen Verlangen Johannes den Täufer enthaupten ließ. In unzähligen Variationen wurde sie zur beherrschenden und herrischen Frauenfigur in Malerei, Literatur und Musik bis nach der Jahrhundertwende. Die *Femme fatale*, die »belle dame sans merci«[148], verhieß außergewöhnliche Sensationen, wie sie die Decadénts suchten.

So grell, so körperlich bedrohlich die *Femme fatale* anmutet, so gezähmt und domestiziert, so ätherisch geschlechtslos ist die

Femme fragile. Sie ist, wie bei Rainer Maria Rilke, die »leiseste aller Frauen«.[149] Dieses Wesen mit dem unschuldigen Madonnengesicht erscheint anmutig und zerbrechlich, schon beinahe durchsichtig und ist von anämischer Kränklichkeit. Die *Femme fragile* läuft, mehr als jede andere Frau, Gefahr, Opfer der Schwindsucht zu werden, *der* romantisch verklärten Dekadenz-Krankheit.[150] Noch immer glaubte man an den sanften Tod, der Ausdruck von Eleganz und Vergeistigung noch verstärkte.

Ohne die Ästhetik der Romantik gäbe es nicht diese Frauenfigur, die Krankheit und Tod mit Schönheit und erlesener Zartheit verband. Die *Femme fragile* verkörpert in extremer Ausprägung die den Frauen zugeschriebene Schwäche. Deshalb ist sie aber nicht weniger dekadent als die *Femme fatale*.

Vorbild für die *Femme fragile* sind neben den gespensterhaften Schönheiten des Schriftstellers Edgar Allen Poe die weiblichen Gestalten der englischen Präraffaeliten.[151] Diese hatten sich 1848 um Dante Gabriel Rossetti als kunstfromme Bruderschaft zusammengeschlossen. Rossetti inszenierte sich als ein Novalis der industriellen Revolution, der seiner früh verstorbenen, kindlichen Geliebten in einer Treue verbunden blieb, die keinen Platz für eine gegenwärtige, gemeinsame Erfüllung versprechende Frau ließ. Die Präraffaeliten stellten die Unschuld in den Mittelpunkt ihrer Kunst, die Jungfräulichkeit, die Kinderseele, den Marienkult. Sie strebten nach einem zarten, idealistischen Frauenbild, dass sie mit der reinen lyrischen Schönheit der Madonnen verbanden, die sie auf den Altarbildern der Frühen Italiener und der altdeutschen Meister bewunderten.

Ihre Idealfrau wandelt hochgewachsen schlank, das gespenstisch blasse Gesicht von ihrem vollen Madonnenhaar umflossen, die Lippen geschürzt, in weißen, weich wallenden Gewandern traumverloren und schwermütig durch die präraffaelitischen Bilder- und Gedichtwelten. Mehr ein jenseitiges Wesen als von dieser Welt.

Der englische Präraffaelitismus erlebte um die Jahrhundertwende in ganz Europa eine modische Wiederkehr in Literatur und Kunst, allerdings unter dekadenten Vorzeichen. Die *Femme fragile* ist zwar mit den präraffaelitischen Frauenfiguren verwandt. Das Fin de Siècle stattete sie aber mit einer ihr eigenen Todesverfallenheit aus.

Aus den hoheitsvollen Geschöpfen der Präraffaeliten wurden liebliche, furchtsame, kindliche Wesen. Die *Femme fragile* ist mehr Mädchen als Frau: wehrlos, unfruchtbar, kraftlos, immer müde, immer frierend. Ihre übergroßen, traurigen Augen glänzen fiebrig.

Die *Femme fragile* ist schön und erlesen wie ein Gedicht, ein verblichener Gobelin, ein hauchzartes Glas mit Sprung, ein Kunstwerk.[152] Aber auch wie ein Ausstellungsstück, ohne psychologische Tiefe, ohne Funktion und Aufgabe, entrückt von Gegenwart und Realität, allein zum Betrachten da.

Wenn sie nicht mit einem Kunstwerk verglichen wird, dann mit einer Blume.[153] Besonders weiße und blasse Blumen sind ihre Attribute. Langstielige Lilien, wie sie die Madonnen der Spätgotik und der Präraffaeliten in ihren schmalen edlen Händen halten; Mimosen, Winden, weiße Rosen, weiße Kamelien. Die Haut der schwindsüchtigen Näherin Mimi aus *La Bohème* ist nicht grundlos »von dem samtigen Weiß der Kamelie«.[154] Sie selbst stickt künstliche Blumen, am liebsten »Lilien und Rosen«.[155] Nicht nur die Schönheit der *Femme fragile* ist blütenzart; ihr Leben ist, wie das einer Blume, gefährdet und kurz.

Stets ist dieser Frauentyp dem Tode nahe, ihre liebreizende Schönheit ist die einer Kranken. Alles, was ihren matten Teint belebt, ist zugleich Besorgnis erregendes Zeichen ihrer Hinfälligkeit, die zarten blauen Äderchen, die durch ihre fast durchscheinenden Schläfen schimmern, die roten Fieberflecken auf den Wangen. Von den abstoßenden Seiten der Krankheit bleibt sie hingegen verschont.[156] Der übersensible Decadént goutierte allein die Melancholie der Vergänglichkeit, die leichte Berührung des Todes – nicht seine kreatürlichen Einschränkungen. Die *Femme fragile* siecht nicht elend dahin, sie welkt wie eine schöne Blume, verlöscht wie eine Kerze, schwindet leise.

Den Decadénts ging es nicht wie den Präraffaeliten um die Idealisierung der Frau nach dem Tode, um ihre jenseitige Gegenwart, sondern um ihre Fragilität, die ihr nahes Ende bereits in sich trug.

Das ganze romantisch gefärbte 19. Jahrhundert schwelgte in holder Mädchenzartheit, in der Lieblichkeit junger schwindsüchtiger Frauen, die still dahinstarben.[157] Sie hauchten auf der Opernbühne ihr Leben aus wie Mimi in Puccinis *La Bohème* und die »Kameliendame« Violetta in *La Traviata*. Der schwindsüchtige Engländer Aubrey Beardsley zeichnete nicht nur bedrohliche *Femmes fatales*, sondern auch märchenhaft verträumte Mädchen wie auf den Vignetten zu einer französischen Ausgabe des Zyklus *Le Morte d'Arthur* von Thomas Malory. Die *Kameliendame* illustrierte er gleichzeitig in fragiler Todesnähe und überwältigender Eleganz. Auch viele junge Autoren der Jahrhundertwende feierten zerbrechliche Frauen; diese zarten Geschöpfe finden sich bei Hugo von Hofmannsthal, Rainer Maria Rilke, vielen Wiener Impressionisten, bei Heinrich und Thomas Mann.

Als die liebliche Gabriele Klöterjahn mit der angeblich nur schwach angegriffenen Luftröhre in Thomas Manns 1903 erschienener Novelle *Tristan* in das Sanatorium »Einfried« einzieht, ein Name, der auf Wagners Villa Wahnfried in Bayreuth verweist, sorgt ihre »unsägliche Zartheit, Süßigkeit und Mattigkeit« für großes Aufsehen. Selbst die Kutschpferde erscheinen »voll Besorgnis für soviel schwache Grazie und zarten Liebreiz«.[158] Der Jugendstildichter und Wagner-Verehrer Detlev Spinell, ebenfalls ein Kurgast, nimmt sich umgehend mit Fürsorge des dahinschwindenden Geschöpfes an.[159]

Mit seiner Novelle parodiert Thomas Mann bereits den schwärmerischen Kult um hinfällige Mädchen. Vor allem Spinell ist eine lächerliche Person, ein exzentrischer Epigone, ein von Schönheit berauschter Schwärmer, der aus dem kunstfeindlichen Leben ins Sanatorium geflohen ist. Bislang hat er nur ein einziges schmales Buch geschrieben, gedruckt in Buchstaben, »von denen ein jeder aussah wie eine gotische Kathedrale«. Es spielt »in mondänen Salons, in üppigen Frauengemächern, die voller erlesener Gegenstände waren, voll von Gobelins, uralten Meubles, köstlichem Porzellan, unbezahlbaren Stoffen und künstlerischen Kleinodien aller Art«.[160]

Die zarte Gabriele Klöterjan aber beschreibt Thomas Mann als voller Liebreiz, als anmutig zerbrechliches Idealbild der kränkelnden *Femme fragile*. Sie erscheint wie ein »Duftgebild, ein Märchentraum«[161] von gläserner Durchsichtigkeit. Da zeigt sich als alarmierendes

Zeichen ihrer Morbidität »ein kleines, seltsames Äderchen« auf der Stirn, das sich »blassblau und kränklich in der Klarheit und Makellosigkeit dieser wie durchsichtigen Stirn verzweigte«.[162]

Ihr Leiden verstärkt nicht nur die Schönheit der *Femme fragile*, es vergeistigt und veredelt sie auch. Die Körperlichkeit von Lydia in Heinrich Manns *Das Wunderbare*, die sich zum Sterben ins Gebirge zurückgezogen hat, ist nur noch zu erahnen. Hier oben hat sie sich mit erlesenen Kunstschätzen umgeben, Fayencenmalereien, »mattfarbige[n] Gobelins« und »Statuen der Meister«.[163] Ihre Gesichtszüge sind gezeichnet durch die »leidende Anmut« einer Madonna des Fra Angelico. Sie beschäftigt sich in stillen Stunden mit Musik, der körperlosesten aller Künste, ihre eigene Stimme ist schon »erloschen«.[164]

Die Lebensferne, die Lebensuntüchtigkeit der *Femme fragile* steht im Kontrast zur robusten, gewöhnlichen bürgerlichen Gesundheit. Sie ist Zeichen ihrer Kostbarkeit, ihrer Erlesenheit, die noch hervorgehoben wird durch den grobschlächtigen, derben Partner, den viele *Femmes fragiles* an ihrer Seite haben. Das Pendant zur zarten Gabriele ist ihr handfester Ehemann, der erfolgreiche Großkaufmann Klöterjahn, »dessen Verdauung sich in so guter Ordnung befindet wie seine Börse«.[165] Von Gabriele heißt es, sie habe »keinen holderen und veredelteren, keinen entrückteren und unstofflicheren Anblick gewähren können als … an der Seite ihres stämmigen Gattens«.[166] Selbst der gemeinsame dicke Säugling ist »in der That von einer exzessiven Gesundheit« und verschlingt gewaltige Mengen von Milch und gehacktem Fleisch.[167]

Die *Femme fragile* dagegen bedarf ständiger Rücksichtnahme und Schonung. Sie ist dankbar, wenn ein Mann fürsorglich eine wärmende Decke über die stets Frierende breitet oder schützend einen Regenschirm über sie hält. »Wie eiskalt ist dies Händchen« singt Rodolfo in *La Bohème*, während er der kranken Näherin Mimi die Hand hält. »Lassen Sie mich es wärmen.«[168]

Der *Femme fragile* fehlt jede Lebenstüchtigkeit und Lebenskraft. Daher kann sie auch kein Leben schenken. Oder sie geht an der Mutterschaft zugrunde. Die postulierte natürliche Aufgabe der Frau widerspricht ihrem Wesen und ihrer Bestimmung. Die *Femme fragile* ist eine »sterile Kunstschönheit«.[169]

Heinrich Mann beschreibt in seiner frühen Novelle *Ist sie's?* die junge Jeanne als eine so zarte und luftige Frau, »durch die der Mondstrahl hindurchfließen zu können schien«.[170] Der Erzähler begegnet der Lungenkranken in einem Badeort, wo sie bald an der Geburt eines Kindes stirbt.

Gabriele Klöterjahn hat als letzter Abkömmling einer alten Bremer Patrizierfamilie »unter ganz außergewöhnlich schweren und gefährlichen Umständen ein Kind« geboren.[171] Unmittelbar nach der Niederkunft bricht die Krankheit aus, in »einer sanften und stillen Glut«[172] schwindet sie dahin. Nicht nur musste sie den ordinären Namen Klöterjahn annehmen, man hat sie auch missbraucht, indem man ihr die ihrer Bestimmung zuwiderlaufende Fortpflanzung aufzwang. Oder wie Spinell dem Gatten vorwirft: »Sie erniedrigen die müde, scheue und in erhabener Unbrauchbarkeit blühende Schönheit des Todes«.[173] Der Missbrauch kostet die *Femme fragile* ihr Leben.

Manchmal erlangt die *Femme fragile* aber auch die Vollendung in der Kunst; auch wenn der Preis ist, dass sie sterben wird. Der brustkranken Sängerin Antonia aus Jacques Offenbachs Oper *Hoffmanns Erzählungen* ist vom Vater verboten worden, jemals wieder zu singen, da der Gesang sie zu Tode schwächen würde.[174] Von einem zwielichtigen Arzt dazu verführt, lässt sie ihre Stimme erklingen – um in den Armen des Vaters zu sterben. In Thomas Manns *Tristan* beweist Gabriele ihre Berufung zu Höherem durch ihr reines Klavierspiel. Hier sind es die Ärzte, die der Siechenden das Klavierspiel untersagt haben, da es Emotionen auslösen könnte, die ihre Gesundheit gefährden. Doch jede Warnung missachtend lässt Gabriele auf das Drängen ihres Verehrers Spinell hin erst eine Nokturne von Chopin, dann Auszüge aus Wagners Oper vom Liebestod *Tristan und Isolde* auf dem Klavier erklingen. Von Wagners Musik verführt und von ihr gemeinsam mit Spinell ins Überzeitliche davongetragen, wird Gabriele von großer Schwäche befallen. Sie stirbt nach einem Blutsturz. Diskret hinter den Kulissen.

Schon Thomas Manns *Tristan* war ein parodistischer Abgesang auf den dekadenten Kult um die fragile Kranke. Émile Zola rief in seinem Aufsatz »Lettres à la jeunesse« ironisch dazu auf, noch mehr

Lilien und bleiche Jungfrauen in der Literatur vorkommen zu lassen, um den Ekel bis zur Abscheu zu steigern.[175]

Die »Überwindung« der Dekadenz war ein Kampfbegriff, der besonders nach der Jahrhundertwende im Feldzug gegen »Zersetzung« und »Entartung« populär wurde.

Der Arzt und Journalist Max Nordau, Rabbinersohn und Mitbegründer der Zionistischen Weltorganisation, machte mit seinem Buch *Entartung* den Titel zum epochalen Schlagwort. Nordau hielt die Künstler der Dekadenz grundsätzlich für entartet. Er schrieb: »Das ist die Behandlung der Zeitkrankheit, die ich für wirksam halte: Kennzeichnung der führenden Entarteten und Hysteriker als Kranke, Entlarvung und Brandmarkung der Nachäffer als Gesellschaftsfeinde, Warnung des Publikums vor den Lügen dieser Schmarotzer.«[176]

Für Paul Julius Möbius, der medizinisch die Unterlegenheit der Frau beweisen wollte, waren die Vertreter der Dekadenz »Instabile« und gehörten neben den Idioten, Blödsinnigen und Schwachsinnigen als vierte Untergruppe zu den erblich Entarteten.[177] Für ihn war die vermeintliche Degeneration dieser Künstler gleichzeitig Ausdruck ihrer Verweiblichung.

Um die Jahrhundertwende schien alles krank zu sein. Die Frau. Die Gesellschaft. Die Großstadt, die für Asphaltkultur, Nervosität, Künstlichkeit, Hässlichkeit, Anonymität und Spekulation stand, für gesundheitlichen, moralischen und sozialen Schmutz.

Gegen die Unnatur der Städte, gegen ihre stickige Künstlichkeit, das Unbehagen an der modernen Technik formierte sich um die Jahrhundertwende eine vielfältige Gegenbewegung, die Lebensreform.

»Aus grauer Städte Mauern« zog die deutsche Jugendbewegung »ins weite Feld«.[178] Die Reformbewegungen propagierten eine Rückkehr zu einer einfacheren, dem Menschen gemäßen Lebensweise: gesunde Ernährung, naturverbundenes Wohnen, Heilung durch Luft, Licht und Sonne. Sport und Tanz förderten einen neuen Körperkult, ein neues Gesundheits- und Schönheitsideal. Die Gesellschaft wurde geradezu süchtig nach vitaler Schönheit. Schönheit wurde der Gegenbegriff zu einer Welt, die in den Augen der Reformer vor allem durch die Zunahme des Hässlichen, Kranken, der verbrauchten und beschädigten Körper gezeichnet war.[179]

Der Kränklichkeit, dem Verfall, dem Niedergang setzten sie das Ideal eines unversehrten Lebens entgegen, in dem Schönheit, Gesundheit und Natürlichkeit eine Einheit bildeten. »Krankheit ist Unnatur«.[180] Die Zeit der zarten, bleichen, bluthustenden Mädchen ging zu Ende.[181] Propagiert wurde nun ein jugendlich-schlanker, elastisch-trainierter und sonnengebräunter Körper.[182]

Die dem Leben zugewandte, frühlingshafte Aufbruchsstimmung in Deutschland um 1900 setzte nicht nur einer ermüdeten Dekadenz, sondern damit auch der *Femme fragile* ein Ende.[183]

11. HILFLOSE THERAPEUTEN

Solange sich die Medizin auf die alte Säftelehre bezog, war das Ziel ihrer Therapien nicht die Heilung eines Körperteils, sondern eine Harmonisierung der vier Generalsäfte (*humores*) Blut, Schleim, schwarze und gelbe Galle. Ein gesunder Lebenswandel, Bewegung, ein eiweißreicher Speiseplan und Alkohol sollten die in ein Missverhältnis geratenen Säfte ins Gleichgewicht bringen. Und schädliche Stoffe aus dem Körper ableiten. Verließen sie diesen nicht auf natürlichem Weg, musste der Arzt nachhelfen.

Neben Brech- und Abführmitteln zählte der Aderlass zur Ultima Ratio der »heroischen Medizin« des 18. und frühen 19. Jahrhunderts, die sich nicht scheute, auch zu brachialen und gefährlichen Methoden zu greifen.[184] Der Aderlass war die über Jahrhunderte bevorzugte Therapie bei nahezu jeder Erkrankung. Wie oft und wie viel Blut dem Körper entnommen werden sollte, blieb der Erfahrung des Arztes überlassen. Schwächeanfälle und Ohnmachten des Kranken waren kein Grund, die Therapie abzubrechen, sondern galten im Gegenteil als ermutigende Zeichen. Der englische Lungenarzt F. H. Ramadge riet 1835, dem Körper bei beginnender Schwindsucht drei- bis viermal Blut von etwa vier bis sechs Unzen zu entziehen. Ginge es dem Patienten daraufhin besser, könne die Therapie für einige Tage unterbrochen werden um abzuwarten, bis sich das »constitutionelle Fieber« wieder einstelle. Dann aber sollten anstelle der Aderlässe sechs bis acht Blutegel in die Nähe des

Schlüsselbeins gesetzt werden, weil »da die Tuberkelbildung zuerst« beginne.[185] Aderlass und Egel sollten eine überschüssige Blutmenge entziehen und den harmonischen Fluss des Blutes wiederherstellen. Blutegel konnten in verschiedenen »Handelsgrößen« in Apotheken gekauft werden. Allein im Jahr 1833 importierten französische Ärzte und Apotheker angeblich mehr als 41,5 Millionen Blutegel.[186]

Für die Kranken war die Behandlung oft eine Tortur. Frédéric Chopin musste miterleben, wie seine jüngste Schwester Emilia, die an Schwindsucht litt, fast täglich vom Hausarzt malträtiert wurde. Sie erhielt »Blasenpflaster, Senfpflaster, Tollkraut«.[187] Der Arzt verteilte Blutegel auf der nackten Haut des Kindes. Mit einem kleinen Messinggerät ritzte er Kratzer in Emilias Rücken. Auf die blutende Haut setzte der Mediziner dann erhitzte Schröpfköpfe. Emilia wurde zur Ader gelassen, bis sie unter der Behandlung immer dünner, blasser und kraftloser wurde. Das Mädchen starb im Juli 1826 mit 14 Jahren. Chopin selbst hat sich als Kranker dieser Prozedur verweigert.

Auch manchen Nahrungsmitteln wurden heilende Eigenschaften zugeschrieben, vor allem Milch und Molke, die den Schwindsüchtigen stärken sollten. Da nicht alle Kranken diese vertrugen, wurden außerdem Wein, Muttermilch und Stutenmilch verordnet.[188] Novalis erhielt in den letzten Monaten Kalkwasser und Eselsmilch. Ihre reichliche Einnahme galt seit der Antike als eine besonders wirkungsvolle Kur.[189]

Auch das Reiten spielte eine wichtige Rolle in der Schwindsuchttherapie, entsprach diese Form der Fortbewegung doch dem Temperament der Sanguiniker.[190] »Bergsteigen – Scharfes Gehen, und Reiten ist gewiss schwachen Lungen sehr heilsam«, schrieb Novalis.[191] Er nutzte das Pferd, das ihm sein Vater geschenkt hatte, zur Reitkur.[192] Zudem sollten Ausfahrten in der Kutsche, selbst im Winter, oft vier Stunden lang, seine angegriffenen Lungen entschleimen. Auch diese Therapie blieb erfolglos, wie die Mutter in einem Brief beklagte: »Fritz fährt wieder aus, täglich 2 mahl und will auch reiten, doch ist er schwach, sehr abgezehrt, und das Blutspeien hört nicht auf.«[193]

Wirksame Medikamente gab es nicht. Die Arzneimittelbücher um 1900 führten allenfalls Placebos auf.[194] Unter den Ärzten herrschte ein ernüchterter »therapeutischer Nihilismus«. Tatsächlich schien es oft besser, abzuwarten und nichts zu tun, als den Patienten mit nutzlosen oder sogar schädlichen Therapien zu quälen und damit seine Hoffnung zu wecken. Nur gegen Schmerzen gab es wirksame Hilfe, die Kranken erhielten Opium in großzügigen Mengen. Auch dem Maler Philipp Otto Runge und Chopin hat es Erleichterung verschafft.

Eine andere Möglichkeit, die Krankheit zu behandeln, sahen Ärzte bereits in der Antike darin, den Schwindsüchtigen in Regionen zu bringen, denen eine besondere Heilwirkung zugesprochen wurde. So rieten die Römer zu einem Klimawechsel (*mutatio coeli*) und schickten ihre Kranken zur Behandlung in südliche Gefilde. Bereits Plinius der Jüngere berichtete, wie er einen freigelassenen Sklaven, der an Auszehrung mit blutigem Auswurf litt, nach Ägypten geschickt habe. Dieser sei geheilt zurückgekehrt, nach einiger Zeit aber sei die Krankheit erneut ausgebrochen. Daraufhin habe er den Leidenden ins heutige Südtirol geschickt.[195] Auch Sizilien und Syrien hatten den Ruf, Kranken Erleichterung zu verschaffen und ihr Leben zu verlängern. Der ärztlichen Empfehlung, dort den Winter zu verbringen, konnten aber damals schon nur Wohlhabende folgen.

Im 19. Jahrhundert wurde der Gedanke, Schwindsüchtige einem anderen Klima auszusetzen, wieder aufgegriffen. Die Krankheit konnte Anlass für ein Leben werden, das hauptsächlich aus Reisen in andere Regionen bestand. Favorisierte Reiseziele für Tuberkulosekranke waren im frühen 19. Jahrhundert Italien, dann die Mittelmeer- oder Südpazifikinseln, später die Berge und die Wüste.[196]

Die Hoffnung, eine Klima- und Luftveränderung könne die Schwindsucht womöglich heilen, schuf eine eigene Institution: das Sanatorium.

Abgeleitet vom lateinischen *sanare* (heilen) wurden mit dem Begriff stationäre Einrichtungen für Schwindsüchtige bezeichnet, die unter ärztlicher Leitung standen und in denen vorwiegend Genesende und chronisch Kranke behandelt wurden.[197] Um 1900 wurden dann auch Anstalten, die Kranke mit anderen Diagnosen behandelten, als Sanatorien bezeichnet. Das Sanatorium war eine privat geführte Anstalt für eine Klientel aus Adel und Großbürgertum – im Gegensatz zu den Volksheilstätten, die sich ab 1892 für die Tuberkulosebehandlung der weniger begüterten Bevölkerung einsetzten und von Krankenkassen und Versicherungsanstalten, Orden und Heilstättenvereinen getragen wurden.

12. DIE GUTE LUFT – ANFÄNGE DES SANATORIUMS

Die Geschichte des Sanatoriums begann mit einem Sonderling: mit Hermann Brehmer, der um das Jahr 1854 die erste moderne Lungenheilanstalt in Görbersdorf in Schlesien gründete.[198] Wer sonst wenn nicht ein Einzelgänger, ein Außenseiter in der Medizinergesellschaft hätte zu dieser Zeit gewagt, eine Heilanstalt zu eröffnen, deren Ziel allein darin bestand, eine Krankheit zu heilen, die als unheilbar galt? Zwar existierten in England, Frankreich und Italien bereits seit 1814 Schwindsuchthospitäler, aber diese waren eher Isolierhäuser für todgeweihte Lungenkranke als Heilstätten mit dem Anspruch zu therapieren. Sie boten vor allem den unteren Bevölkerungsschichten Hilfe an.[199]

Brehmer, der aktiv an der Revolution von 1848 teilgenommen hatte, war selbst während seines Botanikstudiums an Tuberkulose erkrankt. Auf Empfehlung seines Arztes reiste er an den Fuß des Himalajas. Offenbar vom Klimawechsel geheilt, kehrte Brehmer zurück und begann 1850 Medizin zu studieren. Vier Jahre später stellte er in seiner Dissertation zum ersten Mal eine für seine Zeit geradezu aberwitzige These auf: Schwindsucht sei, zumindest im frühen Stadium, heilbar. »Tuberculosis primis instadiis semper curabilis.«[200] Als er später eine umgearbeitete Version der Arbeit veröffentlichte, wurde sie, mit Ausnahme einer einzigen vernichtenden Kritik, von der medizinischen Presse ignoriert.[201]

Brehmer war überzeugt, dass die Kranken, um erfolgreich therapiert zu werden, in hochgelegene Täler mit konstant vermindertem Luftdruck geschickt werden müssten. An Orte, die vor Winden geschützt und die vor allem »immun« waren – in denen Schwindsucht unter den Einheimischen selten oder gar nicht auftrat. Nur wo es keine Schwindsüchtigen gab, sollte die Krankheit zum Erliegen kommen können.[202]

In den Hochtälern seiner schlesischen Heimat glaubte der junge Brehmer einen solchen Ort gefunden zu haben: im Dörfchen Görbersdorf, 800 Meter hoch im Siebengebirge gelegen. Nach langen Verhandlungen mit den Behörden konnte er 1863 mit dem Ausbau des ersten größeren Sanatoriums beginnen.

Brehmer war überzeugt, dass es einen »phthisischen Habitus« gibt, dass Schwindsucht ein Leiden der Konstitution, eine Schwächekrankheit war.[203] Die Ursache der Schwindsucht meinte er in einer »Übergröße der Lunge« zu erkennen und in einer »abnormen Kleinheit des Herzens«, das zu wenig Blut transportiert und deshalb Körper und Lunge nicht ausreichend ernähren kann, woraufhin der Mensch dahinsiecht.[204]

Aus dieser These entwickelte Brehmer seine »klimatisch-hygienisch-diätetische Allgemeintherapie«, die in ihren Methoden nicht wirklich neu war.[205] Mittelpunkt seiner Behandlung war die sogenannte Freiluftkur. An einem »immunen« Ort sollte der Schwindsüchtige viele Stunden am Tag im Freien wandeln. Die Höhenluft mit ihrem niedrigen Luftdruck würde seinen Puls und den Stoffwechsel anregen. Die Bewegung sein Herz kräftigen, »einen schnelleren und kräftigeren Blutfluss« erzeugen und damit dem Leiden entgegenwirken.[206] Dazu verordnete Brehmer eine Hydrotherapie (Abreibungen und Duschen), kräftiges und vor allem fettreiches Essen, um die Unterernährung der Organe zu behandeln. Als »wirkliches Arzneimittel«[207] sollten seine Patienten täglich und durchaus reichlich Alkohol trinken, für den Stoffwechsel, aber auch um die Laune zu heben. Zerstreuungen wie das Kartenspielen lehnte Brehmer dagegen ab. Er glaubte, es würde die Kranken zu sehr aufregen.[208]

Das Sanatorium Görbersdorf entwickelte sich zu einer beeindruckend großzügigen Einrichtung. Die anfangs nur aus einem kleinen umgebauten Bauernhof und Privatquartieren im Dorf bestehende Anstalt wurde zwischen 1862 und 1878 zu einem mehrteiligen Gebäudekomplex ausgebaut. Sie bestand aus mehreren Villen und dem Hauptgebäude mit dem westlich gelegenen »Alten Kurhaus« und dem östlich gelegenen neuen Trakt.

Der Architekt Edwin Oppler, der unter anderem auch Synagogen baute, entwarf die Anstalt im Stil der Neugotik.[209] Oppler liebte asymmetrische Elemente und reiche Ornamentik. Nach dem Vorbild norddeutscher mittelalterlicher Architektur entstand die Anlage als roter Backsteinbau, mit Türmen, Säulen und einem Treppenhausgewölbe. Innen waren die Decken ausgemalt, es gab »gotische« Tapeten und passendes Interieur. Die Gebäude erinnerten eher an ein Hotel als an ein modernes Hospital.

In den Zimmern konnten ein oder zwei Patienten untergebracht werden. Auf jeder Etage befanden sich Teeküchen und Badezimmer. Im alten Teil gab es zwei Speisezimmer, ein Damen- und ein Herrenzimmer; im Neuen Kurhaus befand sich eine »Doucheanlage« für die Hydrotherapie. Zwischen Altem und Neuem Kurhaus lagen zwei Wintergärten und ein holzgetäfelter Festsaal, der im Winter als Lese-, im Sommer als Speiseraum genutzt wurde. Der zur Anstalt gehörende Bauernhof lieferte Eier und Gemüse. Außerdem frische Milch für den Cognac.

Das Kurhaus lag inmitten eines weitläufigen 110 Hektar großen Parks mit Pavillons, Grotten, einem dichten Netz von Promenandenwegen mit unterschiedlichem Gefälle für »methodische Geh- und Steigübungen« wie »langsame(s) Bergangehen auf sanft ansteigenden Wegen«[210] und 360 Bänken zum Ausruhen. Hier draußen an der frischen Luft sollten die Patienten möglichst viel Zeit verbringen.

Bis über die Landesgrenzen hinaus erwarb sich Brehmer schnell einen Ruf als Helfer der Kranken, obwohl seine Medizinerkollegen ihn mit massiver Ablehnung und hämischem Spott überzogen. Einmal wurde er gar als »geschäftsgewandter Hotelier« geschmäht.[211] Doch für Schwindsüchtige gab es auf einmal Hoffnung: Die Heilung der als unheilbar geltenden Krankheit schien endlich möglich. Auch wenn sie teuer bezahlt werden musste. Adlige und wohlhabende Bürger aus Deutschland, Frankreich, Russland, Finnland und Schweden reisten nach Görbersdorf.[212] Und nahmen für Monate oder Jahre Quartier im Kurhaus und in den umliegenden Villen. Sie ertrugen die »Douchen«, aßen und tranken reichlich und wandelten täglich viele Stunden auf den Spazierwegen durch den Park. Ob Brehmers »diätetisch-klimatische Therapie« tatsächlich

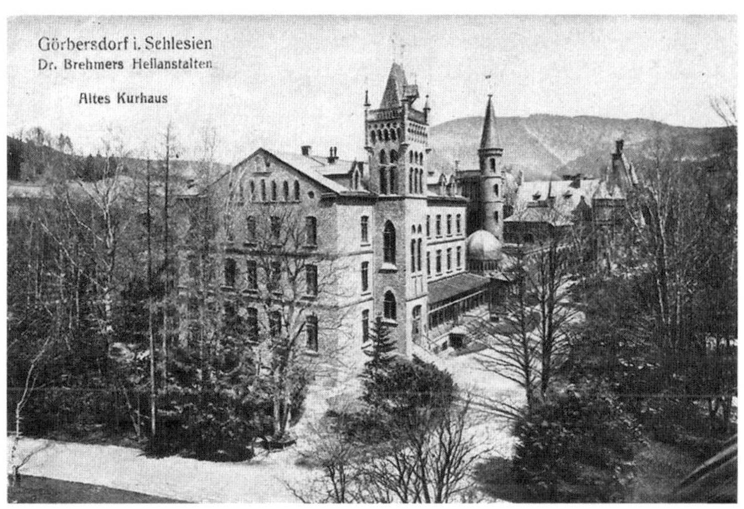

Im Stil eines neugotischen Schlosses entwarf Architekt Edwin Oppler das erste deutsche Lungensanatorium in Görbersdorf.

erfolgreich war, ist ungewiss, aber die reichen und adeligen Patienten hingen mit einer »schwärmerischen Verehrung und einer festen Zuversicht« an ihm.[213]

Mit seiner Anstalt eröffnete Brehmer eine neue Epoche in der Schwindsuchtbehandlung. Weiterentwickelt und ausgebaut wurde seine Heilmethode durch den Arzt Peter Dettweiler. Der ehemalige Patient, dann Assistent und spätere Gegner Brehmers übernahm 1876 die Kuranstalt Falkenstein im Taunus, 400 Meter hoch nordwestlich von Frankfurt gelegen. Sie war erst kurz zuvor eröffnet worden, gegründet vom Ärztlichen Verein in Frankfurt am Main, finanziert vor allem von reichen Bürgern der Stadt.[214] Zwanzig Jahre nach Brehmers Gründung gab es damit ein zweites Sanatorium in Deutschland. Wiederum für eine wohlhabende Klientel.

Dettweiler hielt nichts von den »immunen Orten« seines Lehrers und auch nichts von dessen These vom Missverhältnis von zu kleinem Herzen und zu großer Lunge. Der ehemalige preußische Militärarzt glaubte an Heilung der Schwindsucht durch disziplinierte Lebensführung, Hygiene, Diät, strenge Unterweisung und konsequente

Dauerluft- und Ruhekur. Dettweiler verlangte von den Patienten die bedingungslose »Unterwerfung« unter die Autorität des Arztes. Die Bezeichnung »Zuchtanstalt«, die man seinem Sanatorium bald verpasste, empfand er als Ehrentitel.[215] Für ihn war ein Arzt nicht nur Diagnostiker und Therapeut, sondern hatte auch als »Apostel, der wirksam hilft«[216], als Pädagoge zu einer »richtigen Lebensweise« und so zur Heilung beizutragen. Ein Grundsatz, der sich später in der staatlichen Tuberkulosefürsorge wiederfinden sollte.[217]

Dettweiler arbeitete die Freiluftkur weiter aus. In den Achtzigerjahren des 19. Jahrhunderts ließ er die später berühmt gewordenen offenen Liegehallen bauen und mit geflochtenen Liegestühlen ausstatten. In den Liegehallen konnten sich die Kranken auch bei schlechtem Wetter und kalten Temperaturen an der frischen Luft aufhalten. Üblicherweise waren sie nach Süden ausgerichtet und zur Sonnenseite hin offen. Bis zu zehn Stunden jeden Tag mussten Dettweilers Patienten dort im Freien liegen. Eine Therapie, die zudem die Kontrolle der Patienten erleichterte.

Bei seinem einstigen Lehrer Brehmer, der über den Bruch mit seinem Schüler verbittert war und diesen als Konkurrenten betrachtete, stießen Dettweilers Liegehallen allerdings auf tiefes Unverständnis. Diese seien »doch nur eine von Kranken überfüllte Stube, der die vierte Wand fehlt«.[218]

Dettweilers Behandlungsmethode beruhte schon auf ganz anderen Voraussetzungen, da Robert Koch das Schwindsucht-Bakterium zu seiner Zeit bereits entdeckt hatte. Und sie brach mit den Grundsätzen der bis dahin üblichen Therapien. Die vormoderne Medizin hatte zu maßvoller Bewegung geraten, da sie sowohl dem besonderen phthisischen Habitus, seiner Schwäche, als auch dem sanguinischen Temperament der Schwindsüchtigen zu entsprechen schien. Dettweilers Therapie aber setzte ganz auf Ruhe. Er zwang den Patienten durch die strenge Liegekur völlige Passivität auf. Die kranke Lunge sollte ruhiggestellt und gleichzeitig den Heilkräften der frischen Luft ausgesetzt werden, das Bakterienwachstum gestoppt, die Konstitution des gesamten Körpers gestärkt werden.

Für seine Therapie entwickelte Dettweiler nicht nur die Liegehalle und den typischen Liegestuhl, der von den meisten späteren

Sanatorien übernommen wurde. Er wollte auch die Infektionsgefahr verringern, die von dem Auswurf, dem Sputum der Kranken ausging. 1889 stellte Dettweiler in der Zeitschrift *Der praktische Arzt* ein »Taschenfläschchen für Hustende« vor. Ein circa 10 Zentimeter hoher Flakon aus tiefblauem Glas, dem die Patienten bald den Namen Blauer Heinrich gaben.[219] Die Kranken durften ihren Auswurf niemals auf den Boden spucken, sondern mussten ihn in den Fläschchen sammeln. Der Flakon hatte an beiden Enden einen Schraubverschluss, ein Trichter reichte hinab in den Glaskörper und nahm den gefährlichen Inhalt auf. Zweimal täglich wurden die Fläschchen von Pflegern eingesammelt und mit einer Karbollösung gereinigt. Dettweilers Erfindung wurde ein Verkaufsschlager. Auch die Architektur von Falkenstein beruhte auf großzügigen Entwürfen. Sie sollten ein Grundmuster bilden, das für lange Zeit beim Bau solcher Anstalten richtungsweisend wurde: die Lage, möglichst isoliert, fern der Stadt; ein windgeschütztes, in ost-westlicher Achse errichtetes Hauptgebäude, an das sich Seitenflügel und Nebengebäude anschlossen; nach Süden die vorgelagerten Liegehallen, die später durch Balkonreihen und Stützsäulen ergänzt wurden.[220] Im großen Hauptgebäude befanden sich prächtig ausgestattete Speisesäle, Gesellschaftsräume, eine große Bibliothek und die komfortablen Zimmer der Patienten. Diese ähnelten allerdings noch Hotelzimmern, in denen keine besondere Rücksicht auf moderne Hygiene genommen wurde. Modern dagegen war, dass der Auswurf der Kranken beseitigt wurde, waren Heizung und Kanalisation, bald auch elektrisches Licht und Dampfwäsche. Falkenstein wurde Modell für alle späteren Anstalten, da es dem wissenschaftlichen Anspruch der Zeit entsprach.

Wie Görbersdorf war auch Falkenstein ein Sanatorium für gehobene Gesellschaftskreise aus dem In- und Ausland. Reiche Bürger, Fürsten und Prinzen, unter ihnen Victoria, Kaiserin Friedrich, die Mutter Wilhelms II., ertrugen Dettweilers rigide Zucht. Und zahlten hohe Summen für Zimmer, Dienerschaft, Verköstigung, Medikamente und Kuren. Sowohl Görbersdorf wie Falkenstein verlangten höhere Preise als die renommiertesten Kurhäuser, etwa das weltberühmte Baden-Baden. Ein Einbettzimmer kostete in Falkenstein

1888 täglich zwischen 1,50 und vier Mark, Verpflegung ohne Getränke 7,50 Mark. Gesondert bezahlt werden mussten Arzneien, Heizung und Zimmerbeleuchtung.[221] In Baden-Baden bezahlte ein Kurgast für ein Hotelzimmer etwa 2,50 Mark. Mit Vollpension.

Dem ausgezeichneten Ruf, den beide Anstalten international genossen, ist es wohl zu verdanken, dass die Heilstättenbewegung für Schwindsüchtige bald ungeahnte Ausmaße annahm. Die von Dettweiler begründete Freiluftliegekur sollte bis nach dem Zweiten Weltkrieg, bis zur Entdeckung wirksamer Medikamente im Zentrum jeder Schwindsucht-Therapie stehen. Auch dann noch, als die Behandlung weiter ergänzt wurde, etwa durch chirurgische Eingriffe. Die Liegekur sollte nicht nur den Tagesablauf der Patienten bestimmen, sondern auch die Bauweise der Sanatorien, die später vorbildhaft für den Wohnungsbau des 20. Jahrhunderts wurde.

Nach Dettweilers Vorbild entstanden in Deutschland bis 1900 21 private, von Ärzten gegründete Heilanstalten. Auch in Dänemark und Frankreich eröffnete man in den Siebzigerjahren des 19. Jahrhunderts ein Privatsanatorium, in den Achtzigern gab es im schweizerischen Davos zwei weitere Gründungen. Großbritannien, Schweden, Russland und Spanien folgten in den Neunzigerjahren mit zahlreichen Privatanstalten.[222] Diese ersten Sanatorien waren luxuriös ausgestattete Häuser, die sich vor allem der höheren Gesellschaft anboten.

Kaum ein Luftkurort aber war so von Luxussanatorien, vom Geld, Geist, Selbst- und Standesbewusstsein seiner Besucher geprägt, ist literarisch so häufig verewigt worden und versinnbildlicht die Atmosphäre dieser abgehobenen Krankenwelt wie Davos. In der Geschichte dieser Anstaltsform nimmt Davos eine einzigartige Stellung ein.

13. WELTKURORT DAVOS

Davos war einer der berühmtesten Sanatorienorte überhaupt. Die beiden Teilorte Davos-Platz und Davos-Dorf liegen in etwa 1500 Meter Höhe in einem Hochtal im schweizerischen Kanton Graubünden. Es ist von Bergen umgeben, die noch einmal bis etwa 1000 Meter über die Talsohle emporragen. Spätestens seit Thomas Manns *Zauberberg* im Jahr 1924 veröffentlicht wurde, gilt Davos als Inbegriff für einen Luftkurort. Hier atmeten Patienten die berühmteste Luft Europas. Zumindest wenn sie nicht nur schwindsüchtig waren, sondern auch über die nötigen Mittel verfügten. Zwar gab es auch in Davos Heilstätten für ärmere Kranke, das Bild, seine Architektur, die schillernde Atmosphäre und den gesellschaftlichen Rang verdankt die Ortschaft jedoch den privaten Luxussanatorien.

Zu Beginn des 19. Jahrhunderts war Davos nicht mehr als ein kleines Bergbauerndorf, dessen Bewohner von Vieh- und Schafzucht lebten. Im Jahr 1805 zählte der Ort 419 Haushalte und 2294 Stück Großvieh.[223] Fern der alpinen Transitstrecken Richtung Italien gelegen, sprach alles dafür, dass Davos einer der vielen unbekannten, rückständigen Hochtalorte Graubündens bleiben sollte. Ein Jahrhundert später war das Dorf nicht mehr von der Welt abgeschieden und vergessen, sondern weltberühmt.

Dieser schier unglaubliche Aufstieg geht besonders auf den deutschen Arzt Alexander Spengler zurück, der für das heilende Klima des Hochgebirges warb und in Davos das erste Lungensanatorium errichtete.[224] Der Jurastudent Spengler war nach der gescheiterten Revolution von 1848 als Flüchtling aus Baden in die Schweiz gekommen. Nachdem er in Zürich Medizin studiert hatte, ließ er sich als Bezirksarzt in Davos nieder, eine unbeliebte, undankbare Tätigkeit, miserabel bezahlt, an einem Ort, der zu Spenglers bitterem Bedauern fern jeder gesellschaftlichen Unterhaltung und geistiger Anregung lag.

Spengler fiel auf, dass unter den 1600 Einwohnern dieser Gegend nicht ein einziger Fall von Schwindsucht bekannt war. Gleichzeitig beobachtete er, dass gesunde kräftige Menschen, die den Ort verließen, um ins Flachland zu ziehen, nach wenigen Jahren mit »phthisischem Habitus« zurückkehrten.[225] Befanden sie sich noch nicht im Endstadium der Krankheit, erholten sie sich, zurück in den Bergen, auffallend schnell. Spenglers Beobachtung wurde vom Zürcher Badearzt Conrad Meyer-Ahrens publiziert. Und führte die ersten hilfesuchenden Schwindsüchtigen zu Spengler.

Berichte von erfolgreichen Kuren ließen immer mehr Kranke nach Davos reisen, zunächst allerdings nur im Sommer. Kalte Luft galt als gefährlich für die Lunge, insbesondere die »eisigen Gletscherwinde« im Hochgebirge.[226] Die wohlhabende Gesellschaft verbrachte die Wintermonate bevorzugt am Mittelmeer. Doch Spengler war sich sicher: Wichtiger als Wärme sei die Heilkraft der Höhenluft. Er warb für Davos als Ganzjahreskurort und empfahl auch Aufenthalte im Winter.

Im Februar 1865 kamen die ersten beiden lungenkranken Wintergäste nach Davos, das zu dieser Zeit nur ein einziges Hotel mit heizbaren Gästezimmern besaß: der Arzt Friedrich Unger und der Buchhändler Hugo Richter.[227] Zuvor hatten sie schon erfolglos Heilung in Brehmers Heilanstalt Görbersdorf im Riesengebirge gesucht. Doch erst in Davos wurden sie gesund. Und zu publizistischen Weckrufern des Kurorts. 1869 verbrachten bereits 150 bis 200 Kurgäste den Sommer und vielleicht die Hälfte davon den Winter in Davos.[228] Spenglers Einfluss machte Davos zu einem Winterkurort.

Spengler gab die lästige Stelle als Bezirksarzt auf und begann 1866 mit dem Bau eines Kurhauses. Es hatte Platz für 50 Gäste und sah aus wie ein typischer Berggasthof des 19. Jahrhunderts. Hier und in verschiedenen Hotels, Pensionen und Privatunterkünften nahmen seine Patienten Quartier – je nach Anspruch und finanziellem Hintergrund. Spenglers Kurhaus wurde sofort ein Erfolg.

Von der anregenden Höhenluft und der weniger strengen Disziplin abgesehen, unterschied sich Spenglers Kur kaum von Brehmers Therapie: möglichst häufige Aufenthalte unter freiem Himmel, Spaziergänge in der Natur und reichhaltige Ernährung mit Fleischgerichten, viel kuhwarme Milch, Veltliner Wein, außerdem »Hautkultur« mit Kaltwasseranwendungen und Frottierungen.[229] Von den Patienten wurde erwartet, dass sie ihrer Behandlung nachkamen, ansonsten besaßen sie jede Freiheit.

Im Jahr 1872 brannte das mehrmals erweiterte und zu dieser Zeit bis aufs letzte Zimmer belegte Kurhaus bis auf die Grundmauern nieder. Am alten Platz wurde es größer und stattlicher neu errichtet und 1873 eröffnet.[230] Das Gebäude war eines der ersten lawinensicheren Flachdachbauten, die bis heute das Bild von Davos bestimmen. Die Anstalt konnte insgesamt 64 Patienten aufnehmen. Oberhalb des Hauses befand sich die Milchhalle für die Gäste. Um sie zu unterhalten wurde ein »Reunionssaal« für Konzerte und Feste, später ein Wintergarten und Theatersaal errichtet. Rund um das neue Kurhaus entstanden Villen im Schweizer Holzstil, die durch unterirdische Gänge und gedeckte Wandelhallen miteinander verbunden waren. 1881 kamen noch ein Konversationshaus mit Restaurants und ein Theatersaal mit überkuppeltem Bühnenhaus hinzu. Eine zum Kurhaus gehörende kleine Fabrik lieferte Gas für die Beleuchtung.

Trotz des Deutsch-Französischen Krieges war der Kurort 1870 bereits mehr als ausgelastet, er nahm um die 200 Kurgäste auf.[231] Bis 1880 stieg die Zahl der Fremdenbetten auf 1474. Der Ansturm der Kurgäste brachte Davos einen ersten Bauboom. Nicht nur Kurhotels und Gaststätten, sondern auch Privathäuser für Familien von Patienten entstanden. 1874 lancierte das Bergdorf den Slogan »Davos, das neue Mekka der Schwindsüchtigen«, um Heilung Suchende nach Graubünden zu locken.[232] »Wenn du die Phthisis hast, mein Sohn, / Tuberkeln in der Lunge schon, / Dazu Kavernen, klein und gross, / Dann reise schleunigst nach Davos; / Nur dort ist Heilung dir gewiss, / Wo anders nirgend. Merk dir dies!«, hieß es 1891 in »humoristischen Lebensregeln für Davoser Kurgäste«.[233] Nicht nur neue Sanatorien wurden gebaut, sondern gleichzeitig entstand eine touristische Infrastruktur, die auf dem neuesten Stand des Fortschritts war: 1870 wurde die erste Dampfzentralheizung installiert, mehrere große Kaufläden eröffneten, 1885 waren es schon sechzig. 1890 wurde der Ort durch die Schmalspurbahn Landquart-Davos endgültig an die Außenwelt angebunden, die Straßen wurden befestigt und beleuchtet, eine Kanalisation angelegt.[234]

Davoser Kurhotels und Sanatorien wie das von Spengler waren nicht vergleichbar mit den strengen Einrichtungen von Brehmer und Dettweiler. Sie waren »offene« Anstalten, Davos ein »offener« Kurort. Kranke und Gesunde wohnten in denselben Hotels und Pensionen. Die Patienten suchten ihren Arzt nur dann zu Konsultationen auf, wenn sie es für angebracht hielten. Meist bestimmten sie selbst darüber, wie sie ihre Zeit verbrachten. Die offene Kur förderte ein lebhaftes Gesellschaftsleben, wodurch die Kurdisziplin der gemeinhin als leichtfertig geltenden Lungenkranken des Öfteren litt.

Der Arzt Karl Turban stellte 1889 entsetzt fest: »Fiebernde und Blutspuckende werden auf Bergspaziergänge geschickt. Bei den regelmäßigen Bierkonzerten im Kurhaus singen Kehlkopfkranke die Trinklieder nach Kräften mit. Bei Festlichkeiten in den Hotels tanzen schwerkranke Damen und Herren in betrunkenem Zustand die damals üblichen Tänze – und die Ärzte schauen zu.«[235]

Überzeugt, dass die ausschweifende und haltlose Kurgeselligkeit die Genesung der Patienten gefährdete, führte Turban einen strengen Kurbetrieb ein.[236] Er eröffnete 1889 die erste »geschlossene« Heilanstalt für Tuberkulöse in Davos und überhaupt im Hochgebirge. Sein »Sanatorium im Park« wurde fast weltweit als »Turban-Sanatorium« bekannt.

Turban kam wie Spengler aus Baden, war aber fast dreißig Jahre jünger. Er war selbst lungenkrank und hatte bereits in einigen südlichen Klimaorten und auch bei Peter Dettweiler auf Falkenstein im Taunus Hilfe gesucht und dort von ihm gelernt. Wie dieser machte er die Freiluft-Liegekur zum Mittelpunkt seiner Behandlung. Sie sollte sich in ganz Davos durchsetzen. Von Dettweiler übernahm er auch das strenge Reglement, stete Belehrung und Überwachung. Turban machte aus dem offenen den »disziplinierten« Kurort.[237]

Liegen, Luft und Sonnenschein: Das waren die Grundzüge seiner Therapie; und ließen Turban beim Bau seines Sanatoriums neue Wege beschreiten. Seine Anstalt befand sich, windgeschützt und in sonnenbeschienener Lage, oberhalb des Kurortes in einem eigenen Park. Alle Gästezimmer wiesen nach Süden. Ebenso die wetter- und windgeschützten Liegehallen, die Turban von Dettweiler übernahm. Hier verbrachten die Kranken ihre Zeit. Bei jedem Wetter. Und bis in die Nacht hinein. Balkone hielt Turban für überflüssig, da sich die Patienten die meiste Zeit in den Gemeinschaftsliegehallen aufhielten, was zudem ihre strenge Kontrolle ermöglichte. Auch auf große repräsentative Gemeinschaftsräume verzichtete das Sanatorium daher, es blieben der Speisesaal, ein Aufenthaltsraum und ein Lesezimmer. Nur Fiebernde durften in ihren Zimmern bleiben. Aus der vormals vertikalen Lebensweise der Schwindsuchtpatienten wurde eine zumeist horizontale.

Kranke aus Adels-, Großindustrie- oder Universitätskreisen unterwarfen sich bereitwillig der rigiden Herrschaft des »aufgeklärten Tuberkulose-Tyrannen« Turban.[238] Der Sanatoriumsleiter waltete nach Dettweilers Devise: »Wo sanfte Gewöhnung nicht hilft, muss der Zwang, der rückhaltlose Tadel, ja der Ausschluss von weiterer Behandlung eintreten.«[239] Die Liegekur dauerte fünf bis sieben Stunden am Tag; nur zu den sechs Mahlzeiten kamen die Patienten ins Haus. Während der »stillen Liege« nachmittags legte sich Turban selbst zu den Kranken in die Halle. Niemand hätte gewagt, während seiner Anwesenheit eine Zeitung zu lesen oder mit einem Mitpatienten zu plaudern.

Als junger Arzt war Turban, als er von der Entdeckung des Tuberkelbazillus hörte, nach Berlin gereist, um mehr über das neue Fach der Bakteriologie zu erfahren. Mit ihm zog der tiefgreifende Wandel, der die Medizin erfasst hatte, in die Kuranstalten ein. Die Innenausstattung seines Sanatoriums zeugte vom neuen Hygieneverständnis der noch jungen Infektionslehre.[240] Wände und Boden sollten abwaschbar sein, Teppiche fehlten. Die Patienten mussten stets ihre Spuckfläschen oder die fest installierten Porzellanspucknäpfe benutzen.

Die fortschrittlichste Heilstätte der Region aber wurde das Sanatorium Schatzalp, das die Kurhausgesellschaft 1900 eröffnete: ein geschlossen geführtes Luxussanatorium für Privatpatienten, dessen Leitung Spenglers Sohn Lucius übernahm.[241] Der breite palastartige Bau mit seiner prächtigen Jugendstil-Architektur, die sonst in der Schweiz nicht üblich war, nahm eine Sonderstellung ein. 300 Meter hoch über Davos auf einer künstlich angelegten Terrasse an der Waldgrenze gelegen, versinnbildlichte es die Abgehobenheit seiner elitären Gäste – die allerdings jederzeit mit der Standseilbahn überwunden werden konnte. Zugleich aber gehörte das Sanatorium zu den ersten modernen Stahlbetonbauten. Ziel der Architekten war Einfachheit und Eleganz. Fortschrittlich war nicht nur das Flachdach, das den Schneerutsch verhinderte, sondern auch der Verzicht auf historisierenden Dekor im Innern, um das

Gebäude möglichst staubfrei zu halten. Das Sanatorium Schatzalp wurde zum Vorboten einer neuen Heilstättenarchitektur. Es repräsentierte den medizinischen und therapeutischen Wandel, der bereits mit Turban begonnen hatte. Baugeschichtlich stand es zwischen dem klassizistischen Bauwerk des 19. Jahrhunderts und der neuen Architektur des 20. Jahrhunderts. Ein Haus an der Schwelle von Tradition zur Moderne.

Mit den Sanatorien Turban und Schatzalp veränderte sich nicht nur der Kurort Davos. Sie wurden Vorbild für zahlreiche Privatsanatorien, zunächst in anderen Orten hochgelegener Alpentäler, vor allem in Arosa und Leysin.[242] Die wachsende Anerkennung der neuen Therapiemethode löste in Davos einen zweiten Bauboom aus, der einer Neugründung des Kurortes gleichkam. Es entstanden prunkvolle, geschlossene Privatsanatorien für die »feine« Gesellschaft, von öffentlichen Trägern finanzierte Heilstätten, aber ebenso sehr offen geführte Pensionen und Sanatorienhotels, von denen einige aber von Ärzten geleitet wurden. 1905 gab es in der Schweiz etwa 36 Sanatorien, davon die Hälfte Privatanstalten. Von diesen 36 Häusern befanden sich in und um Davos allein 18.[243]

Die meisten schon bestehenden Sanatorien orientierten sich nach Süden oder Südwesten, damit die Patienten nicht nur von der Heilkraft der Luft, sondern auch von der direkten Sonnenbestrahlung profitierten. Nach und nach vergrößerten sie ihre Balkone zu durchgehenden Liegebalkonfassaden. Während Turban noch aus erzieherischen Gründen auf Gemeinschaftsliegehallen Wert gelegt hatte, entstanden nun mit Rücksicht auf die Wünsche und Ansprüche der gehobenen Privatpatienten Zimmer mit eigenen Balkonen und Loggien. Ihr filigranes Gitterwerk schuf die charakteristische Wabenstruktur der Sanatorienfassaden.

Das moderne Sanatorium besaß Zentralheizung, pflegeleichte Böden aus Marmor oder Linoleum und gekachelte oder mit Ölfarben gestrichene Wände.[244] Die hochbeinigen Möbel waren ohne Fugen, Ritzen, Verzierungen oder Schnörkel, oft aus Metall und Glas. Die Oberflächen mussten glatt und abwaschbar, die Ecken abgerundet sein, damit sich nirgendwo Staub sammeln konnte. Teppiche, Vorhänge, Kissen und Polstermöbel galten als unhygienisch.

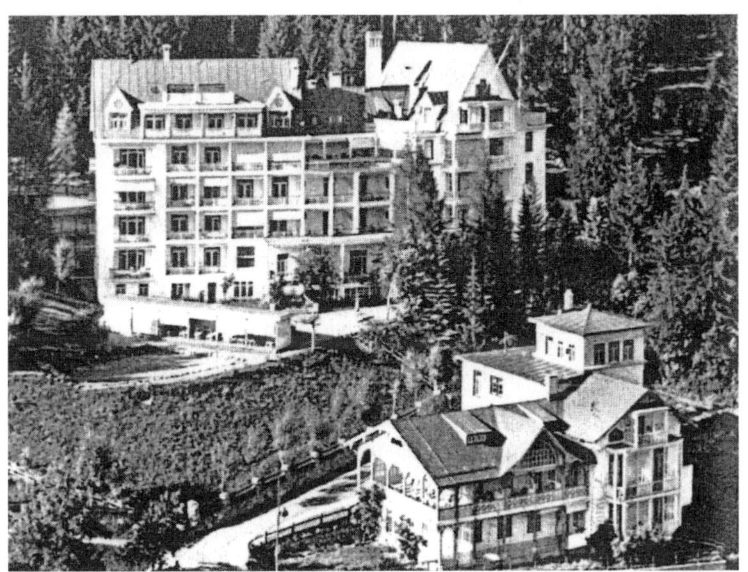

Thomas Mann besuchte 1912 seine kurende Frau Katia im Waldsanatorium in Davos. Er selbst wohnte gegenüber in der Villa am Stein.

Die Wäsche war weiß und auskochbar. Die Luft geschwängert vom Geruch der Desinfektionsmittel. Dennoch war die Möblierung wohnlich und von feinster Qualität. Bibliothek, Spielzimmer, Rauchsalon und Speisesäle erfüllten mit ihrer Ausstattung das Bedürfnis der Gäste nach Luxus.[245] Das Waldsanatorium, »Heilanstalt für alle Formen der Tuberkulose«, in dem Thomas Manns Frau Katia ihre Lungenerkrankung kurierte, warb mit folgenden Vorzügen: »Höchster Komfort / Höchste Hygiene [...] Günstige Besonnung [...] Licht-Signale anstatt Glocken [...] / Röntgenkabinett / Quarzlampe / Sonnenbad«.[246]

Licht, Luft und Hygiene – in der Sanatoriumsarchitektur und der Schwindsuchttherapie verdichtete sich exemplarisch das Lebensbewusstsein des beginnenden 20. Jahrhunderts. Freibaden, Sport, Gymnastik und Freikörperkultur wurden Teil des modernen Lebens. Die Reformbewegungen strebten nach einem gesunden Geist und einem schönen, durchtrainierten Körper. Die von der Hygiene geleitete Architektur der Sanatorien war ihrer Zeit voraus und wurde vorbildhaft für das Neue Bauen. Sigfried Giedion, ein Wortführer der internationalen Moderne, bezeichnet in den Zwanzigerjahren des 20. Jahrhunderts die Davoser Sanatorien der Zeit nach 1900 als Prototypen »Befreiten Wohnens«. Wie sie sollte eine moderne, künftige Architektur heilen und gesunde Menschen formen.[247]

Die große Südverglasung, lange Balkonfronten, Stahlrohrmöbel, die kennzeichnend für das Neue Bauen sind, beziehen sich auf die Sanatorien. Nach dem Ersten Weltkrieg galten sie neben den Industriebauten als Vorbilder der modernen Architektur und des modernen Städtebaus.[248] In der zweiten Hälfte der Zwanzigerjahre des 20. Jahrhunderts bauten Architekten vor allem in Frankfurt am Main und in Berlin Siedlungen, die wie Aneinanderreihungen von Schweizer Lungensanatorien wirken.[249]

14. DAS SANATORIUM ALS LEBENSFORM

Um die Jahrhundertwende und noch viele Jahre danach weigerten sich Schwindsuchtsanatorien, Kranke mit fortgeschrittener Tuberkulose aufzunehmen.[250] In ihren Werbeanzeigen beschränkten sie sich auf die Vorbeugung bei Gefährdeten und auf Frühfälle, also Menschen, die nur leicht erkrankt waren. Kein Moribunder sollte ihre Genesung gefährden. Die Heilbaren sollten dem Leben zurückgegeben werden, daher musste der Tod rücksichtsvoll von ihnen ferngehalten werden. War die Schwindsucht bereits fortgeschritten, galt jede Therapie nach wie vor als aussichtslos. Wer unheilbar krank war, dem blieben allenfalls spezialisierte Krankenhausabteilungen und Asyle. Oder er wurde einfach abgewiesen wie der »Galgenlieder«-Dichter Christian Morgenstern.[251] Ohne Hoffnung auf Genesung suchte er Anfang 1914 einen Ort zum Sterben. Ein Sanatorium in Arco in Südtirol, ein paar Kilometer vom Gardasee entfernt, weigerte sich, ihn aufzunehmen. In Gries (heute ein Stadtteil von Bozen) fand Morgenstern »nach zähen Verhandlungen« einen Platz in einem Sanatorium.[252] Doch Anfang März muss er es wegen seines elenden Zustands wieder verlassen. Seine letzten

Wochen durfte Morgenstern in Meran in der Villa einer Polin verbringen, die ihn aufnahm, obwohl sie wusste, dass er nicht mehr lange leben würde. Morgenstern starb am 31. März 1914.

Man kann davon ausgehen, dass sich um 1900 bis zum Beginn des Ersten Weltkriegs etliche Patienten mit einer ungesicherten Diagnose in den Sanatorien aufhielten.[253] Noch waren die Untersuchungsmethoden wenig verlässlich. Bis ins zweite Jahrzehnt des 20. Jahrhunderts wurde die Schwindsucht meist durch Perkussion und Auskultation, Beklopfen und Abhorchen der Brust, diagnostiziert. Auch die Bildqualität der 1896 eingeführten Röntgenstrahlen, mit denen der Arzt nun auch ins Körperinnere blicken konnte, erlaubte noch für längere Zeit keine wirklich zuverlässige Deutung. Das Bild konnte allenfalls einen Befund bestätigen, den der Arzt durch Abhorchen und Abklopfen des Brustkorbes erhoben hatte.[254] Wahrscheinlich reichte das Panorama der Patienten vom tatsächlich Leidenden bis hin zum schwer atmenden und leicht hüstelnden Simulanten. Die Grenzen zwischen Krankheit und Gesundheit blieben unscharf.

Seinen Glanz, sein Renommee verdankt Davos vor allem seinen mehrheitlich vermögenden Kurgästen aus aller Welt, die sich Anreise und den voraussichtlich langen Aufenthalt in einem Nobelkurort leisten konnten. Mindestens ein Vierteljahr wurde für eine Kur angesetzt. Oft aber wurden aus Monaten Jahre. Ein Datum für die Rückreise konnte nicht festgelegt werden, solange ungewiss war, was am Ende der Therapie stand: Genesung oder Tod. »Gültig bis zur Heilung« lautete der Aufdruck auf den Fahrkarten der Schweizer Bundesbahnen Richtung Davos.[255]

Manch Kranker reiste, getrieben von der Hoffnung auf Heilung oder zumindest einen kurzen Aufschub, von Sanatorium zu Sanatorium. Der Dichter Klabund kurte in Deutschland, Italien und der Schweiz. Und immer wieder in Davos, wo er 1928 mit 37 Jahren an der Schwindsucht starb.

Aber es gab auch solche, die ein Leben lang im Patientenstatus verharrten, auch wenn ihr Zustand niemals wirklich bedrohlich war. Gäste, die sich einrichteten in einer behaglichen Lebensform, einer rundumversorgten Geborgenheit.

Thomas Mann schrieb über die Sanatorien: »Es handelte sich bei diesen Institutionen um eine typische Erscheinung der Vorkriegszeit, nur denkbar bei einer noch intakten kapitalistischen Wirtschaftsform. Nur unter jenen Verhältnissen war es möglich, daß die Patienten auf Kosten ihrer Familien Jahre lang oder auch ad finitum dieses Leben führen konnten.«[256]

Das Sanatorium bot eine Übergangsexistenz zwischen Siechtum und Heilung. Mal freiwilliges Exil, privilegierter Ort der Selbstfindung, ein Hotel, ein Kloster mit höchstem Komfort, ein Ort der Weltentsagung, mal sinnentleerter Wartesaal, in dem der Kranke im ewig Gleichen verharrte, manchmal Kaserne.

Für den melancholischen Dichter René Crevel, ein Freund von Klaus Mann, waren Davos und das Sanatorium ein Gefängnis. Der schwindsüchtige Dadaist und Surrealist fühlte sich von allem ferngehalten, was ihm etwas bedeutete, fürchtete, sein eigentliches Leben zu verpassen. »Mopsa, Mopsa, was für eine Scheiße diese Schweiz?«, schrieb er an die gute Freundin Thea Sternheim, genannt Mopsa, Tochter des deutschen Dramatikers Carl Sternheim.[257] Er hasste es, sich fernab von Paris und Berlin aufhalten zu müssen, wo das intensive, das gesteigerte Leben tobte, gerade für einen Homosexuellen.

Für andere aber war das Sanatorium ein Ort der Befreiung. Ein auffälliges Geräusch beim Atmen, ein unbestimmtes Hüsteln, eine merkwürdige Blässe, dazu besorgte und vor allem vermögende Eltern konnten einen Ausweg aus einem ungeliebten Lebensrahmen eröffnen. Aus der Verantwortung für die Familie zu fliehen, sich den Anforderungen des Berufslebens und dem bürgerlichen Leistungsdruck zu verweigern, wirkte in der nervösen Moderne auf nicht wenige attraktiv. Manchen bot die Krankheit auch die notwendige Freiheit, den Freiraum, Künstlerisches zu schaffen. Das Sanatoriumsdasein war auch beflügelnde Inspiration. In der Anstalt wurden Romane geschrieben und leidenschaftliche Liebschaften begonnen. Mit der Schwindsucht verband sich schließlich eine gesteigerte Libido. »Es wurde getanzt, gelacht, gesungen, gehustet und auf den Korridoren geküsst«, schrieb der Dichter Klabund.[258]

»Es ist eine Art Lebensersatz«, heißt es bei Thomas Mann, »der den jungen Menschen in relativ kurzer Zeit dem wirklichen, aktiven

Leben vollkommen entfremdet. Luxuriös ist oder war alles dort oben, auch der Begriff der Zeit. Bei dieser Art Kuren handelt es sich stets um viele Monate, die sich oft zu Jahren summieren.«[259]

Wer ins Sanatorium kam, ließ sein altes Leben, seine alte Umgebung, Familie und Beruf zurück. Für Monate, vielleicht für immer. Und trat in eine neue Gesellschaft, eine Krankengesellschaft mit eigenen Ritualen und Regeln ein – einen Mikrokosmos, eine verkleinerte Welt, eine zufällig vereinte Zwangsgemeinschaft, losgelöst von Alltag und Weltläufen. Aber in ständiger Gegenwart des Todes.

Ob Sommer, ob Winter, viele Stunden am Tag verbrachten die Kranken auf ihren Balkonen in den Liegestühlen, erhofften Heilung von der trockenen Gebirgsluft und verfolgten in den vielen Stunden scheinbaren Nichtstuns, wie leise und langsam, wie zäh die Zeit verrann. »Ein Bienenkorb mit Kranken«, schrieb Crevel. »Auf ihren Waben-Balkonen leben Geschöpfe in einer Stille, einer Bewegungslosigkeit, dass man glauben kann, sie haben sogar ihr Schicksal verloren.«[260]

Der Tag war streng gegliedert: Frühstück. Spaziergang. Liegekur. Zweites Frühstück. Kurzer Spaziergang. Liegekur. Mittagessen. Strenge Liegekur »unter Beobachtung strikten Silentiums«. Um vier Uhr Abendkaffee. Spaziergang. Liegekur. Nachtessen. Aufenthalt in den Gesellschaftsräumen. Liegekur. Abendmilch. Bettruhe.[261] Ein sicherndes Korsett gegen die schleichende Auflösung durch die Krankheit.

Die steten Wiederholungen, der immer gleiche Tagesablauf gaben den Patienten Halt. Und der Langeweile, der betäubenden Ereignislosigkeit eine Struktur, einen Rhythmus. Zugleich simulierte das Gleichmaß einen geregelten bürgerlichen, tugendhaften Arbeitstag.

Schon 1904 spotteten die *Davoser Blätter*: »Sicher ist, dass der Davoser Kurgast zu aller Zeit der am meisten beschäftigte Mensch im Orte gewesen ist; er findet bald kaum Zeit zu den allernötigsten Sachen; zum Briefe schreiben reicht es schon gar nicht und überhaupt ist der gesuchteste Arzt oder der beschäftigtste Kaufmann gegen ihn der reine Waisenknabe.«[262]

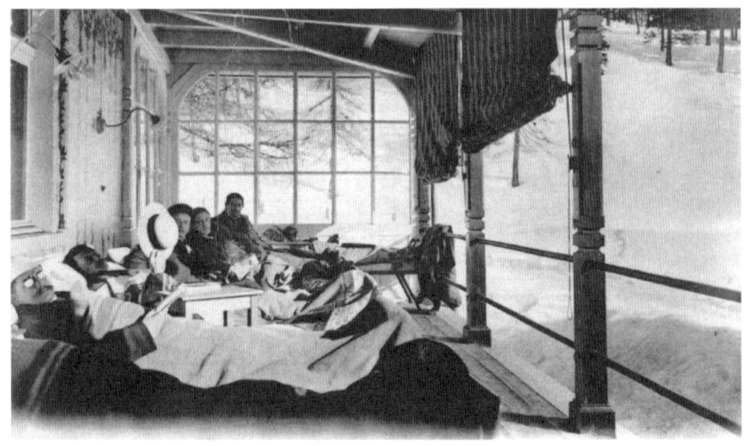

»Horizontale« Lebensweise: Viele Stunden am Tag verbrachten die Kranken mit der Freiluft-Liegekur.

Während der Liegezeiten waren die Davoser Promenaden wie leer gefegt. »Erst gegen 5 Uhr wimmelt das internationale Leben in frischer Munterkeit wieder durch die lichtdurchfluteten Strassen.«[263]

Die Patienten waren Teil einer hermetischen Gesellschaft. Promenade und Sanatorium, der Speisesaal, in dem regelmäßig gemeinsam die Mahlzeiten eingenommenen wurden, waren Bühne, Orte der Selbstinszenierung. Die Sanatoriumspatienten waren wie Passagiere eines Ozeandampfers, die einander auf Gängen und Decks ständig begegneten. Auf einer Fahrt, deren Ziel ungewiss war. Nicht zufällig taucht das Motiv des Dampfers immer wieder in der Sanatoriumsliteratur auf.[264]

Das wichtigste, niemals zum Abschluss kommende, unerschöpfliche Thema der Gäste war die Krankheit. Wie schwer das Leiden war, entschied über den Status innerhalb der Sanatoriumsgesellschaft. Die neuesten Befunde und Röntgenbilder trug jeder Patient stets bei sich, zeigte sie vor, verglich. Als Mitglied der elitären Krankenwelt wiesen ihn außerdem das Thermometer aus (sechsmal täglich musste die Temperatur kontrolliert werden), der Bogen mit der Fieberkurve, der Blaue Heinrich – von Deutschschweizern kurz »Heiri« genannt.[265] In Klabunds Erzählung »Die Krankheit« tritt ein Assistenzarzt auf, der mit diesem Taschenspucknapf hantiert: »Er hielt ein blaues Speiglas, auf dem eine sonderbare Tabelle angebracht war, gegen das Licht. »›Zehn Kubikzentimeter Auswurf‹, lächelte er, von irgendeiner Fröhlichkeit betroffen.«[266]

Während der vielen Wochen oder Monate, die sie in der Bergwelt blieben, verlangten die verwöhnten Kurgäste aber nicht nur medizinische Rundumbetreuung, sondern auch gesellschaftliche Anlässe und Ablenkung vom langweiligen Kuralltag. Davos bot seiner Kurelite ein eindrucksvolles Angebot, um sich zu zerstreuen. Vom Tanztee auf der »Schatzalp« über Schlittenpartien, Schlittschuhlaufen bis hin zu Theateraufführungen, Lesungen, Sprachkursen und Geschichtsvorträgen reichte das abwechslungsreiche Angebot. Besonders beliebt waren Maskenbälle. 1872 nahm die Kurkapelle Davos ihren Spielbetrieb auf.[267] Seit 1902 besaß der Ort ein ständiges Orchester von 24 Musikern im Sommer und 41 im Winter. Geboten wurden täglich ein Konzert und wöchentlich ein Symphoniekonzert. Manche Häuser engagierten zudem eigene Kapellen. Seit 1879 besaß Davos ein eigenes Theaterensemble, das in fast zwanzig Jahren viermal pro Woche Vorstellungen gab. Von 1911 an gastierten hier auch auswärtige Schauspieltruppen. Auch Filmvorführungen konnten dank eines tragbaren Projektors in jedem Sanatorium stattfinden. 1912 eröffnete zudem ein Kino. Außerdem besaß Davos schon vor 1900 mehrere Bibliotheken.

Eine beliebte Zerstreuung der Patienten war, die Gästelisten der Sanatorien, Pensionen und Hotels, die den *Davoser Blättern* beilagen, zu studieren. 1896 veröffentlichten sie neben den 22 Seiten mit Inseraten bereits 13 Seiten mit Fremdenlisten. Hier konnte jeder nachlesen, in welchen Sanatorien oder Kurhäusern vielleicht Prominente oder adelige Herrschaften abgestiegen waren. Und aus welchen Ländern sie kamen.[268] Die *Davoser Blätter* erschienen zeitweilig in mehreren Sprachen.

In Davos begegneten sich Menschen aus aller Welt. Fünf ausländische Konsulate, Geistliche und Kirchen der verschiedensten Konfessionen waren Anlaufpunkt für ihre Landsleute. Seit der Jahrhundertwende gründeten sich nationale Klubs und Vereine, deutsche, russische, holländische und englische »Kolonien«.

Obwohl ihre Anreise beschwerlich war, gehörten die Engländer zu den ersten ausländischen Gästen.[269] Sie gründeten in Davos eine rege Kolonie, die seit 1870 den geschäftlichen und gesellschaftlichen Aufschwung des Kurortes förderte. Für Besucher der gehobenen Klasse eröffnete 1875 das Hotel Belvedere. 1883 entstand die kleine English Church St. Luke, 1886 die English Library, die bald 6000 Bücher umfasste, 1885 das Sanatorium Dr. Hudson als *the only british Sanatorium in Switzerland*.

Die englischen Gäste brachten ihre Leidenschaft für den Wintersport mit. 1877 veranlassten sie den Bau einer ersten größeren Eisbahn, der »englischen« Eisbahn, und versuchten dann vorsichtig, auch Eishockey und Curling in Davos einzuführen. Den schweizerischen Sport Schlitteln erhoben die Briten zur Wettkampfdisziplin – sportliche Turniere gehörten seit jeher zu ihrem Zeitvertreib. Der alpine Skilauf wurde in den Neunzigerjahren des 19. Jahrhunderts eingeführt, auch durch die intensiven Bemühungen des Schriftstellers Arthur Conan Doyle.

Mit Beginn des 19. Jahrhunderts entdeckte auch der russische Adel die Schweiz als Reiseziel.[270] In den Neunzigerjahren des 19. Jahrhunderts wuchs die Zahl der Gäste aus dem Zarenreich in Davos stetig. Stellten sie 1892 mit rund 257 Personen etwa ein Prozent der Besucher, so hatte sich ihre Zahl 1912 mit 3422 auf elf Prozent vergrößert. Russen wurden damit zur zweitgrößten Ausländergruppe in Davos. Vor dem Ersten Weltkrieg lebten zeitweise mehr Russen im Kurort als in jeder anderen Stadt der Schweiz.[271]

Für viele adlige und wohlhabende Russen war Davos ein Exil, in das sie sich bereits vor der Oktoberrevolution aus dem unruhigen Heimatland absetzten. Sie kamen mit Dienern und ihren ganzen Familien und bauten in den Schweizer Bergen eine eigene russische Welt auf, mit Sanatorien, Pensionen, Theatern, einer Bibliothek und einem Vizekonsulat vor Ort. Sie veranstalteten Konzerte von höchster künstlerischer Virtuosität. Elegante, exotische Bälle und Wohltätigkeitsveranstaltungen, die auch bei nichtrussischen Gästen höchst beliebt waren und als Höhepunkte des Davoser Gesellschaftslebens galten. Russische Delikatessen und Wodka wurden aufgetragen,

Balalaikaorchester spielten zum Tanz. Etwas vom untergehenden Glanz des Zarenreiches schien über diese Abende im Hochgebirge.

Da auch Russen aus der Unterschicht nach Davos reisten, die oftmals ihre Rechnungen nicht bezahlen konnten, waren die Vorbehalte gegen die Gäste aus dem Osten dennoch groß. Viele Hotelbesitzer vermieteten ihre Zimmer nicht an Russen, und wenn doch, ließen sie sich diese im Voraus bezahlen. »Wir Russen gelten jetzt als die Plage des Kurortes«, beklagte sich ein Landsmann in einem Leserbrief an die russischsprachige Ausgabe des *Davoser Boten*.[272] Andererseits hegten die Russen oft deutliche Ressentiments gegenüber den Deutschen. »In Davos wird ein ununterbrochener Krieg mit der Tuberkulose geführt, jener systematische, geplante Krieg, den nur die Deutschen zu führen vermögen«, schrieb 1911 ein russischer Kurgast. Da war der wirkliche Krieg nur drei Jahre entfernt.[273] 1914 veröffentlichte die Russin Lidija Pisarschewskaja einen bislang nicht ins Deutsche übersetzten Sanatoriumsroman; er ist auch eine Abrechnung mit Davos und den Deutschen. Davos ist bei ihr nicht mehr als ein langweiliges Provinznest, die Hotels und Sanatorien sind maßlos überteuert. Die deutschen Kurgäste arrogant, die deutschen Ärzte autoritär und geldgierig, in der deutschen Kolonie herrsche ein kaum erträglicher Militarismus.

Der Anziehungskraft, die Davos auf die Russen ausübte, schadete das nicht. Als Kaukasus der Schweiz wurde der Kurort gerühmt. Und 1914 eröffnete in dem kleinen georgischen Kaukasus-Städtchen Abastumani auf 1273 Meter Höhe ein Sanatorium mit dem Namen »Russisches Davos«.[273]

Nicht nur das Leben war international in Davos. Selbst der malerische Friedhof in Davos-Dorf war kosmopolitisch.

Vermutlich gelang es den Sanatorien tatsächlich, die Lebenszeit einiger Patienten zu verlängern. Gesund wurden in Davos und anderswo aber wahrscheinlich nur die ganz leichten Fälle. Obwohl der Medizin mittlerweile zusätzliche Therapiemethoden wie Pneumothorax und Thorakoplastik zur Verfügung standen: Der Pneumothorax war der häufigste Eingriff. Mit einer Hohlnadel wurde Stickstoff, Sauerstoff, Raumluft oder Kohlendioxyd in den Brustraum eingebracht, der kranke Lungenflügel fiel in sich zusammen und wurde so ruhiggestellt. Tuberkulöse Kavernen sollten so ausheilen können. War das Gas nach einiger Zeit entwichen, musste nachgefüllt werden, etwa alle acht Tage. In manchen Sanatorien erhielten bis zu 95 Prozent der Patienten eine sogenannte Gasbrust. Manche dieser Sanatorien wurden deshalb als »Pneumothoraxfabriken« bezeichnet.[274]

Bei der Thorakoplastik wurden Rippenteile über dem erkrankten Lungenabschnitt entfernt. Beide Eingriffe förderten die Schrumpfung der kranken Lungenpartie und die Vernarbung, bargen aber große Risiken. Die Thorakoplastik überlebten 25 Prozent der Operierten nicht. Wer den Eingriff überstand, war entstellt durch einen deformierten Brustkorb und litt oft an schmerzhaften Spätfolgen.[275]

Alle Behandlungsmethoden konnten nur den Symptomen der Lungentuberkulose begegnen, gegenüber den Ursachen war die Medizin weiterhin machtlos. So bestand das wichtigste Ziel darin, die Konstitution des Kranken und damit seine Abwehrkräfte zu stärken. Die Schwindsucht war und blieb eine bedrohliche Krankheit. Eine Krankheit zum Tode.

15. ABGESANG

Seine große, seine glanzvolle Zeit hatte Davos in den Jahren vor dem Ersten Weltkrieg. Damals entstand ein bemerkenswertes kulturelles Klima, Davos wurde ein Brennpunkt der internationalen Avantgarde. Freilich waren nicht alle Künstler, die nach Davos reisten, schwindsüchtig. Manche suchten als Urlauber Erholung in der Bergwelt. Das Panorama der Gäste bleibt beeindruckend.

Bereits in den Achtzigerjahren des 19. Jahrhunderts besuchte Peter Tschaikowski hier einen lungenkranken Freund. Ende des Jahrhunderts reisten sowohl Robert Louis Stevenson als auch Sir Arthur Conan Doyle nach Davos. Stevenson stammte aus Schottland. Er kam Ende 1880 als Patient, kehrte 1881 nach Schottland zurück, erkrankte erneut und verbrachte deshalb auch den Winter 1881/82 in Davos. Hier stellte er den ersten Entwurf seines berühmten Romans *Die Schatzinsel* fertig. Stevenson hasste Davos mit aller Inbrunst. Er hasste die Kälte, er hasste den Schnee, die Untätigkeit, selbst den Fluss im Tal. Nachdem er zum zweiten Mal in Davos war, kehrte er nie wieder zurück.[276]

Arthur Conan Doyle dagegen, der Schöpfer des Detektivs Sherlock Holmes, genoss den Aufenthalt in Davos in vollen Zügen.[277] Er begleitete 1893 seine lungenkranke junge Frau in die Berge. Und blieb bis 1895. Zum Schreiben kam Doyle allerdings selten, allzu sehr forderte ihn das gesellschaftliche Leben: Er triumphierte bei Billardturnieren und trat auf Kostümbällen mit großem Erfolg als Wikinger auf. Er spielte Bandy, ein Vorläufer des Eishockeys, galt als leidenschaftlicher Skiläufer und soll diesen neuen Sport in Davos bekannt gemacht haben. Für die Sommersaison wollte Doyle den Golfsport in Davos einführen, woran er, wie er berichtet, scheiterte, da die »Kühe die merkwürdige Angewohnheit hatten, die roten Flaggen des Spielfeldes aufzufressen«.[278]

Außerdem waren da der französische Surrealist René Crevel, schwermütig, trotzig, tuberkulös, und der Dichter Paul Éluard, der sich, ebenfalls krank an der Lunge, in Davos behandeln ließ. Und hier seine Frau kennenlernte: Helena Dimitrowna Diakonowa, unter dem Namen Gala später Muse Salvador Dalís. Im Dezember 1912 reiste sie, gerade 17 Jahre alt, von der Wolga quer durchs Zarenreich und Österreich-Ungarn in die Schweiz, um in Graubünden ihre schwachen Lungen zu kurieren. Zudem hoffte sie einer Heimat zu entkommen, die sie als rückständig empfand. Thomas Mann besuchte seine kurende Frau Katia. Hermann Hesse litt zwar nicht an Schwindsucht, kam aber nach Davos, um Ski zu fahren und aus seinen Büchern zu lesen. Ein weiterer illustrer Gast war Erich Maria Remarque, der einen Tuberkulose-Roman mit dem Titel *Der Himmel kennt keine Günstlinge* verfasste. Ludwig Kirchner, der in Davos seelische Gesundheit suchte, lebte und arbeitete hier von 1918 bis zu seinem Selbstmord 1938. Er hat den Ort in seinen Bildern vielfach festgehalten. Er malte die Landschaft, das ländliche Leben, Hirten, Bauern, aber auch Sportler.[279] Und dann gab es noch viele, deren Namen heute vergessen sind oder denen Ruhm und Bekanntheit versagt blieben. Davos hat eine Gesellschafts- und Kulturgeschichte vorzuweisen, auf die sonst nur Großstädte zurückblicken können.

Der Erste Weltkrieg war auch für Davos eine Zäsur, eine Zeitenwende. Viele Amerikaner und Engländer reisten in ihre Heimat zurück. Von beinahe tausend Briten blieben nur etwa 30 in Davos.[280] Für die Russen war die Lage besonders fatal: Der Geldverkehr zwischen Russland und der Schweiz war fast vollständig unterbrochen. Viele Kranke konnten ihre Rechnungen nicht mehr bezahlen.

Trotzdem bemühte sich der Ort in den ersten Monaten nach Kriegsausbruch, die Wintersaison wie üblich vorzubereiten. Nichts fehlte, noch immer gab es das Kurorchester, die wöchentlich erscheinende Fremdenliste und zahlreiche Sportereignisse. Noch immer beherbergte Davos ein internationales Publikum, das es auch für die Zukunft halten wollte. In den *Davoser Blättern* hieß es am 17. Oktober 1914: »Die erprobte Hotelerie stellt es sich als besondere Aufgabe, Frieden und gutes Einvernehmen unter ihren Gästen verschiedener Nationalität aufrecht zu erhalten.«[281] Und am 7. November 1914 stand dort: »Neuankommende Gäste werden sich diesem Geiste der Friedfertigkeit einpassen müssen. In unserem Kurort werden ja keine Schlachten geschlagen.« Allerdings hatte die Neujahrsbotschaft, mit der die Zeitung das Jahr 1915 begrüßte, bereits einen ganz anderen Klang: »Die Weltschlacht muss geschlagen werden. Um eines Weltfriedens von namenloser Schönheit willen.«[282]

Das illustre Publikum blieb fern, dafür brachte der Krieg dem Kurort bislang unbekannte Gäste: keine Adligen, keine reichen Bürger oder leidenden Künstler, sondern kranke Soldaten. Das Ortsbild bestimmten nun deutsche Kriegsgefangene, die hier zwischen 1916 und 1919 in großer Zahl untergebracht wurden.

Papst Benedikt XV. hatte den Vorschlag gemacht, dass die neutrale Schweiz Soldaten aus Deutschland und Frankreich aufnehmen solle, die krank oder verwundet waren. Das kleine Land wurde in zwanzig Regionen eingeteilt, wovon sieben in der Ost- und Zentralschweiz für deutsche Soldaten vorgesehen waren. Malariakranke Soldaten kamen nach Chur, herzkranke nach St. Gallen, Epileptiker nach Zürich. Tuberkulosekranke vor allem in die Regionen um Davos.[283]

Die Internierten wurden in Heimen, Sanatorien, Pensionen und Hotels einquartiert, was die im Krieg notleidende Schweizer Hotellerie etwas aufatmen ließ. Allerdings durften Hotels nicht gleichzeitig Touristen und internierte Soldaten versorgen.

Der in Bern lebende Dichter Hermann Hesse wollte sich bei Kriegsausbruch als Freiwilliger melden. Er wurde im deutschen Konsulat Bern gemustert, zunächst zurückgestellt und dann der deutschen Kriegsgefangenenfürsorge in der Schweiz zugewiesen. Hier betreute er die »Bücherzentrale für deutsche Kriegsgefangene« und arbeitete auch für die *Deutsche Interniertenzeitung*.

Als Mitarbeiter der Deutschen Gefangenenfürsorge berichtete er 1916 aus Davos für die Berliner Zeitung *Der Tag*. »Der Einzug der hundert kranken Deutschen, die aus französischen Gefangenenlagern kommen, fand … in aller Ruhe statt. … Wunderlich ist es schon, gegen Abend auf der großen Hauptstraße zwischen den glänzenden Läden, den elegant in Pelzen gehenden Damen, den buntfarbigen Sporthüten plötzlich eine deutsche Soldatenmütze zu sehen und einen feldgrauen Waffenrock. … Vor Monaten noch im Schützengraben, bei einem raschen Angriff überrannt und gefangen, vor Tagen noch in einem Lager irgendwo …, und jetzt hoch in den Alpen stille Kurgäste im verschneiten Hochtal zwischen blendenden Gipfeln.«[284] Im April 1918 waren 51 Offiziere, 138 Unteroffiziere, 807 Mannschaften und 114 Zivilinternierte in Davos untergebracht.[285]

Nach dem Ersten Weltkrieg wurden in der Schweiz kaum noch neue Sanatorien gebaut. Die ausländischen Gäste kamen nur zögerlich zurück. Reisen in das Alpenland waren teuer, Pflege und Therapie ebenso. Viele Russen, die in der Vorkriegszeit mit ihrer Dienerschaft nach Davos gereist waren, konnten nach Krieg und Oktoberrevolution aus politischen Gründen nicht in die Heimat zurückkehren. Sie waren verarmt und versuchten mühsam, sich durchzuschlagen.

Adel und gehobenes Bürgertum blieben fern. Auch wenn die Gästezahl wieder stieg, nie wieder beherbergte Davos eine kranke Patientengesellschaft, die an Reichtum und Selbstbewusstsein an jene vor 1914 herangereicht hätte. Ein Bürgertum, das die Krankheit Schwindsucht als Zeichen seiner Besonderheit, eines vornehmen Lebens gedeutet hatte, gab es nicht mehr.

Wer nun im Kurort Künstlerisches schuf, gehörte oft zu denen, die kaum wussten, wie sie ihre Rechnungen begleichen sollten. Wie der schon erwähnte expressionistische Dichter Alfred Henschke, der sich den Namen Klabund gegeben hatte. Er kam 1916 das erste Mal nach Davos zur Kur, immer wieder suchte er den Ort zur Besserung und Erholung auf und starb schließlich 1928 auch dort. Bei seinem ersten Aufenthalt musste er das Waldsanatorium wieder verlassen, wahrscheinlich nicht nur, weil er die ärztlichen Anordnungen von Professor Friedrich Jessen nicht befolgte. Wohl auch wegen der deutlich geringeren Preise zog er in die Pension Stolzenfels. »Ganze Pension (5! Mahlzeiten: mittag und abend grosse Dinge), nur 8,50 den Tag.«[286] Doch selbst für die Pensionskosten fehlte ihm oft das Geld, wie er 1923 an den Besitzer Erwin Poeschel schrieb: »Leider wird es mir wohl nicht möglich sein, bei Ihnen zu wohnen, so gerne ichs täte, aber ich bin ein armseliger Proletarier geworden.«[287] Klabund veröffentlichte nicht nur die Erzählung *Die Krankheit*, sondern schrieb auch mehrere Gedichte und Geschichten über das Leben von Tuberkulosekranken.

In den Zwanzigerjahren des 20. Jahrhunderts begann sich Davos vom Ruf der Krankenstadt zu befreien. Der Wintersport erzeugte einen neuen wirtschaftlichen Aufschwung. Diese Entwicklung zu fördern, schien verheißungsvoller als ein Ort zu bleiben, der vor allem Leidende beherbergte, die zudem ansteckend waren und gesunde Gäste gefährdeten. 1926 verkündete das offizielle Werbeplakat des Verkehrsvereins: »Der Weg zu Kraft und Gesundheit führt über Davos.«[288] Es zeigte eine Straßenschlucht, überspannt durch ein riesiges Eisenbahnviadukt. Die Straße und mit ihr ein expressiv überzeichneter Schienenstrang führen auf ein strahlend weißes, hygienisches Davos zu. Nicht mehr um Kranke, sondern mit Gesundheit wurde geworben. Ein Bildband pries den Kurort mit dem Titel: »Davos. Die Sonnenstadt im Hochgebirge«.[289] Das propagierte Bild der weißen Stadt wurde Ausdruck eines modernen Lebensgefühls. Der Slogan: »Davos, das Mekka der Schwindsüchtigen« dagegen, mit dem man um 1874 um Patienten geworben hatte, galt nun als abschreckend und unzeitgemäß.[290]

Das geistige Leben riss dennoch nicht ab. Der Davoser Arzt Dr. Friedrich Jessen, Vorbild für den Hofrat Behrens in Thomas Manns *Zauberberg*, wollte Davos auch zu einem wissenschaftlichen Zentrum machen. 1927 organisierte er erstmals und mit großem Erfolg die Davoser Hochschultage, eine Lehrveranstaltung für Studenten hoch über dem Tal, zu deren Auftakt Béla Bartók spielte.[291] Bartók begleitete damals seine Frau nach Davos, wo sie wegen eines Augenleidens behandelt wurde. Herausragende Vertreter der Wissenschaft wurden zu Vorträgen eingeladen, Albert Einstein etwa, der »Über die Grundbegriffe der Physik und ihre Entwicklung« sprach und sich in einem Kammerkonzert noch dazu als ausgezeichneter Geiger offenbarte. Oder der berühmte Chirurg Ferdinand Sauerbruch. Martin Heidegger und Ernst Cassirer führten eine hitzige Debatte über die Auffassung von Kants *Kritik der reinen Vernunft*. Hermann Kantorowicz sprach über die Weimarer Verfassung. Wegen der Wirtschaftskrise wurden die Hochschulkurse 1932 um ein Jahr verschoben. Die Machtergreifung Hitlers verhinderte, dass sie fortgeführt werden konnten.

Mit der Wirtschaftskrise versiegte auch der Strom tuberkulöser Patienten aus aller Welt jäh. 1929 waren fast 30 Prozent der Übernachtungen von Deutschen gebucht worden. Innerhalb von drei Jahren halbierte sich ihre Zahl.[292] Erst 1937 stieg die Zahl ausländischer Gäste wieder zögerlich an. Für kurze Zeit. Der Ausbruch des Zweiten Weltkriegs beendete den kleinen Aufschwung. Und markierte endgültig den Untergang des bürgerlichen Sanatoriums.

Aber ein Ort der Heilstätten für Habenichtse wollte Davos auch nicht werden. Bereits 1944 begannen sich die Davoser Hoteliers auf die Nachkriegszeit vorzubereiten und erklärten, »daß die Steigerung von Volksheilstätten im Zuge der Zeit liege und daß die Bewegung (…) die Gefahr einer Verproletarisierung von Davos in sich berge, der man rechtzeitig steuern sollte«.[293] Das Ziel, die Hoffnung, die Zukunft hieß Tourismus.

Spätestens die Entdeckung des Heilmittels Streptomycin nach dem Krieg machte die Anstalten überflüssig. Man konnte die Tuberkulose nun erfolgreich behandeln, ohne Sanatorien und Volksheilstätten. Die Zeit von Davos als Tuberkulose-Kurort war vorbei.

Aus den Sanatorien wurden Hotels oder Mehrzweckkliniken. Statt Schwindsüchtiger kamen nun Asthmatiker und Patienten mit allergischen Hautleiden und Rheuma. Vor allem aber Wintersportler.

Die Spuren der Vergangenheit, die Spuren der Krankenstadt wurden getilgt. In den Fünfzigerjahren des 20. Jahrhunderts begann man, die ehemaligen Lungensanatorien abzureißen oder umzubauen. Im Valbella oder dem ehemaligen Waldsanatorium Dr. Jessen wurden Stuck und Schmuck der Belle Époque von den Fassaden geschlagen, bis die alten Jugendstilpaläste bald mehr an Verwaltungsbauten als an vornehme Gästehäuser erinnerten.[294] Sichtbeton verdrängte 1957 den Kuppelturm und die übrigen Türmchen, Erker und Holzveranden des Internationalen Sanatoriums.[295]

Auch im Innern sollten die Sanatorien nicht länger an Krankheit und Tod erinnern.[296] Wo im Waldsanatorium früher eine Spucknapfwaschkammer war, richtete man eine Fonduestube ein; wo die Assistenzärzte schliefen eine Kellerbar. Operationssaal, Laboratorium und Röntgenzimmer wurden zur Wäscherei. Das klinische Weiß verschwand unter pastellfarbenem Anstrich.

Auch das Sanatorium Schatzalp ging zum Hotelbetrieb über. Der Operationssaal wurde zum Schwimmbad, der Röntgenraum zum Rauchersalon. Das Turban-Sanatorium wurde ganz abgerissen und durch einen Hotelneubau ersetzt.

Im Laufe weniger Jahre verwandelte sich Davos endgültig in einen eleganten Wintersportort. Die Modernisierung war erfolgreich. Doch das frühere Bergbauerndorf sollte nie wieder seine frühere kulturelle und geistesgeschichtliche Bedeutung erlangen.

16. AUF DEM ZAUBERBERG

Besonders besorgniserregend war die Erkrankung von Katia Mann wohl nicht. Sie selbst berichtete später in dem Erinnerungsband *Meine ungeschriebenen Memoiren*, sie habe sich im Jahr 1912 »eine kleine Lungenaffektion« zugezogen. Von einem »Lungenspitzkatarrh« wurde gesprochen, sogar von einer verschleppten, geschlossenen Tuberkulose, später von »Temperatur-Unregelmäßigkeiten«.[297]

»Man schickte mich zuerst auf ein halbes Jahr, von März bis September 1912, ins Waldsanatorium nach Davos …, im nächsten Jahr auf eine Reihe von Monaten nach Meran und Arosa, und zuletzt, das war aber nach dem Krieg, nochmals sechs Wochen nach Clavadel.«[298] Wahrscheinlich hätte Katia ihre Erkrankung auch zuhause in München kurieren können. In den *Memoiren* erklärt sie: »Es bestand keine Lebensgefahr, und möglicherweise wäre die Geschichte, wären wir nicht zu Sanatoriumsaufenthalten in der Lage gewesen, von selbst wieder gut geworden, was weiß man. Es war Sitte, wenn man die Mittel dazu hatte, wurde man nach Davos oder Arosa geschickt.« Thomas Mann berichtet in einem Brief an seinen Bruder Heinrich: »Sie schreibt muntere Briefe und fühlt sich schon besser. Die Ärzte droben erklären den Fall für unbedenklich, aber langwierig. Sechs Monate wird sie oben bleiben müssen.«[299]

Im Frühsommer 1912 besuchte Thomas Mann seine kurende Frau in Davos. Am 15. Mai reiste er mit der Bahn an. Katia hielt sich bereits rund zwei Monate im Hochgebirge auf, zuerst im »Hotel Rätia«, dann im »Waldsanatorium«, dessen »dirigierender Arzt«[300] Professor Friedrich Jessen war. Zur selben Zeit wie Katia Mann kurten dort überwiegend Deutsche, zusammen mit russischen Patienten. Außerdem Holländer, Schweden, Angehörige der k.-u.-k.-Doppelmonarchie, Engländer, Südamerikaner, Italiener, Griechen und eine einzige Schweizerin.[301]

Der Schriftsteller selbst wohnte im Haus am Stein, ganz in der Nähe des Waldsanatoriums. Von seinem Zimmer aus konnte er Katias Balkon sehen. In diesem Gästehaus waren Ende des 19. Jahrhunderts bereits Robert Louis Stevenson und auch Arthur Conan Doyle untergebracht.

Thomas Mann hielt es nur kurz in der Schweizer Bergwelt. Er reiste ab, obwohl ihm eine Erkältung mit leichtem Fieber zusetzte. Und obwohl Klinikchef Friedrich Jessen glaubte, eine »sogenannte Dämpfung, einen kranken Punkt«[302] auf seiner Lunge entdeckt zu haben, und ihn drängte, den Aufenthalt zu verlängern. Thomas Mann aber blieb nur »Hospitant« in Davos und reiste nach drei Wochen wieder ab.[303]

Doch Katia beschrieb in ihren Briefen weiterhin den Patientenalltag, unterhaltsame Anekdoten und kuriose Ereignisse und ließ ihren Mann so am Kurbetrieb teilhaben. Thomas Mann fand immer größeren Gefallen an der Vorstellung, seine Eindrücke vom Davoser Sanatoriumsmilieu für eine Erzählung zu nutzen.

Mit Sanatorien war Thomas Mann bereits früh vertraut, wenn auch bislang nicht mit Schwindsuchteinrichtungen. Zu Beginn des 20. Jahrhunderts konnte er bereits auf mehrere Kuraufenthalte zurückblicken.[304] Er kurte in einem Nervensanatorium im fernen Mitterbad in Südtirol, wo schon Otto von Bismarck und Kaiserin Elisabeth Gäste waren. Und von 1901 bis 1904 hielt er sich mehrmals einige Wochen lang in Riva am Gardasee im Erholungsheim für Nervenkranke und Diabetiker auf. Ein Sanatorium, das auch Franz Kafka, Christian Morgenstern, Cesare Lombroso, Magnus Hirschfeld und Rudolf Steiner aufsuchten. Thomas Mann besuchte den Weißen Hirsch bei Dresden, das Vorbild aller naturheilkundlichen Heilanstalten des ausgehenden 19. Jahrhunderts. Im Frühling 1909 hatte er ferner im Zürcher Sanatorium Lebendige Kraft von Dr. Max Bircher-Benner, dem Erfinder des Birchermüslis, ein nervöses Magenleiden behandeln lassen. Die laktovegetabile Vollwertkost, die dort gereicht wurde, beschrieb Thomas Mann mit einem Wort: »Gras«.[305]

Sein ganzes Leben lang plagten den Schriftsteller verschiedene Leiden, wenn auch keines so schwer und lebensbedrohlich war wie die Schwindsucht. Er, der Hypersensible, neigte zu Depressionen, wurde heimgesucht von tiefen Verstimmungen und bedrängender Unruhe. Er litt an Magen- und an Darmbeschwerden und bekannte sich zur Diagnose »Neurasthenie«, neben der Schwindsucht die zweite Epochenkrankheit der Jahrhundertwende.[306] Eine Schwäche der Nerven, die als überreizte Reaktion auf die beschleunigte Zeit der Moderne gedeutet wurde. Die Zeitgenossen waren überzeugt, in einem »nervösen Zeitalter« zu leben.[307] Die Neurasthenie, diffus und vage in ihren Symptomen, kam allerdings 1914 schon wieder aus der Mode. Thomas Mann beharrte indes noch bis ins fünfte Lebensjahrzehnt auf der Diagnose. In der Sphäre von Leiden und Krankheit fühlte sich der Schriftsteller »rettungslos zu Hause«.[308] Mehr noch, er entwarf eine ganze Leidensphilosophie, in der er

Krankheit zu einem kunst- und erkenntnisfördernden Sonderzustand erhob.[309]

Bedrohliche Krankheiten finden sich in vielen Werken von Thomas Mann: der Typhus, an dem der kleine lebensmüde Hanno in den *Buddenbrooks* stirbt, die Cholera im *Tod in Venedig*, die Epilepsie im *Felix Krull*, die genialisierende Syphilis im *Doktor Faustus*, Krebs in der *Betrogenen*. Und eben die Schwindsucht, zuerst in der Sanatoriumsnovelle *Tristan*, die 1903 erschienen war. Und dann, alles bestimmend, im *Zauberberg*.

Zwölf Jahre liegen zwischen Thomas Manns Krankenbesuch in Davos und der Veröffentlichung seines Buches. Die Entstehung des *Zauberbergs* ist eine Geschichte von Unterbrechungen, Einschüben und Aufschüben. Nachdem der Schriftsteller aus der Schweiz zurückgekehrt war, machte er sich zunächst daran, seine Novelle *Tod in Venedig* und damit sein Frühwerk abzuschließen. Dann schrieb er weiter an der Hochstapler-Geschichte *Felix Krull*.

Am 9. September 1913 begann er die Arbeit an seiner Davos-Novelle. Sie sollte eine kurze »Einschaltung« sein. Ein »humoristisches Gegenstück« zum tragisch-ernsten *Tod in Venedig*, »auch dem Umfang nach«.[310] Ein »Satyrspiel« wollte er schreiben, eine Parodie.[311] Bislang waren Thomas Manns Werke melancholisch-dunkle Geschichten, fast immer geht es in ihnen um Krankheit und Tod. Diesmal aber wollte er den Tod aus einer anderen Perspektive betrachten, nicht wie im *Tod in Venedig* mit romantischer Todessehnsucht und fasziniert vom Verfall, sondern ironisch-humoristisch.

Eine Novelle hatte er geplant. Doch immer ausschweifender wurde die Komposition. Immer mehr Personen traten hinzu. Jedes Kapitel wurde länger als das vorhergehende, obwohl sich letztlich recht wenig in der Geschichte ereignet. Schon 1915 musste Thomas Mann einsehen, dass der *Zauberberg* ein Roman und keine Novelle werden würde.

Doch im Oktober 1915 unterbrach er für dreieinhalb Jahre die Arbeit am *Zauberberg*. Die Ereignisse seiner Gegenwart stoppten das Unterfangen. Der Erste Weltkrieg erschütterte Thomas Mann zutiefst. Aus dem Verteidiger des Krieges wurde ein überzeugter Pazifist und Republikaner.

Der Krieg veränderte auch den *Zauberberg*. Er machte aus dem Werk einen Zeitroman, ein Gesellschaftspanorama, eine Bestandsaufnahme der Vorkriegsgesellschaft. Er wurde ein Abgesang auf die bürgerliche Epoche, die mit dem Weltkrieg zu Ende gegangen war. Ein Nachruf.

Erst ab 1919 kam Thomas Mann wieder mit der Arbeit am Roman voran. Endlich, am 20. November 1924, nach mehr als einem Jahrzehnt erschien der tausendseitige *Zauberberg*. Und wurde umgehend ein gewaltiger Erfolg.[312] Zwar erhielt Thomas Mann 1929 den Nobelpreis für Literatur ausdrücklich für die *Buddenbrooks*. Doch es war der *Zauberberg*, der ihn nicht nur zum wohlhabenden Mann machte, sondern ihm endgültig Weltruhm verschaffte.

Auch Davos hatte nun einen Platz in der Weltliteratur. Und ebenso Hans Castorp, der »tumbe Held«, wie ihn Thomas Mann in seiner »Einführung in den Zauberberg. Für Studenten der Universität Princeton« später genannt hat.[313]

Dieser junge Hans Castorp ist aus seiner Heimatstadt Hamburg hinauf in die Alpen nach Davos gereist, um seinen an Schwindsucht erkrankten Vetter Joachim Ziemßen im Sanatorium Berghof zu besuchen. Zudem hat ihm sein Hausarzt eine Luftveränderung empfohlen.

Drei Wochen lang soll Castorps Besuch im Hochgebirge dauern. Doch anders als sein Schöpfer Thomas Mann kehrt er nach Ablauf dieser Zeit nicht nach Hause zurück. Denn kurz vor seiner Abreise befällt Castorp ein »Schnupfen erster Klasse«[314], ja es stellt sich heraus, dass er Temperatur hat, 37,6 Grad! Als ihm Hofrat Behrens, leitender Arzt des Sanatoriums, eine »Dämpfung«, eine »Rauhigkeit, die beinahe schon ein Geräusch ist«, bescheinigt und schließlich eine »feuchte Stelle«[315] auf der Lunge zu entdecken glaubt, ist sein Bleiben besiegelt. Hans Castorp ist in den Krankenstand getreten – eine Aufwertung, eine Auszeichnung.

Wie das Waldsanatorium, in dem Thomas Manns Frau Katia kurte, ist das Internationale Sanatorium Berghof eine Luxusanstalt, in der sich eine gehobene, vermögende Patientengesellschaft aus aller Welt versammelt hat. Hier begegnen dem Leser Russen, Holländer, eine Engländerin, ein rothaariges Fräulein aus Griechenland, ein buckliger Mexikaner sowie eine schwarzbleiche Mexikanerin mit ihren beiden kranken Söhnen, auch ein Chinese und eine ägyptische Prinzessin.

Keiner dieser anspruchsvollen Gäste scheint, bevor die Krankheit sie ins Sanatorium geführt hat, vorher je wirklich gearbeitet zu haben.[316] Allein der bürgerliche Intellektuelle Lodovico Settembrini, Repräsentant der Aufklärung, ist gezwungen, von den kläglichen Honoraren, die ihm seine publizistischen Veröffentlichungen einbringen, zu leben. Weil er die hohen Behandlungskosten nicht mehr bezahlen kann, muss er denn auch eines Tages die Therapie im Sanatorium aufgeben und in ein kleines, günstiges Privatquartier umziehen. Die anderen Gäste aber waren schon unproduktiv, bevor ihr Lungenleiden ihnen dafür die Legitimation gab. Keiner von ihnen beschäftigt sich mit etwas anderem als der eigenen Befindlichkeit und der Krankheit. Die Besonderheit von Frau Stöhr, der reichen Fabrikantengattin aus Süddeutschland, beschränkt sich auf die immense Zahl von 28 verschiedenen Fischsoßen, die sie zubereiten kann. Madame Chauchat reist, ohne je irgendwo anzukommen, durch Europa, finanziert vom fernen Ehemann und wohl auch wechselnden Galanen. Manche Patienten haben bereits die Riviera, internationale Bäder und Spielkasinos besucht. Der Jesuit Leo Naphta, eigentlich durch die Ordensregel zu einem Leben in Armut verpflichtet, lebt von den Reichtümern der Gesellschaft Jesu. Und auch Hans Castorp ist ein Bürger, der niemals einem Beruf nachgegangen ist. Als er auf dem Zauberberg eintrifft, hat er gerade beschlossen, nicht mehr von der Erbschaft seiner Familie zu leben, sondern als Ingenieur eigenes Geld zu verdienen.

Manche dieser Patienten sind ernsthaft an der Schwindsucht erkrankt, sie suchen Hilfe, Linderung, Heilung im Sanatorium. Aber genauso gibt es Gäste, die im Sanatorium Berghof kuren, »die eingestandenermaßen überhaupt nicht krank waren und vollkommen freiwillig, unter dem offiziellen Vorwande leichter Angegriffenheit, in Wirklichkeit aber nur zu ihrem Vergnügen und weil die Lebensform der Kranken ihnen zusagt, hier lebten«.[317] Nicht immer ist eindeutig, wer tatsächlich krank ist und wer simuliert.

Möglicherweise leidet Hans Castorp an einer leichten Tuberkuloseinfektion, doch die Diagnose bleibt fraglich, zweifelhaft. Er selbst sieht den Grund für seine Krankheit und den verlängerten Aufenthalt auf dem Zauberberg darin, »dem genialen Prinzip der Krankheit« gefolgt zu sein, dem er aber »wohl von langer Hand und jeher schon unterstand«.[318]

Es ist das alte romantische Schwindsuchtmodell, auf das sich Castorp fast sehnsüchtig beruft. Auch wenn er selbst so gar nicht den traditionellen Vorstellungen entspricht, die man sich von Phthisikern machte. Nicht durch seine Konstitution, seinen Habitus, nicht durch sein Temperament.[319] Schwindsüchtige waren, so lehrte die Humoralpathologie, Sanguiniker. Sie litten an einem Überschuss an Blut. Castorp dagegen wird als »total anämisch«[320] beschrieben. Seine Blutarmut, Trägheit, beständige Schläfrigkeit und Passivität kennzeichnen ihn viel mehr als Phlegmatiker und damit als trocken und kalt. Dennoch bemüht sich Castorp weitaus hartnäckiger, dem überlieferten Bild des Schwindsüchtigen zu entsprechen, als die Patienten, die zumindest nach der alten Säftelehre besonders anfällig für das Leiden sind. Hans Castorp hat, wie ihm Hofrat Behrens bescheinigt, »Talent zum Kranksein«.[321]

Und tatsächlich nimmt ja auch Thomas Mann ständig Bezug auf die traditionellen, romantisierenden und verklärenden Schwindsuchtbilder.

Da ist diese besondere Promiskuität, die gesteigerte Libido, die sich mit der Schwindsucht verbindet. Sexualität ist eine »Grundangelegenheit«[322] auf dem Zauberberg. Hier wird nicht nur gehustet. Im Sanatorium wird geküsst. Aber nicht nur.

Schon am Morgen nach der ersten Nacht im Sanatorium ist Castorp gezwungen, Zeuge eines Geschlechtsakts zu werden. Aus dem Nachbarzimmer des Ehepaars vom schlechten Russentisch vernimmt er durch die dünne Wand ein »Klatschen und Küssen«, »ein Ringen, Kichern und Keuchen, dessen anstößiges Wesen« ihm »nicht lange verborgen bleiben konnte«.[323] Er selbst verliebt sich in die Russin Clawdia Chauchat mit den breiten Wangenknochen, den schmalen Kirgisenaugen, dem schlaffen Rücken und dem eigentümlich schleichenden Gang.

Übersteigerte Lebensgier zeigt sich neben der aktiven Libido auch in den großen Essensmengen, die die vermeintlich Todkranken bei den »fünf überwältigenden Mahlzeiten«[324] im Sanatorium hinunterschlingen. Der Patient Blumenkohl isst »sehr viel, von jedem Gericht zweimal«.[325] Der Hunger einiger Gäste aus Holland ist so immens, dass sie sich täglich, noch bevor das Fünf-Gänge-Diner begonnen hat, drei Spiegeleier braten lassen.[326]

Fraglich aber ist, ob die Vorstellung von der veredelnden, heraushebenden Schwindsucht im *Zauberberg* noch gültig ist. Oder ob die traditionellen Bilder nicht einfach banal geworden sind. Eine Pose, eine sehnsüchtige Reminiszenz allenfalls, mehr nicht.

Denn während die Patienten glauben, durch ihre Krankheit immer nobler und erlesener, immer vergeistigter zu werden, erweisen sie sich stattdessen als immer körperlicher, irdischer. Ihr Körper verfällt zwar, aber da ist keine Seele, die sich befreit und vervollkommnet. Nicht der Geist erhebt sich und triumphiert, sondern der versehrte, entwürdigend hässliche Körper. So sagt Settembrini: »Ein Mensch, der als Kranker lebt, ist *nur* Körper, das ist das Widermenschliche und Erniedrigende, – er ist in den meisten Fällen nichts Besseres als ein Kadaver …«.[327]

Da ist Frau von Mallinckrodt: »Ihr Organismus schien mit Giftstoffen überschwemmt, so daß alle möglichen Krankheiten sie abwechselnd und gleichzeitig heimsuchten. Sehr in Mitleidenschaft gezogen war ihr Hautorgan, das zu großen Teilen von einem qualvoll juckenden, da und dort wunden Ekzem überzogen war, auch am Munde, woraus der Einführung des Löffels Schwierigkeiten erwuchsen.«[328]

Da ist der Fall der »ursprünglich reizenden Schottin, die von Gangraena pulmonum, vom Lungenbrande ergriffen worden sei, so daß eine schwärzlich-grüne Verpestung in ihr walte und sie den ganzen Tag zerstäubte Karbolsäurelösung einatme, um nicht aus Ekel vor sich selber den Verstand zu verlieren«.[329]

Thomas Mann geht zwar davon aus, dass die Metaphern und Vorstellungen von der verfeinernden und veredelnden Krankheit dem Leser vertraut sind, doch im *Zauberberg* erscheinen sie nur noch als gebrochene Erinnerung. Diese Krankenwelt, diese Kranken sind nur allzu irdisch und gewöhnlich, wie auch Hans Castorp zu seiner Enttäuschung feststellen muss.

Vor allem die kaum erträgliche Unbildung mancher Patienten zieht Castorps Vorstellung von der veredelnden Krankheit geradezu ins Lächerliche. Auf dem Zauberberg sind viele Menschen krank und tatsächlich gleichzeitig dumm. Schlimmer noch, die Krankheit scheint ihre Banalität erst wirklich sichtbar zu machen, der Gegensatz von ordinärer Gesundheit und vergeistigender Krankheit verkehrt sich ins Gegenteil. Vor allem Frau Stöhr, die Musikergattin aus Cannstatt, die sich stets bemüht, »beim Sprechen eine feingebildete Miene zu machen, indem sie die Oberlippe von ihren schmalen und langen Hasenzähnen zurückzog«[330], verhöhnt durch »namenlose Bildungsschnitzer«[331] permanent Castorps Selbstgewissheit. »Man denkt, ein dummer Mensch muß gesund und gewöhnlich sein, und Krankheit den Menschen fein und klug und besonders machen. So denkt man es sich in der Regel. Oder nicht?«[332] Von Frau Magnus, Gattin eines Bierbrauers aus Halle, geht »Geistesöde [...] wie ein kelleriger Hauch« aus.[333] Ja, das edle Klischee wird noch weiter ins Groteske gesteigert, weil die Kranken sich stets im elitären Hochmut über die Gesunden erheben, sich gegenseitig in ihrem Bewusstsein bestärken, außergewöhnlich und erlesen zu sein.

Nein, die Schwindsucht im *Zauberberg* verfeinert niemanden, sie beflügelt auch nicht zu künstlerischen Leistungen. Die romantische Vorstellung von der Schwindsucht als Künstlerkrankheit ist nur noch Parodie. Diese Sanatoriumsgesellschaft zeichnet sich vor allem durch Dummheit und Dilettantismus, durch geistige Ödnis aus. Die Patienten vertreiben sich die Zeit, indem sie sie totschlagen.

Briefmarken werden gesammelt. Man beschäftigt sich mit Liebhaberfotografie. Redet vom Wetter. Patiencen werden gelegt, Schallplatten gehört. Man erfreut sich an Gesellschaftsspielen. Hofrat Behrens führt das Schweinchenzeichnen in die Krankengesellschaft ein, bei dem ein Schwein mit geschlossenen Augen gemalt werden muss. Oder er führt das Kunststückchen vor, seine Schnürsenkel mit nur einer Hand zu binden. Manchmal werden sogar Bücher gelesen, während der Liegezeit auf den Balkonen und in den Liegehallen, aber »namentlich von Anfängern und Kurzfristigen; denn die Vielmonatigen oder gar Mehrjährigen hatten längst gelernt, auch ohne Zerstreuung und Beschäftigung des Kopfes die Zeit zu vernichten und kraft inneren Virtuosentums hinter sich zu bringen«.[334] Allein das Deckeneinschlagen für die Liegekur wird noch in den Rang des Künstlerischen erhoben. Es ist eine »geheiligte Praktik«[335], die »überlieferte Kunst des Sicheinwickelns«[336], die nur Eingeweihte beherrschen.

In der Weltferne des Sanatoriums gibt es nur Bewegungs- und Fortschrittslosigkeit, Lethargie und tiefen Stumpfsinn. Am Ende steht die große Gereiztheit: »Zanksucht. Kriselnde Gereiztheit. Namenlose Ungeduld. Eine allgemeine Neigung zu giftigem Wortwechsel, zum Wutausbruch, ja zum Handgemenge«.[337]

Da endet der Aufenthalt von Hans Castorp abrupt. Sieben Jahre sind aus dem ursprünglich geplanten Aufenthalt von drei Wochen geworden. Er verlässt den Zauberberg und kehrt aus dem Hochgebirge ins Flachland zurück. Nicht geheilt, der »Donnerschlag«[338] des Krieges entreißt den jungen Mann der weltabgewandten Sanatoriumsgesellschaft. Castorp zieht in die Welt der Schützengräben, als Soldat im Kampfgetümmel verliert ihn der Leser aus den Augen. Dass er dort den Tod findet, ist angedeutet, aber nicht sicher. Der Bürger, so stolz auf seine Besonderheit, verschwindet in der Masse.

Der Zauberberg sollte ein Werk des Neuen, des Gesunden werden, der Menschenfreundlichkeit und Lebensbejahung. Nun hatte Thomas Mann doch wieder eine Verfallsgeschichte geschrieben, einen Roman, in dem »wieder der Tod geliebt wird«.[339] In dem die Schwindsucht zum Ausdruck einer Krise des Bürgertums gerät. Zum Abbild einer Schicht, die sich selbst und ihre Werte als überlebt empfindet, als zum Untergang verurteilt.

Denn all die Selbstgewissheiten, auf denen der Bürgerstolz beruhte, waren längst erschüttert und brüchig geworden. Der Platz des Bürgers in der Gesellschaft erschien zunehmend fragwürdig.[340]

Von unten drängte eine neue Schicht ins Bürgertum; stetig wuchs die Zahl der unteren Angestellten, der einfachen Bürokräfte, der Tippmamsells und Verkäuferinnen. Sie standen für eine minderwertige Kultur, die dem Menschen keinerlei Selbstreflexion mehr abforderte, sondern nur oberflächliche Unterhaltung versprach. Statt Romane zu lesen oder ins Theater oder in die Oper zu gehen, strömten die Angestellten ins Kino! Die bürgerliche Hochkultur schien verurteilt, in einer nivellierten Massenkultur unterzugehen.[341]

Noch bedrohlicher aber war, dass das Industrieproletariat, die am schnellsten wachsende Bevölkerungsgruppe, offenbar antrat, die alte Ordnung zu zerstören. Die Idee des Liberalismus beruhte auf der Gestaltungskraft einzelner, verantwortungsbewusster Bürger. Wie aber sollten sich die Gebildeten und Besitzenden gegen den Ansturm des neuen vierten Standes, der vor allem als diffuse wütende Masse wahrgenommen wurde, behaupten und schützen? In den Augen des Bürgertums wuchs das Schreckgespenst der »roten Gefahr« zu gigantischer Gestalt.[342]

Immer seltener noch gelang es dem Bürger, sich als selbstgewisser Gestalter eines Lebens aus eigener Kraft und nach eigener Vorstellung zu sehen. Immer weniger hatte er das Gefühl, sein Leben selbst schreiben zu können wie einen Roman. Seine Individualität, seine Besonderheit, auf die er so stolz war, schien sich in der Massengesellschaft aufzulösen.

Je bedrohter der Bürger seine Stellung empfand, umso starrer hielt er an der Vorstellung fest, Träger des stolzen humanistischen Erbes der Vergangenheit zu sein und es verteidigen zu müssen. Umso hartnäckiger beanspruchte er die Deutungshoheit über den »guten Geschmack«. Die bürgerliche Wertewelt verlor ihre Prägekraft, erstarrte und verflachte. Wurde mehr und mehr Attitüde, Pose.

Mag das Sanatorium als letztes Refugium erscheinen, die Krankheit als Fluchtraum, in dem sich der Bürger noch einmal seiner Besonderheit, seiner Bildung versicherte, *Der Zauberberg* lässt keinen Zweifel daran, dass es sich längst um eine Lebenslüge handelt. Seine Krankengesellschaft ist Abbild einer Schicht, deren Gestaltungskraft ermattet ist. So wie die Krankheit aufhörte erhaben, interessant, erlesen zu sein, so verblasste der Nimbus der Bürgerwelt, die sich in ihren Attributen spiegelte.

Thomas Mann hat seinen Roman 1925 in einem Brief an Arthur Schnitzler eine »antiromantische Desillusionierung« genannt.[343]

Der Zauberberg ist ein Abgesang auf die Sanatorien. Auf die romantisch erhabene, vornehme Schwindsucht. Auf eine Welt von gestern, eine Gesellschaft, die weniger an einer tatsächlichen Krankheit leidet als an sich selbst, einer allgemeinen Lebensmüdigkeit und Erschöpfung. Die Epochenkrankheit Stumpfsinn hat sie befallen, Gereiztheit, auch Langeweile und Gleichgültigkeit, der *démon ennui*.

Das haben auch andere so empfunden und bezeugt. Etwa der junge Georg Heym, der 1910 in einer Tagebuchnotiz festhält: »Es ist immer das gleiche, so langweilig, langweilig, langweilig. Es geschieht nichts, nichts, nichts. Wenn doch einmal etwas geschehen wollte, was nicht diesen faden Geschmack von Alltäglichkeit hinterlässt (…) sei es auch nur, dass man einen Krieg begänne, er kann ungerecht sein.«[344]

Die Schwindsüchtigen sind Abbild der untergehenden bürgerlichen Gesellschaft. Alle sind schwächlich, untauglich, versehrt. »Die Welt des *Zauberbergs*«, schrieb der Literaturwissenschaftler Hans Mayer, »erwies sich als unheilbar.«[345]

TEIL III

Krankheit der Proletarier

Das romantisch verklärte Bild von der veredelnden Schwindsucht konnte nur entstehen, als sie noch nicht zur Seuche der Massen geworden war. Doch selbst als sie längst Volkskrankheit war, wurde in Literatur, Oper und Kunst noch eine Weile elegisch schön gestorben. Noch dann, als das Leiden ganz unten die idealen Bedingungen für seine Ausbreitung gefunden hatte: bei den Arbeitern, den Elenden.

Die Schwindsucht wurde zur »Proletarierkrankheit« schlechthin.[1] Und zu einer der häufigsten Ursachen für Invalidität und Tod von Menschen im arbeitsfähigen Alter.

Ihren Siegeszug als Massenkrankheit begann die Schwindsucht in England.[2] Mit der Erfindung der Niederdruckdampfmaschine im Jahr 1765 und der »Spinning Jenny«, einer Feinspinnmaschine, die statt einem Faden acht und später achtzig und mehr Fäden verarbeiten konnte, begann die industrielle Revolution. Sie machte England zur »Werkstatt der Welt«.[3] Neue Industriezentren entstanden, in die Menschen strömten, die nicht mehr hatten als ihre Arbeitskraft. Sie lebten von der Hand in den Mund, schufteten in elendsten Verhältnissen und hausten in Massenquartieren nahe den Fabriken. Menschenkraft war Wegwerfware, konnte jederzeit durch neue ersetzt werden.

Arbeiter waren billig, am billigsten Frauen und Kinder, die oft nicht älter als sechs oder sieben Jahre alt waren. Zu Tausenden arbeiteten sie in den Fabriken, zwölf bis 14 Stunden täglich standen sie an den Maschinen. Viele der geschundenen und unterernährten Kinder und Frauen litten an der Schwindsucht. Zeitgenössische Berichte schildern, dass in den Arbeitsräumen ständig gehustet und gespuckt wurde. Seit 1780 stieg die Zahl der an Schwindsucht Erkrankten in England dramatisch an. Englands Ärzten war die Krankheit so vertraut, dass bereits 1814 – lange vor Paris oder Berlin – das erste Spezialkrankenhaus für Lungenleiden mit achtzig Betten eröffnet wurde.[4]

Im Vergleich mit dem Pionierland England startete Deutschland verspätet, zwischen 1830 und 1850, in das industrielle Zeitalter. Umso stürmischer aber war der Verlauf, den die Industrialisierung dann ab 1870 mit der Reichseinigung nahm. Das Ruhrgebiet wuchs innerhalb weniger Jahrzehnte zum größten industriellen Ballungsraum Europas heran. Zwischen 1870 und 1914 wandelte sich Deutschland endgültig von einer Agrar- in eine Industriegesellschaft, ja wurde zur führenden Industrienation auf dem Kontinent.

In Massen brachen die Menschen in der zweiten Hälfte des 19. Jahrhunderts aus den landwirtschaftlichen Regionen des Ostens auf, aus Posen, Schlesien, West- und Ostpreußen und Polen, um in den neuen industriellen Ballungszentren, etwa im Ruhrgebiet oder in Berlin, Arbeit zu suchen. In Duisburg war 1910 jeder sechste Zuwanderer außerhalb des Deutschen Reiches geboren.[5]

Die explosionsartig wachsende Bevölkerung verwandelte das Gesicht der Städte. Um die Jahrhundertmitte hatten die meisten noch nahezu dieselbe Ausdehnung wie im Spätmittelalter und der Frühen Neuzeit. In kürzester Zeit wucherten die Städte nun über ihre alten Begrenzungen hinaus. Während 1871 noch nicht einmal ein Viertel der Bevölkerung des gerade erst entstandenen Deutschen Reiches in Gemeinden mit mehr als 5 000 Einwohnern lebte, war es 1910 fast die Hälfte.[6]

Die jüngste, dynamischste, am schnellsten wachsende Metropole Europas aber war spätestens 1871 Berlin.[7] Die alte königliche Residenz-, Beamten- und Garnisonsstadt, die in der ersten Hälfte des 19. Jahrhunderts noch von biedermeierlicher Beschaulichkeit war, wurde 1877 Millionenmetropole, 1905 lebten schon mehr als zwei Millionen Menschen in der Kapitale. Berlin wurde zur Retorte der Moderne. Und das größte Industriezentrum Deutschlands: mit Standorten von Siemens, Borsig, Agfa und AEG. Die Stadt hatte einen nahezu unbegrenzten Bedarf nach Arbeitskräften.

Abseits der breiten Prachtstraßen und prunkvollen Villenviertel, hauptsächlich in den ärmeren Vorstädten im Osten und Norden des alten Zentrums, entstand das proletarische Berlin, eine Welt der Mietskasernen, der Hinterhöfe und des Wohnungselends.

Die Mieten in Berlin waren hoch und stiegen beständig. Sie verschlangen einen großen Teil des Lohnes und zwangen Arbeiterfamilien, auf kleinstem Raum zu hausen. Es gibt zahlreiche Schilderungen, die alle von Elend, Krankheit und Enge, von feuchten Wohnungen und katastrophalen hygienischen Zuständen erzählen.[8]

Bei der ersten Berliner Volkszählung von 1861 wurde festgestellt, dass mehr als zwei Drittel der Bevölkerung in Wohnungen mit höchstens zwei Zimmern lebten. Und fast die Hälfte aller Wohnungen hatte nur ein einziges Zimmer, das geheizt werden konnte.[9] Meist war es gleichzeitig Küche, Wohn- und Schlafstube. Die Toilette lag auf dem Treppenabsatz oder im Hof und musste manchmal für mehr als vierzig Personen ausreichen. Licht und Luft bekamen die Wohnungen oft allein über Lichtschächte – wenn sie nicht eh im dunklen Keller lagen. Jeder zehnte Berliner lebte 1880 in einer Kellerwohnung.[10] Großfamilien hausten dort unterhalb des Wasserstandes der Spree, inmitten von Schimmel und stinkendem Modergeruch.

Doch als überfüllt wurde eine Wohnung in Berlin erst bezeichnet, wenn sie bei höchstens einem heizbaren Zimmer fünf oder mehr Bewohner, bei zwei heizbaren Zimmern elf oder mehr Personen beherbergte. Obwohl die Vorgaben äußerst weit gefasst waren, galten in Berlin und dem damals noch eigenständigen Charlottenburg 1895 mehr als 13 Prozent aller Wohnungen mit nur einem heizbaren Zimmer als überfüllt.[11] Um die Jahrhundertwende war Berlin die am dichtesten bevölkerte Stadt der industrialisierten Welt. [12]

Wer die Miete trotz peinigender Enge nicht bezahlen konnte, nahm Schlafgänger auf, denen allein eine Ruhegelegenheit untervermietet wurde. Diese benutzten oft gleichzeitig oder nacheinander beim Wechsel von Tag- und Nachtschicht dasselbe Bett oder hatten einen Liegeplatz auf dem Fußboden. Das war, wie der Historiker Thomas Nipperdey schreibt, »Wohnen ohne Wohnung«.[13] 1880 beherbergten 15,3 Prozent aller Berliner Haushalte Schlafgänger – fast 40 000 Haushalte, die meisten von ihnen in den Arbeitervierteln gelegen.[14] Auch in Wien waren noch 1910 in mehr als 20 Prozent aller Wohnungen sogenannte Bettgeher mit untergebracht.[15] Familien und Fremde wohnten in kaum erträglicher Enge beieinander. In den Wohnungen herrschte meist ein ständiges Kommen und Gehen. Privatheit und Intimität waren unmöglich. Thomas Nipperdey fasst den Zustand zusammen: »Kochtopf und Nachttopf, Sexualität und Kinderaufzucht in einem Raum, keine Distanzen, wenig Dauer auch«.[16] Arbeiterfamilien waren kein Ort des liebevollen Beieinanderseins, des Rückzugs, sie waren vor allem eine Überlebensgemeinschaft.

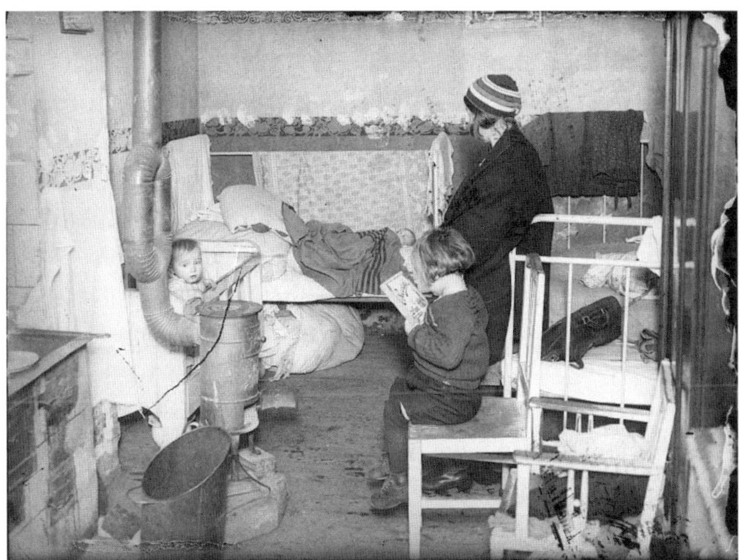

In den überfüllten, lichtlosen und feuchten Wohnungen der Ärmsten war die Schwindsucht besonders verbreitet.

Die Enge, in der beide Geschlechter zusammenlebten, weckte bei bürgerlichen Reformern die schlimmsten Sorgen und wildesten Fantasien. Sie fürchteten sexuelle Ausschweifungen, wenn nicht gar den Niedergang der Familie.

Tatsächlich waren sexuelle und häusliche Gewalt, Prostitution und Kindesmisshandlung in den überbelegten Wohnungen nicht selten.

In einer Broschüre der Sittlichkeitsvereine Deutschlands berichtete Pastor W. Philipps am Beispiel eines Hauses vom Wohnungselend in Berlin: »Äußerlich sah's aus wie eine Räuberhohle, und drinnen wurden gefunden 53 ungetaufte Kinder, 15 ungetraute Paare, 17 wilde Ehen, 22 Prostituierte mit einer großen Zahl Zuhälter. Im Laufe von zwei Jahren gingen durch dieses Haus hindurch nach amtlichen Angaben, ich betone dies, weil es unglaublich klingt: 540 Schlafburschen, 230 Verbrecher, 80 Huren; außerdem fanden sich 95 Konkubinate, 130 uneheliche Kinder; 25 Frauenzimmer hatten Kinder von verschiedenen Männern, manchmal von vieren [...] Im ganzen wohnten hier 250 Familien mit 2000 Personen, meist je in nur einer Stube.«[17]

Untermieter und Schlafgänger bedeuteten für die Arbeiterfrauen nicht nur mehr Arbeit im Haushalt. Für viele von ihnen waren die überfüllten Wohnungen auch Arbeitsplatz, an dem sie versuchten, der Familie durch miserabel bezahlte Heimarbeit ein Zubrot zu verdienen. Oft mussten sie bis in die Nacht hinein schuften.

Konnte eine Familie dennoch die Miete nicht zahlen, zog sie von einer trostlosen Wohnung in eine noch trostlosere um, in eine Kellerwohnung oder in einen soeben fertiggestellten, noch feuchten Neubau. »Trockenwohner«[18] nannte man jene Mieter, die eine frisch verputzte Wohnung gerade so lange bezogen, bis sie die Feuchtigkeit verloren hatte und an zahlungskräftigere Mieter vergeben werden konnte. Umzüge, mitunter jedes halbe Jahr, waren deshalb nicht selten. In Berlin wechselten in den Siebziger- und Achtzigerjahren des 19. Jahrhunderts ein Drittel aller Haushalte einmal im Jahr die Wohnung.[19] Oft verschwanden Mieter heimlich über Nacht, um ihren spärlichen Besitz wegzuschaffen, reichte meist ein Karren. Einen Ort, der wie die Bürgerswohnung auch ein Zuhause war, kannten Arbeiterfamilien nicht.

2. FRÜHER TOD

In den feuchten, dunklen und engen Wohnungen der Proletarier fanden die Erreger von Typhus, Cholera und Schwindsucht geradezu ideale Bedingungen vor. Der Berliner Medizinprofessor J. L. Casper beschrieb 1835, welchen Unterschied an Lebenszeit es ausmachte, ob ein Säugling in einer bürgerlichen Villa oder einer dunklen Kellerwohnung auf die Welt kam und aufwuchs. In »Sterblichkeitstafeln« zeigte Casper, dass von tausend Berliner Armeleutekindern nur 598 das zehnte, 486 das 35. und 226 das 60. Lebensjahr erreichten. Bei der gleichen Zahl von Adelsabkömmlingen waren es dagegen 938, 753 und 398. »Jahre und der Zufall, der ein Kind auf den Polstern des Begüterten geboren werden ließ, gab ihm ein Geschenk von achtzehn mehr zu durchlebenden Jahren mit auf den Weg, als dem anderen Kinde, das auf dem Strohlager der Bettlerin zur Welt kam!«[20] Der Hygieniker Friedrich Oesterlen taxierte zwanzig Jahre später die mittlere Lebensdauer der Industriearbeiter um ein Drittel, zuweilen um die Hälfte niedriger als die wohlhabenden Leute.[21]

Die »soziale Ungleichheit von Krankheit und Tod«[22] war im 19. Jahrhundert statistisch belegt und in der Öffentlichkeit bekannt. Oesterlen nannte 1851 das »einzige Privilegium« der Fabrikarbeiterschaft »das der Pesten und des Todes«.[23]

Die Volkskrankheit schlechthin war ab der Mitte des 19. Jahrhunderts die Schwindsucht. An ihr starben mehr Menschen als an jeder anderen Krankheit.[24] Nach Berechnungen Rudolf Virchows für Berlin »macht die Schwindsucht mehr als den neunten Theil aller Todesfälle, und von den an der Schwindsucht Gestorbenen gehören fast 80 pCt. den arbeitenden Klassen an«.[25]

Auch in den Sterbelisten der Stadt Wien war die Schwindsucht bereits seit der zweiten Hälfte des 18. Jahrhunderts so gegenwärtig, dass man sie die Wiener Krankheit, *Morbus Viennensis* nannte. 1815 starben in Wien 11 520 Menschen; rund ein Viertel davon, nämlich 2 859, erlagen der Schwindsucht.[26] Ihren Höhepunkt erreichte die Tuberkulosesterblichkeit in der Hauptstadt des Habsburgerreiches zwischen 1870 und 1880 infolge der desaströsen Lebensbedingungen des städtischen Proletariats.[27] Und, wie manche Ärzte vermuteten, aufgrund der leidenschaftlichen Hingabe ihrer Landsleute für den »teutschen Tanz«, den Walzer.[28] In der Schweiz starben um 1900 bei einer Bevölkerung von 3,4 Millionen jährlich knapp 9 000 Menschen oder 3,7 Prozent an der Schwindsucht. Erschreckend hoch waren die Zahlen bei den 15- bis 19-Jährigen. In diesem Alter war die Schwindsucht für 57,2 Prozent aller Todesfälle verantwortlich.[29]

Städte oder Stadtteile, deren Häuser und Wohnungen besonders viele Bewohner und Schlafgänger aufwiesen, hatten stets besonders hohe Tuberkulosesterbezahlen.

In einer medizinischen Schrift aus dem Jahr 1911 heißt es über Berlin: 688 Menschen, die an Schwindsucht gestorben waren, hatten bis zu ihrem Tod ein Zimmer mit drei Personen geteilt, 580 mit vier, 425 mit fünf, 229 mit sechs, 136 mit sieben, 45 mit acht, 25 mit neun und 15 mit mehr als elf Personen.[30]

Trotzdem sank die Tuberkulosesterblichkeit seit den Achtzigerjahren des 19. Jahrhunderts stetig, noch bevor Robert Koch den Erreger nachweisen konnte. Die Industrialisierung scheint ihre Verbreitung erst beschleunigt, dann aber auch zu einer Abschwächung geführt zu haben.

Höhere Löhne, bessere Wohnverhältnisse, ausgewogenere Ernährung, saubereres Trinkwasser und mehr Hygiene senkten die allgemeine Sterblichkeit. Die Tuberkulose folgte dieser Entwicklung. Bis um 1900 profitierten die Unterschichten davon zunächst wenig, bei ihnen führte die Krankheit noch lange die Liste der Todesursachen an. Dann aber besserte sich auch ihre Situation.[31] Entwarnung konnte deshalb aber noch lange nicht gegeben werden. Bis 1925 war die Tuberkulose für rund 10 Prozent aller Todesfälle verantwortlich.[32] Allerdings erlagen ihr nun immer häufiger nicht mehr junge, sondern alte Menschen.[33]

3. DIE KUNST ENTDECKT DIE ARMUT

Überall in Europa begannen sich Künstler im 19. Jahrhundert für das Thema Armut zu interessieren.[34] Aber erst nach 1830 schufen sie auch Gemälde, die das Thema in den Mittelpunkt stellten, statt wie zuvor Bettler nur als Randfiguren darzustellen und das Elend pittoresk in Szene zu setzen. Auch die Literatur befasste sich im 19. Jahrhundert mit den Beklagenswerten. Zu Beginn der zweiten Jahrhunderthälfte fanden vor allem Victor Hugos Gedichtbände und sein Roman *Die Elenden* eine große Leserschaft. Erzählt wird darin unter anderem die Leidensgeschichte der bis zu ihrem frühen Schwindsuchttod schuftenden jungen Arbeiterin Fantine, die durch ihr Kind in äußerste Not geraten ist. »Das Übermaß der Arbeit erschöpfte Fantine, der leichte trockene Husten wurde schlimmer«. Und schließlich: »Sie hatte fieberglänzende Augen und Schmerzen zwischen den Schultern. Sie hustete stark […]. Sie musste siebzehn Stunden täglich arbeiten […]«.[35] Für noch mehr Aufsehen sorgte in Deutschland Émile Zola, etwa mit dem Bergarbeiterdrama *Germinal*. Künstler wie Käthe

Kollwitz, Heinrich Zille oder Hans Baluschek wurden von ihm beeinflusst. In der deutschen Literatur konnte allein Gerhart Hauptmann eine vergleichbare Wirkung erzielen.[36]

Viele Maler und Literaten begaben sich nun in die Elendsquartiere, die Hinterhöfe, Obdachlosenasyle und Bordelle. Gleichzeitig schaudernd und fasziniert stiegen sie hinab in diese fremden Milieus, einige lebten, zumindest eine Zeit lang, in Arbeitervierteln. Oder versuchten sich selbst als Arbeiter in den Fabrikhallen, um die Realität ohne poetische Verklärung abzubilden.

Doch bei den meisten Künstlern blieb das Thema Armut nicht mehr als ein Sujet unter vielen. In Max Liebermanns Werk etwa war die Armeleutemalerei eine Episode, die ihm zeitweilig den Beinamen »Apostel der Hässlichkeit« und »Rhyparograph« (»Schmutzmaler«) einbrachte.[37] Weniger als ein Prozent der im Jahr 1890 in Berlin ausgestellten Bilder entstammte diesem Genre. Kaiser Wilhelm II., der eine Vorliebe für das Dekorative, Monumentale und Historische hatte, schmähte die Armeleutemalerei als Kunst, die »in den Rinnstein niedersteigt«.[38] Zu wenig Erbauung, zu viel Gosse. Gänzlich ungeeignet, das neue herrliche, kraftstrotzende Kaiserreich zu repräsentieren. Künstler, die »das Elend noch scheußlicher hinstellen, wie es schon ist«, kritisierte der Kaiser 1901 voll Abscheu, versündigten sich mit ihrer Kunst »am deutschen Volke«.[39]

Zudem verkaufte sich Armeleutemalerei schlecht. Presse und Publikum lehnten sie ab, da sie in diesen Werken keinen »Kunstgenuss« finden konnten.[40] Sie wünschten, wenn überhaupt, anekdotisch erzählende und moralisch belehrende Genreszenen, in denen das »einfache« Leben der Unterschichten idyllisiert wurde. Und volkstümlich-schöne, bescheidene, unschuldig in Not geratene Arme, für die man edles Mitgefühl empfinden konnte.

Zu den wenigen Künstlern, die den proletarischen Alltag zum Mittelpunkt ihrer Kunst machten, gehören Heinrich Zille und Käthe Kollwitz. In Kollwitz' Werken findet sich, abgesehen von einigen wenigen Portraits, kaum eine Grafik oder Zeichnung, die anderes darstellt als großstädtisches Elend.

Es ist das Milieu, in dem die Schwindsucht grassierte – nur selten aber wird sie in der Armeleutekunst ausdrücklich thematisiert.

In Thomas Theodor Heines Karikatur *Berliner Wohnungselend* etwa tröstet eine verhärmte Mutter ihre bis auf die Rippen abgemagerten Kinder: »Wenn ihr groß seid, kriegt ihr es um so schöner. Dann dürft ihr in das Lungensanatorium.« Es ist ein düsteres, giftiges Werk – das Werk eines Großbürgers.[41]

Zille, der als Inbegriff des Armeleutemalers gilt, musste nie wie ein anteilnehmender Tourist in der fremden Proletarierwelt auf Motivsuche gehen. Er war dort zuhause. Er hatte das Elend, in dem er um die Jahrhundertwende die Darsteller seiner Bilder fand, selbst erlebt.

4. HEINRICH ZILLE: VOM ARMELEUTEKIND ZUM ARMELEUTEMALER

Neun Jahre war Heinrich Zille alt, als seine Familie im November 1867 aus dem sächsischen Radeburg nach Berlin zog.[42] Auf der Flucht vor Gläubigern, fast ohne Geld, aber mit großen Erwartungen. Wie hunderttausend andere hofften sie, in der rasant wachsenden Industriestadt Arbeit zu finden. Die Familie Zille kam in unmittelbarer Nähe des Schlesischen Bahnhofes unter. Hier lebten die ganz Armen, das Lumpenproletariat. Die Familie Zille bezog eine Kellerwohnung – eine Stube, eine Küche. »Blutflecke zerquetschter Wanzen und in der Ecke ein Packen Stroh, das sollte unser Bett sein«, erinnerte sich Zille später.[43]

Heinrich Zille gelang was nur wenige schafften: Er stieg auf. Vom Volksschüler zum Lithografenlehrling, der Fürsten, Generäle, Heiligenbilder und röhrende Hirsche kopierte. Dann weiter hinauf zum gut verdienenden Angestellten, zum Drucker und Ätzer der Berliner Photographischen Gesellschaft, einer der bekanntesten europäischen Kunstanstalten, die alte Meister reproduzierte, aber auch zeitgenössische Kunst verkaufte.

Und er entwickelte sich vom unbeholfenen, wenig Talent zeigenden Freizeitmaler, der Pflanzen, Landschaft und Kinder vor seiner Haustür auf Papier brachte, durch eifriges Üben zum anerkannten

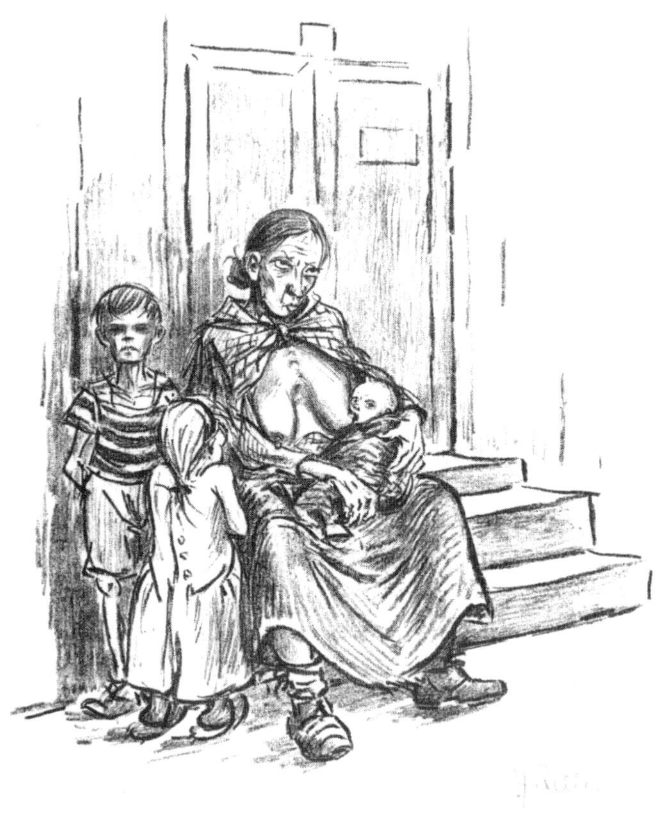

Heinrich Zille dokumentierte das proletarische Berlin, Armut und Verwahrlosung, wie auf der Lithographie *Hunger*.

Künstler. Zille ließ das Private hinter sich und begann Mitte der Neunzigerjahre des 19. Jahrhunderts, seinen eigenen Stil zu finden und seine Beobachtungen aus dem »dunklen Berlin« festzuhalten.[44]

Er zeichnete Berlin an seinen Rändern, die proletarische Hauptstadt mit ihren verwanzten Kellerwohnungen, Hinterhöfen, Kaschemmen und Bordellen. Mit schwungvollem Strich hielt er Trinkerei und Bettelei, Prostitution, Arbeitslosigkeit und Verwahrlosung fest, Menschen mit Armenkrankheiten wie Rachitis und Schwindsucht. Sich selbst überlassene, dreckige Kinder mit magerkrummen Beinen, erschöpfte Huren, vorzeitig gealterte Heimarbeiterinnen, Säufer, Zuhälter mit Schlägervisagen.

Noch war Zille nicht der allseits beliebte Witzzeichner und Humorist, sondern ein spröder Dokumentar, der mit seiner persönlichen Glaubwürdigkeit den sozialen Notstand seiner Zeit festhielt.[45]

Seine Bilder sind gleichzeitig bleiern lähmend und peinigend aggressiv. Etwa *Der Haussegen*, ein Werk, das so heißt, weil sich der lieblose Geschlechtsakt in dem ärmlichen Zimmer genau unter dem an der Wand hängenden Bild »Haussegen« vollzieht. Der Hausverwalter treibt die Miete ein, die die Näherin nicht mit Geld bezahlen kann. Oder *Der späte Schlafbursche*. Ein beengtes Zimmer ohne Fenster. In zwei Betten liegen fünf Kinder. Die Mutter stillt den Säugling. Die halbwüchsige Tochter wäscht sich nackt in einem Bottich. Genau in diesem Moment betritt der Schlafgänger den Raum, zwei Schnapsflaschen hängen ihm von den Schultern, Hemd und Hose stehen offen, deutliche Anspielung auf die sexuellen Übergriffe und Vergewaltigungen, die durch die Beengtheit begünstigt wurden.

»Man kann mit einer Wohnung einen Menschen genauso töten wie mit einer Axt« ist ein berühmter Ausspruch Zilles.[46]

In den Jahren zwischen 1900 und 1903 gelang Zille der künstlerische Durchbruch. Im Winter 1901 waren erstmals acht Zeichnungen und zwei Radierungen des bereits über 40-Jährigen auf der Schwarz-Weiß-Ausstellung der Berliner Secession zu sehen – jenes Künstlerkreises um Max Liebermann, der bald nach seiner Gründung zur mächtigsten aller oppositionellen, modernen Künstlergruppen der Hauptstadt wurde. 1902 wurde Zilles erste Einzelausstellung eröffnet, 1903 wurde er in die Secession aufgenommen. Da war seine naturalistisch-dokumentarische Zeichenkunst schon überholt. Aus Frankreich flirrte der lichte, glitzernd verschwimmende Impressionismus über die Grenzen. Und gegen die morbide und ornamentale Eleganz des Jugendstils wirkten Zilles Werke nur noch derb.

Einer großen Öffentlichkeit bekannt wurde Zille durch die Bilder, die er ab 1903 für die *Lustigen Blätter*, die Münchner Zeitschrift *Jugend* und den *Simplicissimus* zeichnete. Die Zeitschrift, deren Sinnbild die berühmte, zornig knurrende rote Bulldogge war, blieb bis zum Ersten Weltkrieg die bissigste und am lautesten polternde deutsche Satirezeitschrift.

Zille blieb bei seinem Milieu, ohne sich je vereinnahmen zu lassen. Er wurde niemals Mitglied einer Gewerkschaft oder einer Partei. Er war kein Umstürzler und Klassenkämpfer, er war ein Menschenfreund. Die Hartnäckigkeit, mit der er Elend und Not abbildete, war eine gewollte Einseitigkeit.[47]

Und Zille hat die Schwindsucht gezeichnet – als Proletarierkrankheit. Da ist das kleine Mädchen mit ausgezehrtem Gesicht, das sich damit brüstet: »Wenn ick will, kann ick Blut in den Sand spucken!« Da ist der kleine Junge, der vor einer Schlange vor der Armenküche den Blauen Heinrich anbietet.

1907, mit 49 Jahren, verlor Zille auf einmal seine Arbeit bei der Photographischen Gesellschaft. Nach dreißig Jahren war er plötzlich kein Angestellter mehr, sondern musste als freiberuflicher Presse- und Witzblattzeichner seine Familie ernähren. Weil der Markt der freiberuflichen Illustratoren hart umkämpft war, begann Zille, Kompromisse einzugehen, sich dem breiten Publikumsgeschmack anzupassen.

Seine düsteren Elendsbilder fanden immer weniger Abnehmer, Ziller zeichnete stattdessen saftig-folkloristische, witzige Zeichnungen aus dem Milieu. In seinen letzten Lebensjahren produzierte Zille kaum noch künstlerisch Bedeutendes.

Die Schwindsucht suchte nun auch Zilles Familie heim. Nach dem Tod seiner Frau sorgte die Schwiegertochter Anna für den Künstler.[48] Als diese an Schwindsucht erkrankte, schickte der besorgte

Zille sie zur Therapie ins schweizerische Arosa. Die Kur konnte ihre Krankheit nicht aufhalten. Sie starb mit 36 Jahren. Wenige Monate nach dem Tod ihres Schwiegervaters Heinrich Zille am 9. August 1929. Tausende Menschen begleiteten seinen Sarg. Da stand sein Name längst für ein derbes, aber frech dem Schicksal trotzendes Berlin. Bis heute.

5. DAS HOHELIED DER REINLICHKEIT

Wasser war lange nicht zum Waschen da. In der Frühen Neuzeit hielt man es sogar für gefährlich, da die Haut aufgeweicht und die geöffneten Poren durchlässig für Krankheiten wie die Pest seien. Ein ungereinigter Körper schien daher die beste Vorbeugung gegen Krankheit.[49]

Statt Bäder und Körperpflege wurden Aromata und starke Parfüms empfohlen, die den Körper, Wohnungen und öffentliche Plätze von Miasmen – als krankheitserregend gefürchtete schlechte Gerüche und Dünste aus dem Boden – säubern sollten.

Erst in der zweiten Hälfte des 18. Jahrhunderts veränderten sich offenbar Scham- und Peinlichkeitsgefühl, verfeinerten sich die Empfindungen, wurden Gerüche, die man bislang kaum wahrgenommen hatte, als unerträglich empfunden. Sauberkeit begann ein Bedürfnis zu werden. Allerdings war damit noch nicht unbedingt Körperhygiene gemeint, sondern die Reinigung des öffentlichen Raumes. Ein Anliegen, das mit beginnender Industrialisierung immer größere Bedeutung bekam.

Die Städte waren auf die dramatisch anwachsende Bevölkerung nicht vorbereitet. Weder auf ihre Versorgung mit Lebensmitteln und Wasser, auf den Bedarf von Wohnungen noch auf die Entsorgung von Unrat und Fäkalien durch Müllabfuhr und Kanalisationen.

Trinkwasser wurde vor allem aus Brunnen gewonnen oder aus nahen Gewässern zugeleitet.[50] Obwohl sich die Wasserqualität stetig verschlechterte. Bis in die zweite Hälfte des 19. Jahrhunderts wurden Abfälle und Abwässer in Gräben, Straßenrinnen, Flüsse, Seen oder Gruben geschüttet, sodass sie weggeschwemmt wurden oder versickerten. Nicht selten aber häufte sich der stetig anwachsende Unrat einfach auf den Straßen. Berlin etwa galt als eine der »übelriechendsten« Hauptstädte Europas. Reisende von hier ließen sich unweigerlich am Gestank ihrer Kleider erkennen, behauptete der britische Hygieniker Edwin Chadwick.[51]

Um die immer größer werdenden deutschen Städte zu säubern, wurde zwischen 1850 und 1875 eine Entwicklung eingeleitet, die heute »Daseinsvorsorge« oder »öffentliche Gesundheitspflege« genannt wird.[52] Es ging darum, die »kranken« Stadtteile zu assanieren, »gesund zu machen«.[53]

Dafür mussten die Städte vor allem erst einmal eine Infrastruktur schaffen. Geruch erzeugende und Krankheiten auslösende Abdeckereien und Friedhöfe wurden an die Peripherie verlegt, Straßenreinigung und Abfallbeseitigung neu und entschieden geplant. Den wesentlichen Kern der Hygienisierung bildeten Abwasserentsorgung und Zufuhr von Frischwasser. Sie sollten den Gestank in den Städten mindern. Und die Seuchengefahr einschränken.

Anlass, die Reinigung der Städte voranzutreiben, waren die immer wiederkehrenden Choleraepidemien.[54] Die Krankheit hatte sich von 1816 bis 1830 in Asien ausgebreitet, 1830 erreichte sie Russland und gelangte ein Jahr später über Hamburg nach England. Ihre Höhepunkte in Europa erreichten die Cholerawellen in den Jahren von 1848 bis 1850 und 1866 bis 1867. Danach ebbten sie ab. Die Seuche war bis dahin in Europa völlig unbekannt. Hilflos mussten die Ärzte ihrer schnellen Ausbreitung und ihrem dramatischen Verlauf zusehen. Wer infiziert war, erlitt heftigen unstillbaren Brechdurchfall. Mindestens zwei von drei Erkrankten starben innerhalb kürzester Zeit – ob sie ärztlich betreut wurden oder nicht, spielte keine Rolle.[55] In Berlin forderte die Epidemie 1831 fast 1500 Tote – unter ihnen Georg Wilhelm Friedrich Hegel.[56] Als Auslöser und Verbreiter der Cholera galten noch immer die Ausdünstungen des verunreinigten Bodens und nicht der kranke Mensch.

Rund zwanzig Jahre später als in England begannen in den Fünfzigerjahren des 19. Jahrhunderts einzelne deutsche Städte wie Hamburg, Berlin, München und Frankfurt Abwasserkanalisationen zu bauen, von denen die meisten allerdings den Anforderungen noch kaum genügten. Die meisten Städte blieben bis weit in die Achtzigerjahre untätig. In Berlin waren 1885/86 immerhin rund 90 Prozent aller Grundstücke an eine modernisierte Kanalisation angeschlossen.[57] In Hamburg pumpten die Wasserwerke noch bis 1894 ungefiltertes Elbwasser in die Leitungen.[58]

Ingenieure, Verwaltungsfachleute, Architekten und Ärzte begannen, die Verantwortung für die hygienischen Interessen der Allgemeinheit zu übernehmen. Gesundheit wurde im späten 19. Jahrhundert zur öffentlichen Aufgabe.

Die private Körperhygiene folgte der öffentlichen deutlich verzögert. Selbst im Bürgertum dauerte es, bis nicht nur die Wohnungen geputzt und die Kleidung gewaschen, sondern auch der Körper mit alltäglicher Selbstverständlichkeit gereinigt wurde.[59] Erst seit die Wohnungen mit fließendem Wasser versorgt wurden, konnte auch Körperhygiene zur Alltagsroutine werden. Das galt um 1900 für knapp die Hälfte der deutschen Bevölkerung.[60] 1895 gab es in München erst 3403 Badezimmer, 1900 waren es schon 10 965.[61] In Preußen mussten zu dieser Zeit immer noch 60 Prozent der Bevölkerung Brunnen, Zisternen und Flüsse nutzen.[62]

6. PRIVATE HYGIENE

Die Reinigung der Städte, des Bodens, des Wassers und der Luft sollte mit einer reinlichen Lebensführung einhergehen, gleichermaßen im hygienischen und moralischen Sinne. Der wirtschaftliche Liberalismus mit seinem Leistungsanspruch deutete Hygiene als Gesundheitsökonomie. Gesundheit galt als Kapital, das durch vernünftiges Verhalten gemehrt werden konnte. Als Grundlage des gesellschaftlichen Wohlstandes. Damit wurde sie gleichsam zur Bürgerpflicht.

Der gesunde Körper war nicht mehr sichtbarer Ausweis einer gottgefälligen, sondern einer von Mäßigung, Disziplin, Fleiß, Selbstzucht, Vernunft und Sittlichkeit bestimmten Lebensführung. Reinlichkeit und Gesundheit wurden eins, standen für Vernunft und Leistungsfähigkeit.[63] Moralisches Verhalten spiegelte sich in der äußeren Erscheinung des Körpers. Wer sich einer »vernünftigen Lebensordnung« unterwarf, durfte erwarten, lange und gesund zu leben. Wer allerdings dagegen verstieß, dem drohten Krankheiten und ein frühes Ende.[64]

Das neue Hygieneverständnis machte nun nicht mehr den Pfarrer, sondern endgültig den Hausarzt zum vertrauten Ratgeber und Wächter im bürgerlichen Haushalt. Die Familien der »gebildeten Stände« orientierten sich statt an religiösen Verhaltensvorschriften mehr und mehr an medizinischen Anweisungen zu Körperpflege, Reinlichkeit, gesunder Ernährung, sexuellen Fragen und Kinderaufzucht.[65] Der Arzt, der eine besondere Beziehung zur Hausfrau pflegte, wurde nicht mehr nur bei Krankheit gerufen, er war nun auch Fachmann für die richtige Lebensführung, gleichermaßen für Hygiene und Moral. Und erweiterte so die Grenzen seiner Zuständigkeit.

Die oftmals von Ärzten verfasste medizinische Populärliteratur wurde erfolgreich Teil des bürgerlichen Bücherschatzes.

Unterschiedlich bewertet wurden nun natürliche Krankheiten, die jeden unverhofft und unverschuldet heimsuchen konnten, und selbst verschuldete Leiden, »körperliche Folgen einer moralischen Nachlässigkeit oder moralischer Verbrechen«.[66] Dazu zählten vor allem Infektionskrankheiten wie Cholera, Diphterie, Typhus, Scharlach und Tuberkulose.[67] Gebrechlichkeit und Krankheit waren nun sichtbares Zeichen persönlicher Nachlässigkeit, der Kranke musste sich vorwerfen lassen, versagt, seine Gesundheit durch einen maßlosen, unziemlichen Lebenswandel mutwillig zerstört zu haben.[68] Ein Vorwurf, der vor allem auf die Industriearbeiter zielte.

Zunächst hatte sich das bürgerliche Hygienebewusstsein gegen den Adel gerichtet.[69] Für das aufstrebende, selbstbewusste Bürgertum war die Lebensweise der Hochwohlgeborenen naturwidrig und unsittlich; sie verurteilten sie als müßig, verschwenderisch und ungesund. Dem Adel, seinem Ränkespiel und seiner überholten Etikette setzte das Bürgertum seine Tatkraft und Bildung entgegen. Seiner Genusssucht und der äußeren Prachtentfaltung die inneren Werte. Dem vermeintlichen Verfall und Niedergang der Aristokratie standen seine Gesundheit als moralischer Verdienst, als Ausweis der Überlegenheit bürgerlicher Lebensart entgegen.[70]

Man unterstellte den Adligen, Körperpflege nur vorzutäuschen, mit allerlei »Mittelchen und Tübchen«, mit Pomade, Schminke und Parfüm fehlende Sauberkeit und Gesundheit zu übertünchen.[71] An die Stelle des schönen Scheins, der maskierten Äußerlichkeit sollte tatsächliche, natürliche Reinlichkeit treten.

Im 19. Jahrhundert aber wurden Sauberkeit und Hygiene immer mehr bürgerliche Kampfbegriffe, um sich vom Proletarier abzugrenzen. Dieser galt als unsauber, unangenehm riechend, musste zivilisiert werden, bedurfte dringend einer »Veredelung«. »Ein unreiner Mund und schmutzige Hände«, konnte man 1804 lesen, »sind sichre Merkzeichen, woran man den Pöbel erkennt …«.[72] Und an anderer Stelle: »Wir sehen daher überall, wo sich der Mensch zum Herdentier erniedrigt oder erniedrigen läßt, das primitivste Gebot der guten Art, die Reinlichkeit verlassen und vergessen.«[73] Unreinlichkeit und Unsittlichkeit lagen nur einen Schritt voneinander entfernt.

Damit wurden die schmutzigen und stinkenden Fabrikarbeiter gleichzeitig zu Objekten bürgerlicher Wohltätigkeit und Erziehung. Indem die Unterschichten Anleitung für eine gesunde, reinliche Lebensführung erhielten, sollten sie zu sauberen, fleißigen Untertanen geformt, gleichsam »eingebürgert« werden.[74]

Seit der Mitte des 19. Jahrhunderts schien die Hygiene ein Weg zu sein, auch die sozialen Probleme zu lösen. Sie versprach Anweisungen, »deren Anwendung die Erhaltung der individuellen und socialen Gesundheit, der Sittlichkeit, die Zerstörung der Krankheits-Ursachen, und die Veredelung des Menschen in physischer und moralischer Beziehung abzweckt«.[75] Für den Bürger war Sauberkeit zugleich Ausweis von Ordnung und Pflichtbewusstsein, Schmutz stand dagegen für Unordnung und Subversion, für Rebellion gegen gesellschaftliche Regeln. Der Kampf für eine allgemeine Sauberkeit war auch ein Feldzug gegen alles Unsittliche und Amoralische. Und für die gesellschaftliche Eingemeindung des Proletariers.

In den Unterschichten hielt sich der Glaube, körperlicher Schmutz schone die Haut und schütze vor Krankheiten, bis weit ins 19. Jahrhundert.[76] Sauberkeit und Hygiene waren zudem unbequem und kosteten Zeit. Vor allem aber fehlten den Proletariern schlicht die Möglichkeiten, dem bürgerlichen Vorbild nachzueifern. Ihre Löhne waren niedrig, auch die Frauen mussten arbeiten, damit die Familie einen Zuverdienst hatte, das Essen war minderwertig, es fehlten Seife, heißes Wasser, Bäder, genug Kleidung zum Wechseln. Stets war die Gesundheit gefährdet und somit die Arbeitskraft und das Auskommen der Familie bedroht.

Dass Arbeiter anfälliger für Krankheiten waren und ihre Lebenserwartung deutlich niedriger lag, wurde jedoch auf höchst unterschiedliche Weise erklärt.[77] Nur wenige Mediziner waren der Ansicht, die langen Arbeitszeiten, das immer weiter vorangetriebene Arbeitstempo und die überfüllten Fabrikräume, also die moderne industrielle Arbeit, rieben den Proletarier über seine Kräfte hinaus auf.

Als weitaus verhängnisvoller, verantwortlich für Krankheiten wie Skrofeln, Rachitis und Schwindsucht, galten die schlechte Ernährung und die beengten, dunklen Wohnhöhlen.

Diese elenden Lebensverhältnisse waren aus bürgerlicher Sicht jedoch nicht allein Folge des niedrigen Lohns. Verantwortlich war, darin zeigten sich die meisten Zeitgenossen einig, das unangepasste Verhalten der Unterschichten: ihre Gleichgültigkeit gegenüber Schmutz, Unordnung, fehlende Sesshaftigkeit, sexuelle Zügellosigkeit, ihr »planloses Fortpflanzungsverhalten«[78], Lottospiel, mangelnde Selbstkontrolle und Mäßigung.[79] Dazu der allzu häufige Besuch der Kneipe, wo sich der Mann nicht nur politisch radikalisierte, sondern seine Arbeitskraft ruinierte. Es war der Arbeiter selbst, der seine Gesundheit fahrlässig aufs Spiel setzte, Schuld an seinen elenden Lebensbedingungen trug. Armut und Not durften nicht als Ausrede für Schmutz und mangelndes Pflichtbewusstsein gelten.

Hatte die Hamburger Armenverwaltung gegen Ende des 18. Jahrhunderts den Kranken und Gebrechlichen noch »Achtung und Mitleiden« entgegengebracht, hieß es bereits 1817 in einem Bericht:

»Wie viele Kranke müssen wir heilen, die sich in den Krügen die Wassersucht, auf den Tanzsälen die Schwindsucht und in anderweitiger liederlicher Lebensart den ersten Krankheitsstoff holten?«[80] Der Berliner Charité-Arzt E. Wolff bezeichnete das »Branntweintrinken« als »Grundlage der Arbeitsscheu, des physischen Unvermögens zur Arbeit« und ordnete dem Laster die Krankheiten »Lungenschwindsucht« und »Epilepsie« zu.[81] Vor allem die Tuberkulose galt immer mehr als »Schmutzkrankheit«, als Folge mangelnder Körperhygiene.[82]

Mediziner spielten bei der Diffamierung der Unterschicht eine wichtige Rolle. Selbst liberale und sozialreformerische Ärzte sahen auf die Proletarier mit einer Mischung aus Mitleid, Arroganz, Verachtung und Ekel hinab.

Der arme Kranke war nicht mehr gottgewolltes Objekt barmherziger Fürsorge, sondern der moralisch verwerfliche Bodensatz einer Gesellschaft, in der jeder Einzelne, so der bürgerliche Leistungsethos, mit Fleiß und Tüchtigkeit sein Leben selbst gestalten, den sozialen Aufstieg erreichen konnte.[83]

Wenn die Unterschichten aber auch durch ihr eigenes Fehlverhalten in Elend und Krankheit lebten, mussten sie dazu erzogen werden, ihr Verhalten zu ändern. Der bürgerliche Wertekanon sollte auch für sie gelten. Eine Erziehung zu Gesundheitsbewusstsein, Hygiene, häufigem Waschen, Sauberkeit der Wohnung und der Kleider, zu Nüchternheit, Sparsamkeit, Ordnung, Mäßigung und einer sorgsamen Haushaltsführung konnte, so die bürgerliche Erwartung, selbst in ärmlichsten Verhältnissen Wunder bewirken.[84]

Und sie kostete die Gesellschaft weniger als die Beseitigung sozialer Missstände und schlechter Wohnverhältnisse.

Die Hygienisierungsfeldzüge des 19. Jahrhunderts richteten sich dabei vor allem an städtische Arbeiterfrauen.

Immer wieder beklagten Ärzte, Pfarrer und Beamte, dass diese nicht mit dem Lohn zu haushalten wüssten und ihn für falsche Dinge ausgäben.[85] Statt ein gesundes, stärkendes Mahl zuzubereiten, stellten sie nur Brot und Kartoffeln auf den Tisch. Statt nahrhafter Milch trank die Familie dünnen Kaffee. Vor allem aber wurde das Geld, mit dem man für ein eiweiß- und fettreiches Essen sorgen könnte, für Zucker, Tabak und Alkohol verschwendet. Vor allem Bier gehörte offenbar zu den Grundnahrungsmitteln und verschlang rund ein Fünftel des Arbeitereinkommens.[86]

Arbeiterfrauen sollten nun angeleitet werden, vernünftig und maßvoll zu wirtschaften, die Wohnung zu reinigen und zu lüften; lernen, welch gefährliche Rolle schmutzige Gardinen und Staub für die Übertragung der Schwindsucht spielen konnten.

Die Aufgabe, die Proletarierfrauen zu erziehen, wurde zu einem nicht unwesentlichen Teil an Bürgersfrauen übertragen. Sie wurden damit nicht nur zu Komplizinnen der Mediziner, für sie bot dieses Amt eine sinnstiftende, oft erfüllende Tätigkeit. Sogenannte Frauenvereine und »wohltätige Damen« begannen in der zweiten Hälfte des 19. Jahrhunderts mit missionarischem Eifer damit, ihre hygienischen Kenntnisse und ihre bürgerlichen Werte von Frau zu Frau, von Bürgerin zu Arbeiterin weiterzugeben, um aus ihr eine »brave Hausfrau« zu machen.[87] Von 38 Berliner Wohltätigkeitsvereinen im Jahr 1894 waren mindestens 24 reine Frauenvereine.[88]

Die Erziehung der Proletarier zur Reinlichkeit schien dringlich, da von ihnen nicht nur eine ständige Seuchen- und Ansteckungsgefahr für das saubere Bürgertum ausging. Die rasant wachsenden Arbeitermassen selbst bildeten in ihrer Andersartigkeit in den Augen der Bürger einen gesellschaftlichen Stör- und Fremdkörper, gleichsam eine soziale Krankheit.

Es galt, durch Gesundheitserziehung und Hygienisierung den »sozialen Krankheitsstoff« zu entschärfen, ja, die »classes dangereuses« politisch zu befrieden.[89]

Das Gesundheitsideal des Bürgertums durchzusetzen war auch deshalb wichtig, weil Volkswirtschaft und Wehrkraft bedroht schienen. Die »unaufgeklärten« Schichten sollten ja leistungsfähige Arbeitskräfte und Soldaten stellen. Vor allem in Industrieregionen war die Zahl der Militärpflichtigen, die wegen »Gebrechen« für untauglich befunden wurden, dramatisch hoch. In manchen Gegenden Sachsens mussten fast 80 Prozent der Gemusterten nach Hause geschickt werden.[90]

Die Arbeiter selbst erlebten die bürgerliche Erziehungsmission zunächst einmal vor allem als Kontrolle und Bevormundung. Als

Versuch, über die Themen Gesundheit und Reinlichkeit vor allem angepasstes Verhalten durchzusetzen. Tatsächlich aber profitierte die städtische Unterschicht durchaus von der Hygienisierung von Wohnung, Kleidung, Nahrung, von Krankenhäusern, Massenunterkünften, von Gewerbe, Wasser und Kanalisation. Die Lebensverhältnisse der Industriearbeiter verbesserten sich, Krankenstand und Kindersterblichkeit sanken, ihre Lebenserwartung stieg.[91]

Deutlich schärfere Züge erhielten öffentliche Diskussion und die Hygienebestrebungen nach der Jahrhundertwende durch ein neues Argument: die »Erhaltung und Mehrung der Volkskraft«[92], welche von sozialdarwinistischen, rassentheoretisch-eugenischen, zivilisationskritischen und lebensreformerischen Theorien propagiert wurde. Gesundheit wurde zur höchsten Pflicht gegenüber der eigenen Person und dem Volk. Und immer öfter schloss sich daran die Frage an, wie mit den Verweigerern umzugehen sei, den »Minderwertigen«, die »auf Kosten der Gesunden« lebten.[93]

8. HEILSTÄTTEN FÜR DAS VOLK

Für die meisten Kranken war ein Aufenthalt im Sanatorium unerschwinglich. Sie konnten nicht in Länder reisen, deren Klima als heilsam galt, nach Ägypten etwa, an die luxuriöse Riviera oder in die exklusiven Kurorte der Schweiz, allen voran Davos. Für sie war die Schwindsucht ein auswegloses Verhängnis, das ihre berufliche Existenz und ihr Leben bedrohte.

Seit den Achtzigerjahren des 19. Jahrhunderts begannen insbesondere Mediziner dafür zu werben, Heilstätten für das einfache Volk, die Schwächsten der Gesellschaft zu schaffen. Der Sanatoriumsgründer Peter Dettweiler gehörte zu den Vorreitern einer Bewegung, die die soziale Ungerechtigkeit und die Nachteile der Herkunft zumindest ansatzweise ausgleichen wollte, indem sie bedürftigen Schwindsüchtigen ähnliche Heilungsangebote machte wie vermögenden. Um die allgemeine Volksgesundheit zu heben, sollten gerade die Ärmeren im Kampf gegen »Krankheit, Lebensverkürzung und Arbeitsschwäche«[94] aus ihrer gesundheitsschädigenden Umgebung geholt, zumindest zeitweise isoliert und zu einer gesünderen Lebensweise erzogen werden.

Professor Ernst von Leyden, ein Berliner Internist, machte die Schaffung von Volksheilstätten zum zentralen Thema des Zehnten Internationalen Medizinischen Kongresses, der im August 1890 in Berlin stattfand.[95] Er konnte nicht ahnen, dass auf ebendieser Veranstaltung die gerade erst begonnene Diskussion um die Heilstätten abrupt zum Stillstand kommen sollte. Robert Koch, Entdecker des *Mycobacteriums tuberculosis*, hielt auf dem Kongress einen Vortrag mit dem schlichten Titel »Über bakteriologische Forschung« und machte am Ende seiner Rede »über noch nicht abgeschlossene Versuche eine Mitteilung«.[96] Endlich habe er nach langer Suche ein Heilmittel entdeckt, das »nicht nur im Reagenzglas, sondern auch im Tierversuch das Wachstum der Tuberkelbazillen aufzuhalten imstande ist«.[97]

Obwohl Kochs Mitteilung äußerst vorsichtig formuliert war, feierten sie die Kongressteilnehmer mit euphorischer Begeisterung, die ihren Höhepunkt bei einer Einladung des Senats ins Berliner Rathaus in »den wenig würdigen Szenen« eines Massenbesäufnisses erreichte.[98] Der Heilstättenarzt Felix Wolff erinnerte sich später an die Begegnung mit einem bekannten Hygieniker: »Er trat mir mit trübem Gesicht entgegen, voll Bedauern, daß ich wohl meine Anstalt wegen Heilung aller Lungenkranken werde schließen müßen, er werde sich eine Sammlung von Tuberkulosepräparaten und Kulturen usw. zulegen, da diese in kurzem zu den größten Raritäten zählen würden.«

Ein Heilmittel gegen die tödliche Volkskrankheit Schwindsucht! Damit würde tatsächlich auf einmal jedes Sanatorium, jede Heilstätte überflussig.

9. DER TUBERKULINRAUSCH

Wenige Wochen nach seinem Aufsehen erregenden Vortrag erschien am 13. November 1890 als Extraausgabe der *Deutschen Medizinischen Wochenschrift* Kochs Aufsatz »Weitere Mitteilungen über ein Heil-

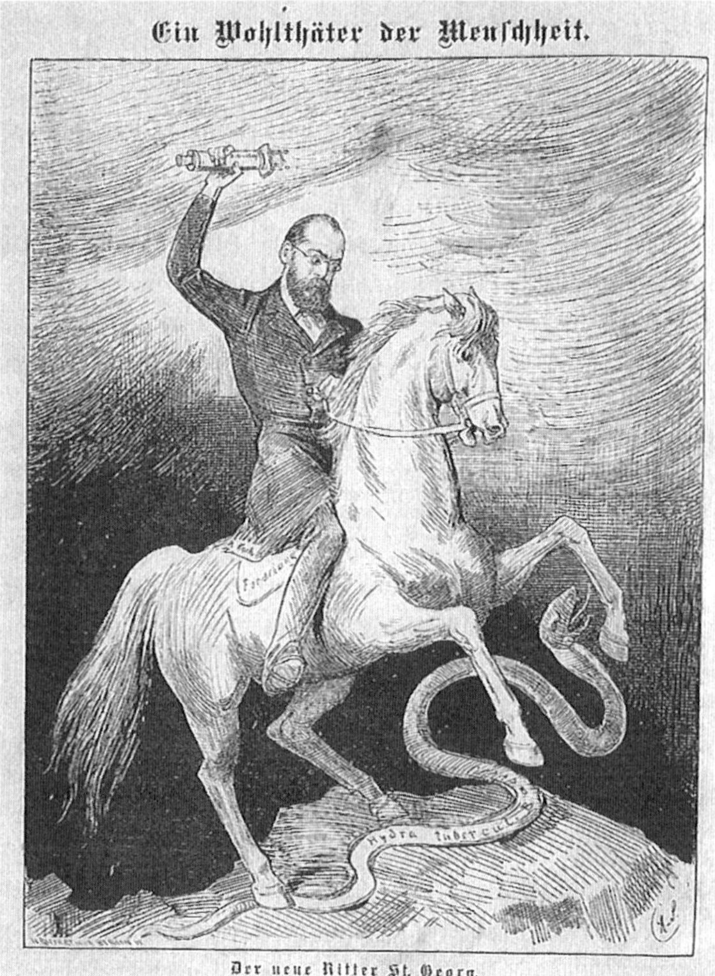

Auf dem Pferd der Forschung reitend bekämpft Robert Koch als neuer Ritter St. Georg die Hydra Tuberkulose.

mittel gegen Tuberkulose«. Er bezeichnete diese Mitteilungen zwar nur zurückhaltend als orientierende Übersicht, verkündete aber erstmals klinische Erfolge. Obwohl Koch das Mittel bislang an wenig mehr als fünfzig Kranken erprobt hatte, erklärte er es für ungefährlich. Es handele sich um eine Arznei, mit der nicht nur Hauttuberkulose, »sondern auch beginnende Phthisis mit Sicherheit zu heilen« sei.[99] Bei Kranken mit fortgeschrittener Tuberkulose hielt Koch zumindest eine Besserung für möglich. Über die Zusammensetzung des Medikaments verriet er nur, dass es »aus einer bräunlichen klaren Flüssigkeit« bestehe.[100] In eine Fußnote setzte er die genaue Anschrift, über die Ärzte das Heilmittel beziehen könnten.

Hinter Kochs merkwürdiger Geheimniskrämerei stand ein handfester Grund. Offenbar erhoffte er sich ein Monopol für die Herstellung – und erhebliche Einnahmen. Auf Basis einer geschätzten Tagesproduktion von 500 Portionen Tuberkulin erwartete er einen Gewinn von 4,5 Millionen Mark jährlich.[101]

Die Veröffentlichung von Kochs Artikel löste eine regelrechte Massenhysterie aus. Tausende Kranke konnten endlich auf Genesung hoffen!

Der »Tuberkulinrausch«[102] riss Ärzte aus aller Welt mit sich. Sie eilten in die deutsche Hauptstadt, um mehr über das neue Heilmittel zu erfahren. Bereits am 14. November, ein Tag nach Erscheinen von Kochs Beitrag, reiste Professor Johann Schnitzler, anerkannter Kehlkopfspezialist, Begründer der Wiener Allgemeinen Poliklinik und Vater des Schriftstellers Arthur Schnitzler, nach Berlin, um die Wirkung des »Kochins« zu studieren.[103] Berlin wurde, wie die *Vossische Zeitung* schrieb, »zum Wallfahrtsort für Ärzte aller Länder«.[104]

Vor allem aber kamen von überall her Schwindsüchtige, oft im letzten Stadium der Krankheit, um sich das Medikament spritzen zu lassen. In Berliner Pensionen, selbst in Kaffeehäusern entstanden »wilde« Tuberkulinheilanstalten. Der Wettlauf um das »Lebenselixier« war eröffnet. Da es nur in beschränkten Mengen verfügbar war, wurde es dadurch nur umso kostbarer. Der Preis für das Wundermittel stieg in unglaubliche Höhen. Für ein Gramm wurden bis zu 1 000 Dollar geboten.[105] Bald war es ausverkauft, sodass viele Patienten und Ärzte enttäuscht wieder abreisten.

Diejenigen Mediziner aber, die das Tuberkulin erhielten, konnten den Ansturm der Kranken kaum bewältigen. Was nun begann, war ein nie da gewesener, ein gewaltiger, massenhafter Menschenversuch. Das Tuberkulin, zu dieser Zeit noch Koch'sche Lymphe genannt, wurde sofort ohne Einschränkungen als Medikament eingesetzt: in den preußischen Universitätskliniken, in Lungenheilanstalten, Privatkliniken und Privatpraxen. Dabei wussten die Ärzte weder, wie das Heilmittel hergestellt wurde, noch, aus welchen Bestandteilen es sich zusammensetzte. Es gab keinen eindeutigen Nachweis seiner Wirksamkeit. Doch allzu lange, allzu hoffnungslos hatten die Kranken gelitten. Allzu groß war auch das Vertrauen in das Genie und das Prestige des berühmten Robert Koch.

Was mit Begeisterung begann, wurde blinde Euphorie. Die Fachpresse berichtete über bis dahin unvorstellbare Heilungen. Große Tageszeitungen veröffentlichten tägliche Kolumnen mit Überschriften wie »Dr. Koch« oder »Das Koch'sche Heilverfahren«.[106] Die *Deutsche Medizinische Wochenschrift* machte Koch in einer Illustration zum neuen »Ritter St. Georg«, der auf dem Pferd der Forschung reitend mit einem Mikroskop als Schwert die »Hydra Tubercul. Bacil« bekämpft.[107] Der Kranke kam auf diesem Bild nicht vor.

Bereits am 16. November verkündete die *Vossische Zeitung*: »Er [Robert Koch] hat der Welt ein sicheres Mittel gegeben, dem Würgeengel Schwindsucht den Kampf anzubieten, insofern das schreckliche Leiden, wenn nur seine Anfänge rechtzeitig erkannt und sachgemäß bekämpft werden, heilbar ist.«[108]

In Gedichten wurde Kochs Medikament hymnisch mit dem Manna des Alten Testaments verglichen.[109] Überall konnte man rote Taschentücher mit dem lorbeerumkränzten Portrait des Retters kaufen – neben Tüchern mit Bildnissen von Otto von Bismarck und Generalfeldmarschall Helmuth von Moltke.[110] Koch wurden Ehrenbürgerschaften und Orden verliehen, darunter das nur selten vergebene Großkreuz des Rothen Adler-Ordens, das außer ihm nur Bismarck, Moltke und der Archäologe Heinrich Schliemann erhalten hatten.[111]

In der Provinz wurden öffentlich vorgeführte Behandlungen zu Volksfesten, wie Alfred Grotjahn, Begründer der Sozialhygiene, über eine Feier in Greifswald berichtete: »Festrede des Internisten, Vollzug der Impfungen an ausgewählten Kranken, donnerndes Hoch auf Robert Koch! Es begann eben auch in der Medizin damals etwas laut herzugehen: Der Theaterdonner der Epoche Wilhelms II. hat auch Medizin und Hygiene nicht verschont.« [112] Der allgemeine Jubel wurde oftmals überlagert von nationalistischen Tönen: Koch hatte über den französischen Rivalen Louis Pasteur triumphiert!

Ohne Skrupel testeten Ärzte das Tuberkulin an meist ahnungslosen Patienten. Manche wählten gezielt todkranke Personen aus, um pathologische Proben nach deren Ableben zu erhalten. Selbst an schwindsüchtigen Kindern wurde das Medikament getestet – nicht um sie zu heilen, sondern um Erfahrungen zu gewinnen.

In Königsberg etwa behandelte ein Arzt ein tuberkulöses Kind »in einem absolut hoffnungslosen Zustand im letzten Stadium der Hirnentzündung« mit Tuberkulinspritzen, obwohl keinerlei Aussicht auf Heilung mehr bestand. Es ging dem Mediziner allein um die Erkenntnis, »ob dasselbe Schaden stiftete«.[113] Ein zweieinhalb Jahre altes Kind in Berlin, das mit einer tuberkulösen Hirnhautentzündung im Koma lag, erhielt das Tuberkulin nur aus dem Grund, dass es gefährliche Schwellungen hervorrufen konnte. »In diesem Fall, der sich uns im letzten Stadium der Krankheit anbot«, so hielt der verantwortliche Arzt fest, »war nun freilich der Tod sicher, und so entschloss ich mich, die Probe auf das Exempel zu machen.«[114] Kaum jemand protestierte gegen diese Menschenversuche. [115]

Das Massenexperiment endete in einem Desaster. Bald zeigte sich, dass Koch seine Versuche verfrüht veröffentlicht und zu viel versprochen hatte. Gegen Ende des Jahres schwand die Begeisterung. Dafür wuchs die Zahl der kritischen Berichte, in denen immer öfter Zweifel geäußert wurden. Das Tuberkulin verursachte schwere Nebenwirkungen wie langanhaltende Fieberschübe, Kollaps, Angina pectoris und Lungenödeme. Den Kranken ging es schlechter statt besser. Bei manchen Patienten löste die Behandlung Symptome aus, die so gravierend waren, dass sie diese kaum überleben konnten.

Schwindsüchtige, die noch nicht das finale Stadium erreicht hatten, starben; darunter ein Kleinkind in Berlin, das binnen 24 Stunden, nach nur einer einzigen Injektion, verstarb.[116] Selbst Patienten, die als geheilt galten, erlitten heftige Nebenwirkungen oder Rückfälle. Unter ihnen auch manche, auf die sich die Erfolgsberichte über das Tuberkulin berufen hatten.

Immer häufiger mussten Ärzte die Behandlung abbrechen. Selbst Unbeteiligten, wie dem damals zwölf Jahre alten Theodor Brugsch, blieb das Desaster nicht verborgen. Er erinnerte sich an ein Kaffeehaus, das zur Tuberkulintherapiestätte umgewandelt worden war: »… ich weiß nur von den damaligen täglichen Spaziergängen her, daß wenige Monate später Leichenwagen vor dem Haus hielten. So schnell, wie das Tuberkulose-Kur-Sanatorium eingerichtet und belegt worden war, so schnell war es auch völlig ›ausgestorben‹.«[117]

Kaum zwei Monate nach seiner Einführung forderten die ersten Ärzte, Koch solle veröffentlichen, woraus sich das Tuberkulin zusammensetze.

Am 15. Januar 1891 erwähnte Koch in einer zweiten, eher allgemein gehaltenen Publikation, dass es sich um einen in Glyzerin gelösten Extrakt aus Tuberkulosebazillenkulturen handele. Welche Substanzen in welcher Zusammensetzung das Heilmittel genau enthielt und welche im Einzelnen für die angekündigte Heilkraft verantwortlich waren, wusste er anscheinend selbst nicht. Mit seiner Verschwiegenheit hatte Koch offenbar nicht nur ein gutes Geschäft machen wollen. Er hatte auch sein eigenes Unwissen verdeckt.[118]

Das Tuberkulin wurde zur Blamage des prominentesten Bakteriologen Deutschlands. Der Verkauf von Koch-Devotionalien, von Tellern, Tassen, Aschenbechern und Pfeifendeckeln mit seinem Konterfei brach ein. Auch der »Tuberkulinrausch« flaute ab.[119] Doch obwohl Kochs Ruf schwer beschädigt war, fiel der berühmte Mediziner nicht. Am 8. Juli 1891 wurde er zum Direktor des Instituts für Infektionskrankheiten in Berlin ernannt, das heute seinen Namen trägt. In den folgenden Jahren forschte er weiter über Tuberkulose, Tuberkulin und Cholera. Dann über die Pest, Malaria und Typhus. 1905 erhielt er den Nobelpreis für Medizin für seine größte Leistung, die Entdeckung des Tuberkelbazillus.

Schon 1891 erklärte Peter Dettweiler selbstgewiss: »Leider erscheint mir die persönliche Aussicht, dass die bacilläre Lungenschwindsucht, diese complexeste aller Krankheiten, jemals durch ein bestimmtes Mittel geheilt wird, als eine geringe.«[120]

10. HEILSTÄTTEN – EIN NEUER ANLAUF

Für die Vorkämpfer, die auf die Errichtung von Lungenheilanstalten drängten, war das Tuberkulindebakel letztlich ein Glücksfall. Kurz nachdem das Ende ihrer Pläne gedroht hatte, konnten sie nun damit beginnen, sie zu verwirklichen.

Die erste Volksheilstätte Deutschlands wurde 1892 mit Unterstützung von Peter Dettweiler in einer leerstehenden Falkenheimer Villa bei Frankfurt eröffnet – ganz in der Nähe von Dettweilers Privatsanatorium. Die Anstalt sollte »unbemittelten lungenkranken Arbeitern die Möglichkeit einer Spezialbehandlung in einer ausschließlich hierfür bestimmten Heilanstalt« bieten.[121] Bald wurden weitere Heilstätten errichtet, etwa in Berlin, Dresden und Bremen – anfangs auf Initiative von Ärzten, bürgerlichen Philanthropen und Politikern, die aus sozialen, humanitären oder religiösen Motiven die Idee der Volksheilstätten propagierten.[122] Den Durchbruch erlebte die Bewegung, als 1894 die Landesversicherungsanstalten das Engagement von privaten Initiativen übernahmen oder ergänzten. Seit der von Otto von Bismarck in den Achtzigerjahren des 19. Jahrhunderts begründeten Sozialgesetzgebung verfügten sie über die nötigen Mittel. Teils trugen sie die Kosten für eine Kur, zum Teil bauten sie eigene Volksheilstätten. Denn es schien deutlich günstiger, die Ausgaben für Heilbehandlungen zu übernehmen, die die Arbeitskraft erhalten und die Verrentung der Kranken hinauszögern könnten, als womöglich über Jahre und Jahrzehnte ihre Invalidenrente zu übernehmen. Die Lungentuberkulose war damals verantwortlich für 30 bis 50 Prozent aller Verrentungen bei Versicherten im Alter zwischen zwanzig und vierzig Jahren.[123]

Dass sich Krankenkassen und Landesversicherungsanstalten an den Heilstätten beteiligten, führte zu einem regelrechten Gründungsboom. In nur drei Jahren, zwischen 1897 und der Jahrhundertwende, wurden 25 neue Heilstätten errichtet. Zwischen 1899 und 1901 wurden weitere 21 Anstalten neu gegründet.[124] Bis 1909 stieg die Zahl der Volksheilstätten auf die eindrucksvolle Zahl von 99, die zusammen über etwa 11 000 Betten verfügten.[125]

Auch für den Mittelstand, für Angestellte, Beamte, Handwerker, Selbständige und Beschäftigte des öffentlichen Dienstes entstanden Heilstätten.[126] Die Badische Anilin- und Sodafabrik (BASF) eröffnete 1893 die erste werkseigene Lungenanstalt, wofür ihr auf der Weltausstellung im Jahr 1900 in Paris die Goldmedaille verliehen wurde.[127] Etwa ein Drittel der bis zum Ersten Weltkrieg gegründeten Heilstätten wurden von den Landesversicherungsanstalten, die übrigen von Stiftungen, Vereinen und Kommunen betrieben.[128]

11. IN DER »HUSTENBURG«

Auch wenn die Privatsanatorien Vorbild für die Volksheilstätten waren, der gehobene bürgerliche Luxus blieb weiterhin den vermögenden Kranken vorbehalten. Eine Volksheilstätte sollte einfach und zweckmäßig gebaut sein, musste ohne hohe Kosten betrieben werden können und trotzdem eine erfolgreiche Behandlung ermöglichen.

Meist wurden mehrstöckige Massivbauten errichtet. Ihr Bau kostete im Vergleich zum Pavillonsystem vieler Privatsanatorien deutlich weniger. Die Patienten hatten meist keine eigenen Zimmer, sondern wurden in großen Krankensälen untergebracht.

Junge Menschen im Alter zwischen 21 und 30 Jahren bildeten die größte Patientengruppe.[129] Anders als die Privatsanatorien, die Patienten beiderlei Geschlechts aufnahmen und die daher den Ruf hatten, die bedenkliche Promiskuität der Kranken zu fördern, waren die Volksheilstätten meist entweder reine Frauen- oder weitaus häufiger Männeranstalten.[130] Während die vermögenden Kranken oft mehrere Monate und sogar Jahre in einem Privatsanatorium verbrachten, war für die Arbeiter zunächst ein durchschnittlicher Aufenthalt von zwölf Wochen vorgesehen, damit möglichst viele

Versicherte eine Heilbehandlung erhalten konnten. Weil die Kurdauer kürzer war, herrschte in den Anstalten ein ständiges Kommen und Gehen.[131] Eine »Zauberbergkrankheit«, jener behagliche Zeit- und Weltverlust, der durch die Sanatoriumsatmosphäre stimuliert wurde, war hier unbekannt.

Die Autobiografie von Moritz William Theodor Bromme ist ein seltenes Zeugnis, in dem ein Arbeiter seinen Aufenthalt und den Alltag in einer Volksheilstätte um die Jahrhundertwende schildert. Der 33 Jahre alte Fabrikarbeiter litt nach 15 Jahren »Staubschlucken«[132] in der Fabrik an der »Proletarierkrankheit« Schwindsucht und wurde von der Krankenkasse in die Sophienheilstätte, eine Männerheilanstalt bei Bad Berka an der Im, geschickt. Sie konnte knapp hundert Personen aufnehmen und wurde von den Patienten und den Bewohnern der umliegenden Dörfer »Hustenburg« genannt, ihre Insassen »Hustenburger«.[133]

Wie in den Privatsanatorien war auch in den Lungenheilstätten die Frischluftliegekur Mittelpunkt der Therapie. Durchschnittlich sechs Stunden pro Tag lagen die Patienten in deutschen Heilstätten. Balkone hatten diese nicht, für Arbeiter sollten Liegehallen den gleichen Zweck erfüllen. Der Begründer der Liegekur, Peter Dettweiler, konnte selbstzufrieden festhalten: »Selten hat wohl eine bedeutungsvolle ärztliche Maßregel so rasch mit so wenig Widerspruch in den Kreisen aller Beteiligten Eingang gefunden wie die Ruhekur, besonders die Luftliegekur bei der Lungenschwindsucht.«[134] Dabei verdankte sie ihren Siegeszug weniger herausragenden medizinischen Erfolgen. Es gab schlicht keine besseren Therapien.

Anders als in den Sanatorien, in denen die Patienten sorgfältig Temperatur maßen und jede Veränderung auf der Fieberkurve verfolgten, war für Unterschichtpatienten wie Bromme allein das Körpergewicht bedeutsam. Wie in den Privatanstalten war reichliche Ernährung wesentlicher Teil der Therapie, um die körperliche Widerstandskraft der Kranken wiederherzustellen. Zwar erhielten die Arbeiter kein annähernd so delikates Essen. Doch selbst das »einfache Mahl« der Heilanstalten war weit üppiger und nahrhafter als die kärglichen Speisen, die sonst in einer Arbeiterfamilie auf den Tisch kamen. Gerade zu Anfang der Bewegung war die Ernährung in den Heilstätten oft so reichlich bemessen, dass sie der Behandlung das Schimpfwort »Mastkur« eintrug.[135]

Wer an Gewicht zulegte, versprach gesundheitliche Fortschritte zu machen. Über das Essen schrieb Bromme: »Um 1 Uhr ist Mittagstisch [...]. Er besteht aus einer Suppe, dann abwechselnd Braten oder Gemüse und Fleisch. Die Fleischportionen sind so bemessen, dass zuhause davon eine ganze Arbeiterfamilie essen würde.«[136] Beeindruckt berichtete er von einem Patienten, der fünf Kilo in einer Woche zugenommen hatte. »Das letztere ist bisher freilich nur ein einziges Mal in der Heilstätte dagewesen.«[137]

Wirkliche Freude über das üppige Essen aber konnte Bromme nicht empfinden – zu Hause wartete seine Familie, um die er sich Sorgen machte. Während des Kuraufenthaltes wurde der Lohn zunächst nicht weiterbezahlt, sodass Frau und Kinder nicht versorgt waren. Das Krankengeld reichte nicht einmal für die täglichen Bedürfnisse einer Arbeiterfamilie aus.[138] »Mußte ich mir doch sagen, dass meine Frau sich selbst und 5 Kinder jetzt mit 5,25 Mark ernähren sollte, während ich täglich hinter vollen Schüsseln saß.«[139] Die meisten Patienten sehnten daher ihre Entlassung herbei, weil sie sich verantwortlich für die Versorgung ihrer Familien fühlten.

Aber auch weil der Alltag in der Anstalt mehr an Kaserne denn an Kurort erinnerte. Die Heilstätten waren meist abgelegen, es gab nahezu keinen Kontakt mit der Außenwelt.[140] Zäune und Tore sollten verhindern, dass die Patienten unerlaubt das Gelände verließen. Tagsüber durften sie sich nicht in den Schlafräumen aufhalten. Sie sollten ihre Zeit, wenn sie nicht in den Liegehallen ruhten, im Aufenthaltsraum oder im Spielezimmer verbringen. Oder sie durften Spaziergänge machen, allerdings nur auf genau festgelegten Routen. War die Zeit zum Spazierengehen vorbei, blieben die Tore geschlossen.

Rauchen, Trinken, der Besuch von Gaststätten und Kneipen waren verboten. Wer die Regeln verletzte, wurde nach Hause geschickt. »Wegen wiederholten Wirtshausbesuches mussten 14 Patienten entlassen werden, wegen wiederholter Verstöße gegen die Hausordnung und gegen die ärztlichen Vorschriften 6, wegen unverschämten Benehmens 3, wegen unheilbarer Sauberkeit und lügenhafter Briefe je 1«, hieß es im Jahresbericht 1898 der Lungenheilanstalt Schömberg in Württemberg.[141] Für Kranke, die wegen Verfehlungen entlassen wurden, zahlten die Landesversicherungsanstalten nicht noch einmal eine Heilstättenkur.

Die meisten Patienten verletzten die Anstaltsregeln aus Langeweile. Viele Möglichkeiten, sich die Zeit zu vertreiben, hatten sie nicht. Brettspiele konnten ausgeliehen werden. Kartenspielen war erlaubt, wenn es nicht um Geld ging. In der Patientenbibliothek gab es nur leichte Literatur, bevorzugt von Ludwig Ganghofer, Max Eyth und Wilhelm Hauff.[142] Bromme berichtet unter anderem von christlichen Volksbüchern, patriotischen Erzählungen, Werken von William Shakespeare und Friedrich Schiller, alten *Gartenlaube*-Jahrgängen, Kriegsgeschichten und einem 45 Jahre alten Brockhaus-Lexikon.[143] Im Lesesaal lagen Zeitungen ohne »ausgesprochenen Charakter« aus.[144] Sozialdemokratische Presse war verboten, genauso wie jede politische Betätigung innerhalb der Anstalt. Ein Grund, sich der Arbeiter anzunehmen, war schließlich, sie zu guten Bürgern zu machen und sie von klassenkämpferischen Ideen fernzuhalten.

Die große Mehrheit der Schwindsüchtigen war allerdings nie in einer Lungenheilstätte. 1914 versorgten die Anstalten nur etwa ein Zehntel der Lungenkranken. Das bedeutet, dass 90 Prozent der Kranken zu Hause litten und starben.[145] Entweder standen nicht genügend Betten zur Verfügung oder die Männer mussten arbeiten, solange ihre Kräfte nur irgend reichten, um ihre Familien nicht allein zu lassen. Oder sie waren bereits zu krank, um in eine Heilstätte aufgenommen zu werden.

12. KRITIK AN DEN HEILSTÄTTEN

Nach der Jahrhundertwende sahen sich die Heilstätten mit massiver Kritik konfrontiert, geäußert von Vertretern der wichtigsten medizinischen Spezialdisziplinen Bakteriologie, Soziale Hygiene und Chirurgie.

Einem Bakteriologen wie Robert Koch erschienen die Heilstätten weitgehend überflüssig. Für ihn war der Kampf gegen die Schwindsucht ein Kampf gegen den Erreger.[146]

Der Mediziner George Cornet, der an den Übertragungswegen der Tuberkulose forschte, warf den Heilstätten gleichfalls Erfolglosigkeit vor: »Der Kampf gegen die Tb. durch die Heilstätten ist nicht mehr wert, als wenn man einer Hungersnot mit Kaviar und Austern statt mit Brot und Speck abhelfen wollte.«[147]

Wie die Sanatorien nahmen auch die meisten Heilstätten nur leichte Fälle auf, nicht nur solche, die nachweisbar krank waren, sondern auch Patienten, die gefährdet schienen; solche, bei denen nur der Verdacht bestand, sie seien schwindsüchtig, und sogar manche, die sich von der Krankheit erholen sollten. Bei ihnen schien die Möglichkeit, ihre Arbeitsfähigkeit wiederherstellen zu können, besonders groß. Gleichzeitig erhöhten sie die statistischen Behandlungserfolge der Heilanstalten.[148] Kranke, bei denen eine Therapie aussichtslos schien, wurden sofort oder in den ersten Wochen zurück nach Hause geschickt. Selbst schwangere Frauen wiesen die Mediziner mitunter ab, wenn sie befürchteten, die Schwangerschaft werde den Krankheitsverlauf negativ beeinflussen.[149] Ein Heilstättenarzt schrieb, »der grässlichste Theil unserer Anstaltsthätigkeit ist das Zurücksenden armer, schwerkranker Leute«.[150] Die Kranken, oftmals ansteckende Offentuberkulöse, wussten spätestens jetzt, dass ihr Zustand hoffnungslos war. Von den Ärzten abgewiesen zu werden war wie ein Todesurteil.

Die Kritiker warfen den Heilstätten vor, nur die wenigen Leichtkranken, die für ihre Umgebung noch nicht gefährlich seien, aufzunehmen und aus ihrem Umfeld zu reißen, die infektiösen Schwerkranken dagegen zu zwingen, bei ihren Familien zu bleiben. Hier aber konnten sie ihre Angehörigen nicht schützen, sich nicht absondern, weil schlicht der Platz dafür fehlte. Die Bakteriologen forderten, nicht die Leichtkranken zu therapieren, sondern die Schwerkranken zu isolieren.

Der Immunologe Emil von Behring plädierte bereits 1903 dafür, »die hustenden Phthisiker von den noch gesund erscheinenden Menschen abzusondern und nicht in Heilstätten, sondern in Heimstätten unterzubringen in ähnlicher Weise, wie man früher die Aussätzigen in Quarantäne hielt«.[151]

Alfred Grotjahn, einer der führenden sozialen Hygieniker seiner Zeit und später Sprecher des gesundheitspolitischen Ausschusses der SPD im Reichstag, gehörte zu den schärfsten Kritikern der Heilstättenbehandlung. Sie könne ihr Versprechen, eine effektive Therapie gegen die Tuberkulose anzubieten, nicht einlösen. Die Entstehung der Heilstätten bezeichnete er als Ergebnis einer »an Schaumschlägerei grenzenden Propaganda«.[152] Sich Koch und Behring anschließend, ging er sogar so weit, Zwangsasyle für schwerkranke Tuberkulöse zu fordern, um die »Ansteckungsherde« zu isolieren.[153]

Die Kritiker waren zu renommiert, zu anerkannt, als dass die Heilstättenbewegung ihre Vorwürfe einfach hätte ignorieren können. Da die Anstalten nicht mit nachweisbaren Erfolgen dagegenhalten konnten, stieg der Druck weiter.

Die Heilstätten reagierten, indem sie nicht mehr eine klinische, sondern allein eine soziale oder wirtschaftliche, eine »relative« Heilung und »Besserung« in Aussicht stellten.[154] Erhielt ein Patient die Bestätigung, er sei genesen, galt diese Diagnose nun allein für den Zeitpunkt der Entlassung. Das hieß nicht mehr, als dass er sich bis dahin so weit erholt hatte, dass er an seinen Arbeitsplatz zurückkehren konnte – aber nicht, dass er tatsächlich gesund war und ein Leben ohne Einschränkung vor sich hatte.[155]

Die Statistik des Reichsversicherungsamtes, in der die Erfolge der Heilbehandlungen zwischen 1897 und 1914 festgehalten wurden, beschränkte den Heilungsbegriff auf einen Zeitraum von fünf Jahren, eine Zeitspanne, in der damit gerechnet werden konnte, dass der Entlassene wieder seiner Arbeit nachgehen konnte.[156] Damit erhöhte sich der statistische Erfolg der Heilanstalten bis auf 92 Prozent.

Mit der Diagnose »geheilt« kehrt der Patient in sein altes Leben, sein altes ungesundes Umfeld zurück. »Kurz, das eiserne Muß, den Hunger von der Familie fern zu halten, trieb mich schließlich doch wieder nach der alten Arbeitsstätte, in die Fabrik«, schrieb Bromme.[157] Ihm blieb keine Wahl. Innerhalb von zwei Jahren verschlechterte sich sein Gesundheitszustand erneut, wieder wurde er in die Anstalt eingewiesen. Und wurde nach der Kur mit dem gleichen Heilungsversprechen entlassen, um wieder in die Fabrik zurückzukehren. Während seines dritten Heilstättenaufenthaltes schrieb er seine Lebensgeschichte auf.

Die angeblichen Therapieerfolge, derer sich Anstalten und Versicherungen rühmten, waren nicht mehr als Momentaufnahmen. Die Ergebnisse der Nachuntersuchungen, die das Reichsversicherungsamt ebenfalls dokumentierte, zeichneten ein deutlich anderes Bild.[158] Nach Abschluss der Therapie wurde 81 Prozent der Patienten, die sich im Jahr 1908 einer Behandlung unterzogen hatten, ein Heilerfolg attestiert. Ende des Jahres 1909 waren nur noch 66 Prozent erwerbstätig, fünf Jahre nach dem Ende der Behandlung 48 Prozent. 30 bis 50 Prozent der Patienten starben innerhalb der ersten fünf Jahre nach der Kur.[159]

Die Kluft zwischen Anspruch und Wirklichkeit war gewaltig. Deshalb galt der Heilstättenbewegung nicht mehr die Heilung des Patienten als eigentliches Ziel der Anstalten, sondern die Infektionsprophylaxe, die Erziehung zu einer hygienebewussten Lebensweise. Was aber nur bei Kranken, die auf Gesundung hoffen konnten, sinnvoll sei, nicht bei Schwerkranken. Die Gesundheitserziehung avancierte von einer Ergänzung zum Mittelpunkt der Therapie.[160] Sie sollte dem Kranken vermitteln, verantwortungsvoll mit seiner Krankheit umzugehen, damit er keine anderen Menschen ansteckte.

Alles, was sich nur unter den Oberbegriffen Hygiene und reinliche Lebensführung zusammenfassen ließ, ob Sauberkeit von Wohnung und Kleidung, gesunde Ernährung oder der Verzicht auf Genussmittel, erklärten die Heilanstalten nun zu ihrer Aufgabe.[161] Die für die Industriearbeiter luxuriös wirkende Behandlung sollte sie nicht nur von einer hygienischen und moralischen Lebensweise, sondern überhaupt vom Sinn des bürgerlichen Lebensstils und seinen Werten überzeugen.

Ziel der Kur war es, aus einem »unwissenden …, teils schlappen und stumpfen, teils oberflächlichen und leichtsinnigen, teils abgemüdeten und verzagten Dutzendmenschen wissende, energische und dabei hoffnungsfrohe und frische hygienische Persönlichkeiten«, also »wohldisziplinierte Lungenkranke« zu machen.[162]

Der Tag der Patienten war durchgeplant vom Aufstehen bis zum Schlafengehen. Der Patient sollte daran »gewöhnt werden, auf ein bestimmtes Zeichen präzise zu den Mahlzeiten [zu] erscheinen [und] das Hungergefühl ... zu einer bestimmten Zeit ein[zu]stellen«.[163]

Die hygienische Erziehung sollte dafür sorgen, dass der Patient auch nach der Entlassung alles dafür tat, die wiedererlangte Arbeitsfähigkeit zumindest für einige Zeit zu erhalten. »Natürlich schärfte uns der Arzt dringend ein, die Abreibungen, das Mundreinigen, das Baden, die ausreichende Ernährungsweise möglichst fortzusetzen, den Alkoholgenuss zu vermeiden und vor allem den Hemdwechsel weiter zu pflegen«, schrieb Bromme.[164]

13. ÜBER DAS SPUCKEN

Nicht lange nachdem Robert Koch den Erreger der Tuberkulose entdeckt hatte, konnte die Wissenschaft, insbesondere durch die Arbeiten von George Cornet, den Auswurf als wichtigsten Übertragungsweg identifizieren. So äußerte Cornet, dass »die Infectionsgefahr der Phthisiker nur auf das durch Unreinlichkeit verstäubte Sputum zurückzuführen ist«.[165]

In der Anstalt sollte der Kranke dazu erzogen werden, die Verbreitung seines infektiösen Auswurfes zu verhindern, damit Gesunde nicht mit dem Sputum in Kontakt geraten konnten. Schwindsüchtige sollten nicht nur das »richtige Husten« lernen, sondern sich auch bewusst werden, dass sie sogar beim Sprechen und Küssen Bazillen verstreuten.[165] In einem Tuberkulose-Handbuch von 1911 hieß es: »Der Heilstättenaufenthalt bietet vor allen anderen Behandlungsmethoden den ungemein grossen und prophylaktischen Vorzug, dass der infektionstüchtige Kranke zu einer Husten- und Spuckdisziplin erzogen und gedrillt entlassen wird, die einem Versiegen der Infektionsquelle gleichkommt.«[167]

Bald aber war der Kampf gegen das Sputum nicht mehr nur Aufgabe der Heilstätten, sondern wurde zum öffentlichen Anliegen und Mittelpunkt aller Präventionskampagnen. Auch die Allgemeinheit sollte lernen, wie gefährlich »wildes Spucken« war. Die mangelnde

»Hustendisziplin« weiter Bevölkerungsteile wurde kritisiert.[168] Mit einer großen Anti-Spuck-Kampagne sollte gegen die »Volksunsitte«, insbesondere der städtischen Unterschicht, Sekrete und Schleim überallhin auszuspucken, angegangen werden. Auch das »Austreten« des auf den Boden gespuckten Sputums galt als gefährlich, da die Krankheit mit den Schuhen verbreitet werden konnte.

Die wichtigste Forderung aller Kampagnen war, überall Spucknäpfe aufzustellen. Sie wurde von der preußischen Regierung und der Berliner Polizei sofort aufgegriffen und in weiten Teilen Deutschlands übernommen. Öffentliche Gebäude und Einrichtungen erhielten Spucknäpfe, in Schulen, Behörden, Krankenhäusern, Fabriken, Kirchen, Wartesälen und Eisenbahnwaggons gehörten sie bald zum gewöhnlichen Bild. Schilder wiesen darauf hin, dass das Spucken auf den Boden verboten war.[169] Daneben sollten Merkblätter, Vorträge, Belehrungen in Schulen, Lichtbildervorführungen, Wanderausstellungen und Theaterstücke das Volk aufklären.[170]

Von den Kranken wurde peinlichste Sauberkeit erwartet. Wohnung, Kleidung und Körper sollten gewissenhaft rein gehalten werden. »Die Hände einschließlich der Nägel, die Zähne nebst der Mundhöhle sind häufig und gründlich zu säubern. Das Einführen von Fingern in Mund und Nase sowie das Kratzen im Gesicht sind zu unterlassen! … Kleidungsstücke sind stets sauber zu halten […]! Trockenes Fegen werde durch nasses Aufnehmen, nötigenfalls durch Scheuern mit heißer Soda- oder heißer Schmierseifenlösung ersetzt«, hieß es auf einem Berliner Tuberkulose-Merkblatt aus dem Jahr 1900.[171] Was auch immer der Kranke anfasste, anzog oder anhauchte, musste gründlich gesäubert werden.

In einer Dienstanweisung für Fürsorgeschwestern stand: Der Kranke »muss ferner ein eigenes Besteck, Geschirr, eigene Wäsche haben und darf dieselben niemals mit anderen teilen, besonders nicht mit Kindern … Der Kranke darf seine Kinder nicht küssen.«[172]

Im Bürgertum lösten die Aufklärungskampagnen geradezu hysterische Angst davor aus, angesteckt zu werden. Schon Koch hatte erklärt, dass zumindest an dichtbevölkerten Orten davon ausgegangen werden müsse, dass jeder mit Tuberkulose in Berührung komme.[173] Da aber niemand den Schwindsüchtigen erkennen konnte, musste sich jeder so verhalten, als sei der Nächste krank. Das Bakterium wurde zur unsichtbaren, überall gegenwärtigen Gefahr. »Allerdings hängen dem Tuberkulösen überall Sputumreste an, an Händen, Lippen, Bekleidung, an allem, was er als Werkzeug anfasst, anhustet, an den Mund nimmt, irgendwie benutzt; überall hin werden von ihm Bakterien geschmiert, stäuben von ihm Bakterien ab.«[174] Der Schwindsüchtige, insbesondere der proletarische Schwindsüchtige, war nicht mehr der bedauernswerte Leidende. Er erweckte nicht länger Mitleid, sondern löste Angst und Ekel aus. Er war zum bedrohlichen Bazillenstreuer geworden. Die Krankheit selbst zum Stigma.

Ein Leiden, das dermaßen eng mit der Unterschicht, mit Elend und Unmoral verknüpft war, taugte nicht mehr zur Idealisierung, zur Verklärung. Die Schwindsucht war vom Bürgertum in die Unterschicht abgestiegen und damit, zumindest aus bürgerlicher Perspektive, nicht mehr kunstwürdig.

Nur eine Kunst, die ausdrücklich gegen die propagierte Kunstschönheit des Bürgertums rebellierte, gegen das Erhabene, Edle, Aufrichtende, die nach einer neuen Sprache suchte, konnte die Krankheit auch auf neue Weise abbilden. Die künstlerische Moderne begann, die Schwindsucht nüchtern, ohne Pathos und Diffamierung als das darzustellen, was sie war: eine schreckliche, schwerstes Leid verursachende Krankheit, die Lebenswege und Familien zerstörte, die Menschen ihren baldigen Tod ankündigte, dem sie ohne Hoffnung entgegensehen mussten.

14. DIE NICHT MEHR SCHÖNEN KÜNSTE

14.1 *Arthur Schnitzlers Schwindsucht-Novelle* Sterben

Im 18. und 19. Jahrhundert war der Tod voller Schönheit. Zumindest in der »Hochliteratur«. Die ästhetischen, die literarischen Normen ließen nicht zu, dass das Lebensende hässlich und schreckenerregend dargestellt wurde.[175] Wenn dennoch eine Figur unter grässlichen Umständen starb, war es meist ein Unhold oder Verbrecher, dessen fürchterlicher Tod eine poetische Gerechtigkeit wiederherstellte – und den schönen Tod dagegen umso leuchtender und versöhnlicher hervortreten ließ.

In Friedrich Schillers Drama *Kabale und Liebe* tröstet die zum Freitod entschlossene Luise ihren Vater: »Nur ein heulender Sünder konnte den Tod ein Gerippe schelten; es ist ein holder, niedlicher Knabe, blühend, wie sie den Liebesgott malen, aber so tückisch nicht – ein stiller, dienstbarer Genius, der der erschöpften Pilgerin Seele den Arm bietet über den Graben der Zeit, das Feenschloss der ewigen Herrlichkeit aufschließt, freundlich nickt und verschwindet.«[176] Lieblicher kann man den Tod kaum darstellen.

Poetische Schönheit und Vernunft sollten dem Tod den Stachel, die Anstößigkeit nehmen, die Angst vor ihm bannen.

Das ändert sich erst um 1900. »Mit Beginn der literarischen Moderne«, schreibt der Literaturwissenschaftler Thomas Anz, »vollzieht sich gegen Ende des Jahrhunderts ein Prozess, in dem die literarische Norm, über den Tod schön zu sprechen, an Verbindlichkeit stark verliert, ja immer häufiger provokativ durchbrochen wird.«[177] Erst die Moderne, diese epochale Aufbruchsbewegung, schuf eine neue Ästhetik des hässlichen Todes, die gegen die klassisch-idealistische Darstellung rebellierte und auch in Opposition zu Dekadenz und Fin de Siècle stand, welche Verfall und Sterben in Bildern morbider Eleganz verklärten. Die beginnende Moderne schuf Krankheits- und Todesbilder von verstörender Grässlichkeit. Sie zeigte die abstoßenden, ekelerregenden und angsteinflößenden Seiten der Krankheit, des körperlichen Siechtums und des Sterbens. Dieser Tod war nicht mehr sanft, versöhnlich und erlösend. Er war hässlich und inhuman, er war ohne Sinn.

Hugo Hofmannsthals »Märchen der 672. Nacht« aus dem Jahr 1895 stellt den schönen, guten dem hässlichen, schlechten Tod gegenüber. Ein reicher, schöner Kaufmannssohn findet keine Freude mehr an Kontakt zu anderen Menschen und zieht sich aus dem gesellschaftlichen Leben in eine ästhetische Scheinwelt zurück. Obwohl er gesund ist, muss er immer wieder an den Tod denken. Er träumt zwar von einem märchenhaften Ende, das er sich als prunkvolle Zeremonie vorstellt, tatsächlich aber stirbt er allein, sein Leben hassend, mit grässlich entstelltem Gesicht und voller peinigender Angst. »Zuletzt erbrach er Galle, dann Blut, und starb mit verzerrten Zügen, die Lippen so verrissen, dass Zähne und Zahnfleisch entblößt waren und ihm einen fremden, bösen Ausdruck gaben.«[178] Hofmannsthals Novelle ist, trotz des Titels, kein Märchen, sondern ein Albtraum.

Eine ähnliche Bilderwelt erschuf auch Gottfried Benn, insbesondere in seinem 1912 erschienenen Gedichtzyklus *Morgue und andere Gedichte*, dessen abstoßend nihilistische Todesbilder zu den verstörendsten Provokationen der Moderne gehören: ein Rattennest in der Bauchhöhle eines ertrunkenen Mädchens, eine kleine Aster zwischen den Zähnen eines ersoffenen Bierfahrers. Gedichte wie »Mann und Frau gehen durch die Krebsbaracke« pervertieren die Motive Liebe, Schönheit und Tod. Es geht um weibliche Schöße und Brüste. Doch sie sind vom Krebs zerfressen, zerfallen, sind faulig und stinkend. Wie bislang über Liebe und Tod gesprochen wurde, ist nicht mehr gültig.

Um Liebe und Tod geht es auch in Arthur Schnitzlers Schwindsucht-Novelle *Sterben*, die in den Monaten Februar bis Ende Juli des Jahres 1892 entstand – dreißig Jahre vor Veröffentlichung von Thomas Manns *Zauberberg*.[179] Es ist die Zeit des »therapeutischen Nihilismus«, die wie eine Bankrotterklärung der Medizin erschien. Zwar war die Schwindsucht nach Robert Kochs Entdeckung des Erregers nun genau diagnostizierbar, aber weiterhin nicht heilbar.

Sterben hat der Schriftsteller und Arzt Schnitzler kurz vor seinem Ausscheiden aus der Wiener Poliklinik und der Eröffnung seiner Privatpraxis geschrieben, die Veröffentlichung ließ jedoch auf sich warten. Zwei Jahre sollte er brauchen, um einen Verleger zu finden. Die *Frankfurter Zeitung*, der er die Novelle geschickt hatte, lobte in einem Brief an den Autor zwar die herausragende literarische Qualität, aber »eine Zeitung könne so traurige Dinge nicht bringen«.[180] Beinahe ein Jahr später, am 7. März 1894, nahm Samuel Fischer die Novelle, die ihm »ganz ausgezeichnet gut« gefiel, zwar an, fürchtete aber, das Werk werde »des herben Stoffes wegen nicht viele Käufer finden«.[181]

Der Text beruht wohl auch auf eigenen Erfahrungen mit Krankheit. Im Wiener Allgemeinen Krankenhaus hatte Schnitzler sich 1886 wahrscheinlich jene Tuberkuloseinfektion zugezogen, die ihn dann zu einer Kur in Meran in Südtirol zwang.

Merans vorzüglicher Ruf als Luftkurort reichte weit über die Grenzen der österreichischen Monarchie hinaus.[182] In den Wintern 1870/71 und auch im darauffolgenden Jahr hatte Kaiserin Elisabeth dort Erholung gesucht und die Südtiroler Stadt damit zum Modekurort des europäischen Adels gemacht. Das milde Klima zog auch auf Genesung hoffende »Bluthuster« an. Im »Mekka der Tuberkulosesanatorien« gab es mehrere Dutzend spezialisierte jüdische Ärzte. Eine große Zahl Hotels, Pensionen und noch mehr Sanatorien waren unter jüdischer Leitung. Restaurants boten koschere Speisen an. Viele jüdische Intellektuelle suchten hier Erholung. Neben Schnitzler auch Stefan Zweig, Franz Kafka und Sigmund Freud.

Über seinen mehrwöchigen Aufenthalt in Meran berichtet Schnitzler: »Alle Leute gingen so gemütlich herum, als wäre das Atemholen ihre einzige ... Beschäftigung, der Frühling lag schwer, träumerisch über Bergen und Thälern.«[183] Auch den modischen Schwindsuchtkult schilderte er spöttisch in seiner Biografie: »... und nachher saßen wir, Olga und ich und der todgeweihte, elegante Herr Basin – aber war nicht Todgeweihtsein schon an und für sich die höchste Eleganz, die einem Menschen beschieden sein konnte? –, noch längere Zeit plaudernd im Speisezimmer«.[184]

Von der Verträumtheit, der Eleganz, der modischen Verklärung der Krankheit, die Schnitzler hier noch amüsiert schildert, ist in seiner Novelle wenig geblieben.

Schon ihr nüchterner, pessimistischer Titel *Sterben* schließt jede Leichtigkeit, jede glückliche Fügung aus.

Die Erzählung beginnt mit dem Tag, an dem Schnitzlers Hauptfigur, der Schriftsteller mit dem glücksverheißenden Namen Felix, von einem Arzt erfährt, dass er nicht mehr lange leben wird. Erst zaudert er, dann eröffnet er seiner Geliebten Marie, dass er ein todgeweihter Schwindsüchtiger ist. »Ein Jahr noch, und dann ist es aus.«[185] Noch schwärmt er vom stolzen Abschied, posiert in heroischer

Todesverachtung und weist Maries Angebot, mit ihm gemeinsam in den Tod zu gehen, brüsk zurück. »Sie flüsterte: ›Ich will mit dir sterben.‹ Er lächelte. ›Das sind Kindereien.‹« [186]

Da ein befreundeter Arzt dem Kranken einen Klimawechsel empfiehlt, verlässt das Paar Wien und bezieht im Gebirge »ein kleines Häuschen hart am See«.[187] Hier, an diesem abgeschiedenen, lieblichen Ort, erlebt das Paar noch einen sorglos glücklichen Sommer. Vergisst die unbarmherzig verrinnende Zeit. Der Tod scheint fern. Und wenn er doch käme, so stellt es sich Felix vor, dann würde er ihm mit würdevoller Lebensverachtung entgegentreten, »sein letzter Wille sollte ein Gedicht sein, ein stiller, lächelnder Abschied von einer Welt, die er überwunden«.[188]

Doch dann folgt mit einem Mal die Ernüchterung, die kalte Desillusionierung. Die Schwindsucht zeigt erstmals ihr hässliches Gesicht. »Ein Atemzug des Schlafenden, der anders klang als die bisherigen, störte sie auf. Es war ein leises, gepresstes Stöhnen. Um seine Lippen, die sich ein wenig geöffnet hatten, war ein Zug des Leidens sichtbar geworden, und mit Schrecken gewahrte sie Schweißtropfen auf seiner Stirn.«[189] Aus seinem leisen wird ein »furchtbares Stöhnen«, und Felix gesteht, es sei ihm »wie zum Ersticken« gewesen.[190]

»Die erbärmlichste Zeit bricht an«, eröffnet er der Geliebten. »Bis jetzt war ich der interessante Kranke. Ein bisschen blaß, ein bisschen hüstelnd, ein bisschen melancholisch. Das kann ja einem Weibe noch so ziemlich gefallen. Was aber nun kommt, mein Kind, erspare ich dir lieber! Es könnte deine Erinnerung an mich vergiften«.[191]

Die nüchterne Schilderung der »erbärmlichsten Zeit« im zweiten Teil der Novelle ist eine Abrechnung mit der romantischen Todesverklärung, mit der Vorstellung von der verschönernden und vergeistigenden Schwindsucht und mit der dekadenten Feier von Krankheit, Verfall und Sterben. Schnitzlers Kranker ist weder erlesen noch interessant, seine Krankheit kein sanftes Vergehen, kein Verlöschen, sondern qualvolles Siechtum.[192]

Schnitzler, der Arzt, beschreibt das Leiden mit dem distanzierten, wissenschaftlichen Blick des Mediziners, der mit dem Tod aus täglicher Praxis vertraut ist. Mit Schnitzler beginnt ein anderes, ein modernes Schreiben über das Sterben, das nichts Tröstliches mehr birgt.[193] Das Lebensende kann nicht beschönigt, nicht ästhetisiert werden. Zu wissen, bald sterben zu müssen, ist eine nicht zu bewältigende Überforderung.[194]

Nicht nur die Krankengeschichte nimmt eine unheilvolle Wendung, auf sie folgt der Umschlag in der Beziehung. Als der Tod näher kommt, stirbt auch die Liebe. »Von dieser Stunde an war etwas Fremdes zwischen sie gekommen«.[195] Etwas Fremdes, das den Abstand zwischen Marie und Felix größer werden, die Einsamkeit, mit der jeder für sich allein bleibt, wachsen lässt.

Während Felix immer hinfälliger wird und die Krankheit fortschreitet, kehrt in Marie, die so selbstlos mit ihm sterben wollte, die Sehnsucht nach dem Leben zurück. Immer mehr fühlt sich Felix wie von der Welt abgeschnitten, ausgeschlossen. Alles ist unerträglich, Fröhlichkeit, jeder Gesang, jedes Lachen. All denen, die zu den Gesunden gehören, begegnet er nun mit Misstrauen und Neid. Auch Marie. »Sie gehörte zum Leben ringsumher, das er nun doch einmal lassen musste, nicht zu ihm.«[196] Wie vergiftet, mehr und mehr aggressiv, sind Felix' Gefühle für Marie.

»Er hatte zuweilen ein Bild vor sich in romantischen Farben: wie er ihr den Dolch ins Herz stoßen wollte und wie sie, den letzten Seufzer aushauchend, seine geliebte Hand küssen würde.«[197] In den romantischen Dichtungen versucht die Frau, ihren Helden zu retten, indem sie ihr Leben opfert. Oder sie folgt ihm, ist er verloren, freiwillig in den Tod. Doch Schnitzler schildert keinen romantischen Liebestod, sondern eine Mordfantasie. Die konventionellen Bilder sind blass geworden, nur noch Lüge, Kolportage literarischer Klischees. Bei Schnitzler vereint der Tod die Liebenden nicht in Ewigkeit, er scheidet sie, noch bevor er wirklich da ist. Er legt die grauenhafte Einsamkeit des Sterbenden bloß, seine zerfressende Angst vor dem Tod. Was Schnitzlers Beschreibung ausmacht, ist der »kalte Desillusionismus der Moderne«.[198]

Am Ende der Novelle schöpft das Paar noch einmal Zuversicht. Eine Reise in den Kurort Meran soll Felix' Leiden lindern. Doch das Meran der Erzählung ist nicht mehr der Ort freundlicher, leicht ironischer Heiterkeit, den Schnitzler noch in einem Bericht über seinen eigenen Aufenthalt festgehalten hat. Es ist nur ein gesichtsloses Städtchen, mit dem Felix die Hoffnung auf Heilung verbindet, die sich nicht mehr erfüllen wird. Er ist so elend, so siech, dass er das Hotelzimmer nicht mehr verlässt.

Für Marie wird das Sterbezimmer zum dumpfen Gefängnis. »Sie mußte immer wieder zum Fenster hin, um davon zu trinken; aus den feuchten Haaren des Kranken schien ein süßlich fader Dunst zu strömen, der die Luft des Zimmers widerlich durchdrang.«[199] Sie ekelt sich vor den abstoßenden Symptomen der Krankheit und vor dem Kranken: »Das Kinn war herabgesunken, das Gesicht totenblaß mit leicht geöffneten Lippen. Sein Atem setzte sekundenlang aus. Dann kamen wieder oberflächliche, schlürfende Züge.«[200] Maries Mitgefühl hat sich schon lange erschöpft.

Doch Felix quält die abgrundtiefe Angst, allein sterben zu müssen. Er will seine Fantasie einer ewigen Gemeinschaft im Tode mit Gewalt erzwingen. Er versucht, Marie zu erwürgen. »›Zusammen! Zusammen! Es war ja dein Wille! Ich hab auch Furcht, allein zu sterben. Willst du? Willst du?‹ […] ›Nein, nein‹, schrie sie auf. ›Ich will nicht!‹ und rannte zur Tür.«[201] Maries leichtfertig dahingesagtes Versprechen war doch auf der Gewissheit gegründet, es niemals wirklich einlösen zu müssen.[202]

Und so erleidet Felix das Ende, vor dem ihm immer gegraut hat. Als ihn der tödliche Blutsturz heimsucht, ist er allein. Am Ende findet man ihn auf dem Boden des Hotelzimmers. »Vom Munde floß ein Streifen Blut über das Kinn herab. Die Lippen schienen zu zucken und auch die Augenlider. Aber […] es war nur der trügerische Mondglanz, der über dem bleichen Gesicht spielte.«[203] Wenn es noch einen einzigen Trost in Schnitzlers Novelle gibt, dann die Erleichterung der Überlebenden, noch nicht sterben zu müssen.[204]

14.2 *Leben, eine Weile wenigstens noch.*
Klabund

Auch Expressionismus und Dadaismus schufen eine verstörend radikale Form und Sprache für Sterben und Tod.

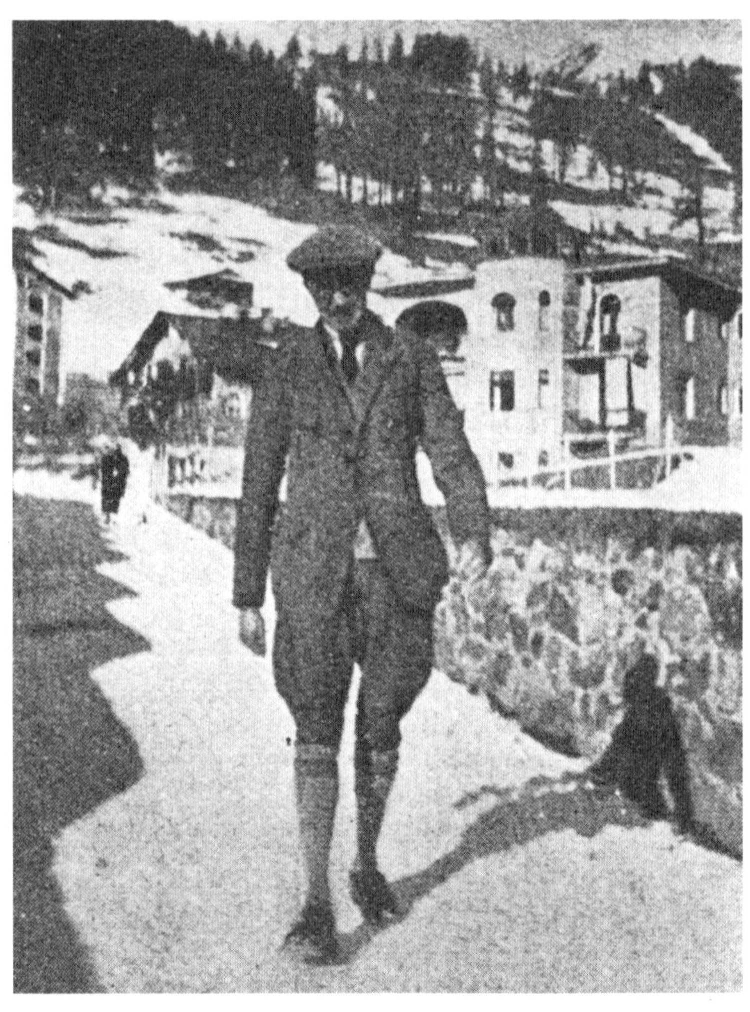

Klabund in Davos: Immer wieder musste der kranke Schriftsteller zur Behandlung in die Schweiz reisen.

Der Expressionismus war nicht nur Rausch und ekstatischer Aufbruch. Die andere Seite des Visionären war die Darstellung von Ohnmacht, von Leid, Schmerz und einer grenzenlosen Angst. »Der Expressionismus hat eine Sendung, die nichts mehr von Schönheit weiß.«[205]

Die abstoßenden, kulturell tabuisierten und verdrängten Erscheinungen des Lebens trieb der Expressionismus ins Grauenhafte, Ekelerregende, steigerte sie mit den Mitteln des Schocks. »Als hässlich gelten der Ausdruck des Leidens, die Krankheit des Körpers und des Geistes, die Grimassen der Angst«, heißt es bei Thomas Anz.[206]

Krankheit ist, wo keine positive Deutung mehr bleibt, nur mehr zerstörend und abstoßend. Ausdruck geistig-seelischer Verformung und einer Welt, die nur noch als absurd wahrgenommen wird.

Ist der Tod nahe, erweisen sich alle überlieferten Bewältigungsrituale als nichtig, wenn nicht sogar als zynisch. Gott ist fern, Erlösung ausgeschlossen. Nirgendwo ist Trost, es gibt nur Angst, Ausgeliefertsein und Einsamkeit. Und keinen Sinn in Tod und Leiden.

Im Werk von Klabund sind Krankheit und Tod stets gegenwärtig.[207] Er stand dem Expressionismus und dem Dadaismus nahe und bewunderte Gottfried Benn, mit dem ihn eine lebenslange Freundschaft verband. Letztlich aber war er ein Außenseiter, ein unabhängiger Einzelgänger, der zwischen den literarischen und politischen Fraktionen seiner Epoche ein Leben lang seinen Platz suchte. Sein Biograf Matthias Wegner hat ihn einen »anmutigen Jongleur des Zeitgeistes« genannt.[208]

Zu einem Außenseiter machte Klabund auch, dass er krank war.

Schon seit seiner Kindheit war seine Gesundheit angegriffen, mehrmals musste er zur Kur. In einem Brief vom 23. März 1912 schrieb er ganz beiläufig, dass er nun die genaue Ursache seines ständigen, bösartigen Hustens kenne: »Geschlossene Tuberkulose heißt der fachmännische Ausdruck.«[209] Mit einer geschlossenen Tuberkulose galt er zwar nicht als ansteckend. Aber beide Lungenflügel waren betroffen. Er wusste, dass sich sein Leiden jederzeit verschlechtern konnte, doch er schonte sich nicht. Ganz im Gegenteil, er stürzte sich umso leidenschaftlicher, mit fiebriger, selbstzerstörerischer Rastlosigkeit in die Arbeit.

Er wollte noch so viel. Er wollte schreiben, er wollte lieben, er wollte leben.

1913 trat der 23 Jahre alte Alfred Henschke mit dem Gedichtband *Morgenrot! Klabund! Die Tage dämmern!* grandios in die Öffentlichkeit – mit abgründig-respektlosen Vaganten-Gedichten in der Tradition François Villons. Die Verse machten ihn berühmt.

Seinen Künstlernamen Klabund hatte Henschke aus den Wörtern »Klabautermann« und »Vagabund« zusammengezogen. Sein Pseudonym ist heute bekannter als alles, was er je geschrieben hat. Dabei war sein Arbeitstempo, ob er nun Gedichte oder Romane verfasste, rastlos, atemlos. Der Qualität seiner Werke bekam das nicht immer, auch wenn sie stets originell und eigen, oft aber eben auch oberflächlich, wie noch nicht ganz vollendet schienen. Sein Freund Gottfried Benn hat einmal giftig formuliert, der »fingerfertige« Alfred Henschke habe viele seiner Werke »hervorkarnickelt«.[210]

So wie er sich in seine Arbeit stürzte, ohne Rücksicht auf seine Gesundheit, so auch in zahllose vergängliche Affären. Mit Tänzerinnen, Sängerinnen, halbseidenen Mädchen und jungen Patientinnen in den Sanatorien, in die ihn die Schwindsucht immer wieder zwang. »Ich liebe sie alle, alle«, heißt es in einem Gedicht.[211] Als ein Freund ihn einmal einen »Kettenraucher der Liebe« nannte, entgegnete er, er bereue nur die Dummheiten, die er nicht begangen habe.[212]

Obwohl Klabund auf den ersten Blick so gar nicht dem Bild eines Lebemanns und Casanovas entsprach, gewann er mit verblüffender Leichtigkeit die Frauen für sich. Er war ein feingliedriger, zarter, stets elegant gekleideter Herr, mit kurzgeschorenem Schädel, einem blassen Gesicht und einem melancholischen Blick hinter dunkler Hornbrille, dazu einer eigentümlich kraftlosen Stimme. Doch er war keck, charmant und frech. Vor allem aber bezauberte Klabund gerade durch seine anmutige, fast anrührende Erscheinung, seine Bescheidenheit, Höflichkeit und Warmherzigkeit. Und durch eine traurige Verlorenheit, die ihn zu umfangen schien. Der Schauspieler Ernst Kiefer hat über Alfred Henschke gesagt, er sei »umgeben von einer Aura der Liebenswürdigkeit«.[213]

1914 meldete sich Klabund, wie so viele seiner Generation, vom Kriegsausbruch mitgerissen als Freiwilliger. Doch die Armee hatte

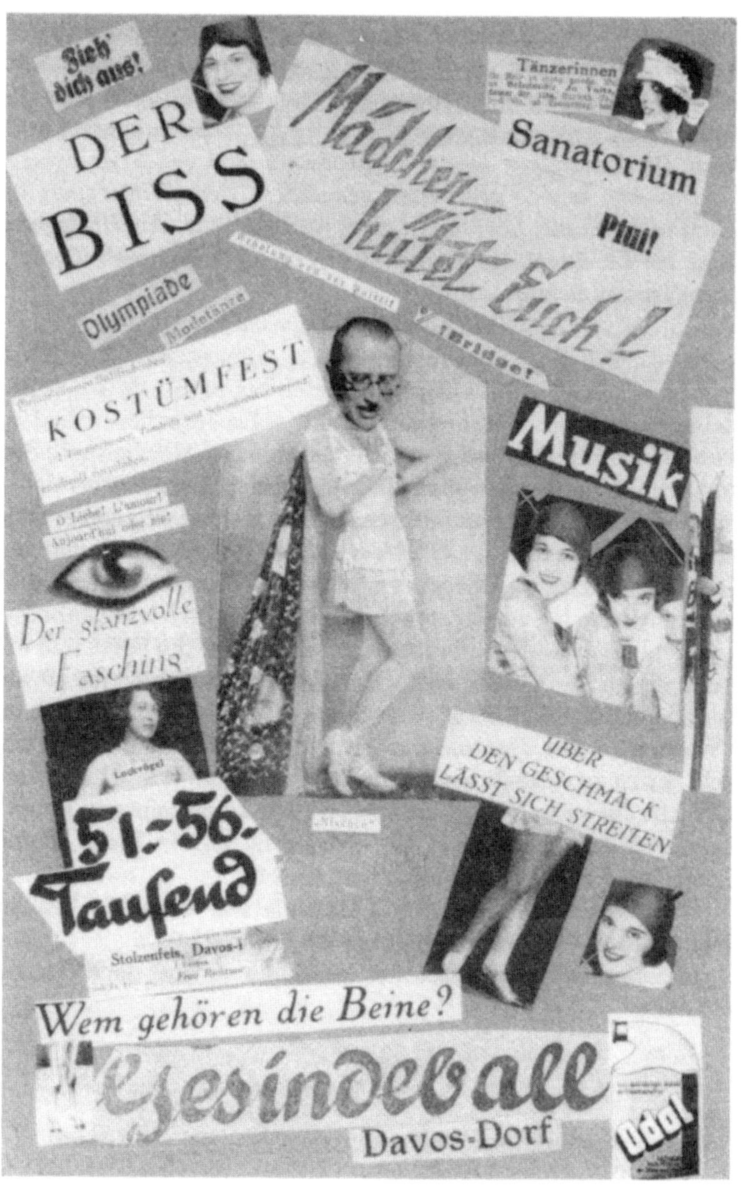

Klabunds dadaistische Einladungen zu Davoser Faschingspartys waren frech und ohne Respekt vor Krankheit und Kranken.

keine Verwendung für einen Lungenkranken wie ihn. Die letzte, abschlägig beschiedene Musterung fand im Januar 1916 statt. Während auf den Schlachtfeldern Europas der Erste Weltkrieg wütete, kämpfte Klabund im Sanatorium gegen die Schwindsucht.

1916, nach zahlreichen Sanatoriumsaufenthalten in anderen Kurorten, war Klabund das erste Mal in Davos. Der Dichter, der zuvor patriotische Soldatenlieder verfasst hatte, wandelte sich hier zum radikalen Pazifisten. Vor allem aber verordnete er sich seine ganz eigene Therapie gegen das Sterben, an der er immer festhalten sollte: Schreiben, Schreiben, Schreiben. Und natürlich Liebeleien mit Patientinnen, die seinem feinfühligen Charme erlagen.

Die Pension Stolzenfels, in der er in Davos untergekommen war, wurde ihm zum zweiten Zuhause, vielleicht zur Heimat. Die Abstände, in denen er zur Behandlung nach Davos zurückkehren musste, gerieten immer kürzer. Mit dem Ehepaar Poeschel, dem die Pension gehörte, war Klabund, so lange er lebte, in Freundschaft verbunden. In seiner sarkastischen Erzählung »Die Krankheit«, die im Februar und März des Jahres 1916 in Davos entstand, hat er ihnen als »Pneumo und Thorax« ein literarisches Denkmal gesetzt.

In diesem Text, der vom Davoser Sanatoriumsaufenthalt des Schriftstellers Sylvester Glonner und seiner Verehrung für die todkranke Schauspielern Sybil Lindquist erzählt, die dort ebenfalls Hilfe sucht, versucht schon niemand mehr, den Tod zu verdrängen.

Die Geschichte beginnt mit einer Frage: »›Sie sind also nur deshalb hergekommen, um zu sterben?‹ [...] ›Weshalb sonst?‹, sagte Sybil«.[214] Klabunds expressionistischer Text ist im Wortsinn todtraurig. Aus seinen extrem verkürzten, hektisch wechselnden, grell überzeichneten und zynischen Szenen spricht gleichermaßen Verzweiflung und Lebensgier. »›Meine eine Lunge ist ganz weg. Und meine andere dreiviertel. Ich sterbe. Ich liege schon halb im Sarg. Nur mein Mund leuchtet noch im Leben. Ich habe solche Furcht vor der Einsamkeit. Küssen sie mich!‹ Eine Kokotte mit einem Greisenkopf, den üblen Hauch ihres verwesenden Mundes mit wildem Parfüm überduftend, hüpfte quer über die Promenade. Zwei junge und elegante Herren liefen atemlos und hüstelnd hinter ihr her.«[215]

An anderer Stelle wird von einem naturwissenschaftlichen Oberlehrer erzählt, der an offener Hauttuberkulose leidet: »Er stinkt entsetzlich, und die anderen Gäste beschweren sich immer über ihn. Aber ich rieche ihn gern, den Geruch der Verwesung. […] Eines Nachts werden ihn die leisen Männer aus dem Haus tragen, und am nächsten Morgen wird es heißen, er sei abgereist. Ich stehe diese Nächte immer auf. Ich betrachte mir aufmerksam jede Leiche.«[216]

Klabunds Galgenhumor hatte zahlreiche Nuancen, von makaber über frivol bis rücksichtslos frech. Wenn in Davos Fasching gefeiert wurde, gestaltete er in der Pension Stolzenfels das Programm für Maskenbälle und gab den Maître de Plaisir. Er montierte Plakate mit Collagen, inszenierte Auftritte, schrieb Verse. In dadaistisch anmutenden Einladungen zu den Partys annoncierte er, fern jeder Ehrfurcht vor Krankheit und Kranken: »Bazillenwalzer« und »Allgemeiner Rippenresektionsgesang (Chor)«; dann Sackhüpfen, dessen Gewinner als ersten Preis ein Thermometer erhalten sollte; ebenso »Das Tangofieber im Fiebertango«. Und das alles zum »Eintritt: 5 Bazillen!«[217] Zugelassen werden sollten zu diesen Festivitäten ausschließlich Damen und Herren, bei denen wirklich Tuberkelbazillen nachgewiesen wurden.[218]

Unter den zahllosen Gedichten Klabunds, die von Krankheit und Tod sprechen, sind einige seiner besten überhaupt, schnoddrig und voll melancholischer Anmut. In dem Gedicht »Davoser Bar« heißt es: »Ein Herr tanzt exaltiert wie ein Tuberkel, / Des Frackes Schöße zwitschern vogelgleich. / […] / Ein Jüngling träumt von einer fernsten Ferne. / Aus seiner ausgeschnittenen Weste stiert / Die Höhlung einer riesigen Kaverne, / In der die Nacht wie eine Palme friert.«[219]

Henschke, der Gefährdete, wollte nie, dass die Krankheit die Herrschaft über sein Leben übernahm. Er wollte es nutzen und auskosten, bloß keine Zeit verlieren. Wie getrieben schrieb er, meistens im Liegen an der frischen Luft, eine wärmende Decke über den Beinen, darauf Papierberge, Bücher und ein Stift. Seine Unrast, das süchtige Schreiben – Gedichte, Aufsätze, Grotesken, dramatische Skizzen und Romane – ließen ihn vergessen, dass die Schwindsucht sein Leben bemaß.

»Die Krankheit ist ein besonderes Kapitel«, schrieb er einmal. »Ich führe in meinem Leben eine doppelte Buchrechnung. Auf der einen Seite nimmt zwar die Krankheit erheblichen Raum ein; aber sie ist nur ›notiert‹, zur Kenntnis genommen. Der Teufel soll mich frikassieren, wenn sie je Einfluß auf die andere Seite, auf mein wirkliches Leben gewinnen sollte … Ich möchte doch noch leben, eine Weile wenigstens noch.«[220]

Die Krankheit, das Leben und das Sterben. Das waren Klabunds Themen. Kaum ein anderes Motiv findet sich so häufig in seiner Dichtung wie der Tod. Und immer wieder begegnet er ihm anders, mal verklärend, mal traurig, mal wütet er mit beißendem Humor gegen ihn an. Die Texte, die zwischen 1920 und 1925 in Davos entstanden, scheinen die Grotesken von George Grosz vorwegzunehmen.[221]

In Klabunds kurzem Text »Das Schreibmaschinenbureau« erscheint der Tod als »äußerst schwindsüchtiger Herr, der sich in dem grünen Lichte wie ein längst Gestorbener ausnahm, […] hohl hustend […]. Seine Lunge rasselte. Aus seinem Munde kroch fast körperlich, wie eine quallige Masse, fauliger Atem.«[222]

Und in dem Text »Denkmal im Schnee« heißt es: »Die offene Wunde über der rechten Lunge schmerzte nicht mehr so stark. Aber jeden Tag zapfte er wie ein Winzer dem Faß Wein seinem Bauch einige Schüsseln Eiter ab. Weiß der Teufel, wie seine Nieren auf die Dauer diese fortgesetzte Eiterproduktion aushielten.«[223]

Es ist ein neuer, schärferer Blick auf die Krankheit. Und auf Davos, den Kurort und seine Krankenwelt. Er ist zynisch und rücksichtslos, ist Auflehnung und Protest, nicht Hinnahme und Duldung. Und dabei zart und zerbrechlich. Eben todtraurig.

Klabund wollte noch so viel. Und immer mehr. Für Schonung und Ruhe, wie seine Ärzte mahnten, hatte er schlicht keine Zeit. Im Berlin der Zwanzigerjahre zog er durch die Künstlerkneipen und schrieb wie entfesselt. Die Angst vor dem Alleinsein mit seiner Krankheit trieb ihn von einer erotischen Affäre zur nächsten. Das Geld, das er verdiente, gab er umgehend aus. Ohne die Hilfe seiner Freunde hätte er seine Arztrechnungen nicht begleichen können. »Leben, leben, und zum dritten Male: leben. Das ist die Hauptsache.«[224]

Klaus Mann beschrieb, was Klabunds »spezifischen und einzigartigen Reiz« ausmachte: Das war »eben seine Krankheit, oder vielmehr sein unnatürlich intensiver, überspannter Lebenswille, der ständig, unaufhörlich über diese Krankheit triumphierte«[225] ohne Selbstmitleid und ohne Koketterie mit der eigenen Hinfälligkeit. »Wo andere gehen, da muss ich fliegen«, heißt es in einem seiner Gedichte.[226]

Im Sommer 1924 lernte Klabund in einer Münchner Straßenbahn die junge ehrgeizige Schauspielerin Carola Neher kennen. Sie war eine zierliche, kapriziöse Sphinx, eine Femme fatale mit schwarzem Haar, dunkelbraunen Augen, einer singend-klirrenden Stimme. Ein Breslauer Theaterkritiker hat sie einmal so beschrieben: »ein Katzenkind, schmeichlerisch und raubtierhaft, mit heiterer Gier nach Glück und dunklem Rachetrieb, ein Schleichendes und Lächelndes, Sanftes und Begehrendes – mit sprunghafter Anmut«.[226] Carola Neher wollte den Erfolg, ein Star werden. Das Theater sollte für sie immer an erster Stelle stehen.

Am 5. Mai 1925 heirateten die beiden. Die Hochzeitsreise fiel aus. Klabund musste – wieder einmal – nach Davos. Die Tuberkulose war erschreckend fortgeschritten. Kavernen hatten in den Lungen bereits große Zerstörungen verursacht.[228]

Wirklich sesshaft sollte er niemals werden. Rastlos reiste er zwischen München, Berlin, Breslau und Sanatorium hin und her, mal Liegekur, mal Künstlermilieu, wo er mit Literatenfreunden durch die Cafés zog. Er begleitete Carola Neher auf ihren Gastspielreisen in verschiedene Städte, wo er dann in Hotelzimmern auf sie wartete. Und weiter in atemberaubendem Tempo arbeitete.

Auch die Ehe war strapaziös und stets schwankend. Von leidenschaftlicher Liebe zu vielen heftigen Eifersuchtsszenen und bitteren Zerwürfnissen. Der immer kränkere Klabund konnte der freiheitsliebenden, extravaganten Carola Neher und ihren Seitensprüngen nur noch wenig entgegensetzen. Während er in Davos im Liegestuhl lag, lernte sie in Berlin das Autofahren. Und wurde zum aufstrebenden Star des Theaterhimmels der Weimarer Republik. Dafür lebte sie. Die vielversprechenden, immer anspruchsvolleren Angebote, die sie bekam, hätte sie niemals ausgeschlagen. Auch nicht für den kranken Klabund.

Was das Ehepaar verband, wurde weniger. Zeitweise lebten sie nur noch nebeneinander her. Oder sie dachten gerade wieder einmal an Trennung. »Gestern wollten wir uns zum 150. Mal scheiden lassen, ist aber nichts draus geworden«, hieß es einmal in einem Brief von Carola Neher.[229] In einem anderen: »Die Liebe blüht (so halb und halb)! Trennungsversuche nur mehr alle 8 Tage! Großer Fortschritt!«[230] Sie war lebenshungrig, ehrgeizig und unsentimental, er wusste, dass der Tod nahte. Ihre Wege führten in entgegengesetzte Richtungen.

Im Oktober 1927 musste Klabund dem Ehepaar Poeschel, seinen Davoser Vermietern, absagen. Er hätte dringend die Erholung im Hochgebirge gebraucht. Doch er war zu krank für die Reise. Er schrieb: »Nachdem ich ihnen telegraphiert hatte, dass ich am 30. kommen wollte, bekam ich am 26. eine Blutung, die allerdings so aussah, dass ich am 2. hätte fahren können. Vorgestern bin ich schon wieder ganz munter – da bekam ich in der Nacht plötzlich eine zweite Blutung, die aber weniger nett aussah als die erste. Und jetzt werde ich neugierig auf die dritte.«[231] Klabunds Krankheit trat in das letzte Stadium. Als er Anfang 1928 wegen einer Lungenentzündung wieder nach Davos musste, war er zu schwach, um allein zu reisen. Carola Neher hatte ein Engagement, eine Krankenschwester begleitete ihn. Carola Neher liebte ihren Mann – aber sie lebte für das Theater. Und sie musste Geld verdienen, denn Klabunds Behandlungen waren teuer.

Noch einmal kehrte Klabund nach zwei Monaten nach Berlin zurück. Doch seine Tage dort, ebenso wie seine Ausflüge in das berauschende Nachtleben, waren gezählt. Sein Zustand hatte sich alarmierend verschlechtert. An das Ehepaar Poeschel schrieb er: »Kriege plötzlich Temperaturen. Sehr hohe sogar, bis zu 39,8. Für einen relativ gesunden Menschen ist das zu viel.«[231] Todkrank traf Klabund Mitte Juli 1928 wieder in Davos ein. Er wusste wohl um sein nahes Ende, denn Ende Juli schrieb er an seine Eltern: »Ist es Euch nicht möglich, sagen wir innerhalb 8 bis 10 Tagen nach Davos zu kommen?«[233] Darum hatte er sie noch nie gebeten. Zu einer Lungenentzündung kam eine Hirnhautentzündung. Carola Neher wurde benachrichtigt. Am 13. August wurde Klabund bewusstlos.

Am nächsten Morgen, am 14. August 1928, starb er in den Armen von Carola Neher. Klabund wurde 37 Jahre alt. Seine Eltern kamen zu spät. Sie trafen erst einen Tag später ein.[234]

Carl von Ossietzky würdigte Klabund in seinem Nachruf in der *Weltbühne* als »letzten freien Rhapsoden, der Letzte aus dem Geschlecht dichtender Vaganten«. Und etwas weiter hieß es: »Von seinen siebenunddreißig Jahren waren zwanzig eine rohe, handgreifliche Auseinandersetzung mit dem Tode.«[235]

Klabund hat ein gewaltiges, großzügig durch alle Gattungen flanierendes Werk hinterlassen. Mehr als 1500 Gedichte – von schnoddrigen Gebrauchsversen bis hin zu traurig-schwärmerischen Liebesgedichten –, elegante Nachdichtungen, außerdem 14 Romane, manche abgehackt, wie im Telegrammstil dahingeworfen; groteske Erzählungen, Theaterstücke, bissige, mit leichter Hand geschriebene Couplets fürs Kabarett, Essays und Artikel, in denen sein Wortwitz schillert. Matthias Wegner resümiert: »Das verzweifelte Alleinsein, das Außenseitertum, die Anklage und der zornige Aufschrei, der Spott und die Melancholie, der Übermut und die Trauer, die Elegie und die Hymne, die Feier des Genusses und das Wissen um die Vergänglichkeit, die Mattigkeit und die Emphase, die Naivität und der Zynismus, die Freude am Leben und die Magie des Todes – Klabunds umfangreiches literarisches Vermächtnis ist auf keine eindeutige Form festzulegen.«[236]

14.3 *Edvard Munch: Ein Maler von Krankheit, Angst und Tod*

Empörung und Verdammung waren einhellig, die Kommentare vernichtend. Bürgerliches Publikum und Presse reagierten befremdet, mit herablassendem Spott oder offener Aggression auf das Gemälde des jungen Malers Edvard Munch. »Schweinerei«, »Fischbrei in Hummersoße« urteilte eine norwegische Zeitung. »Halbfertiger Entwurf« schrieb eine andere, »roh ausgeführt«.[237]

Der Maler war 23 Jahre alt, als er im Winter 1885 begann, sein Bild *Das kranke Kind* zu malen.[238] Im Oktober 1886, im Jahr der Fertig-

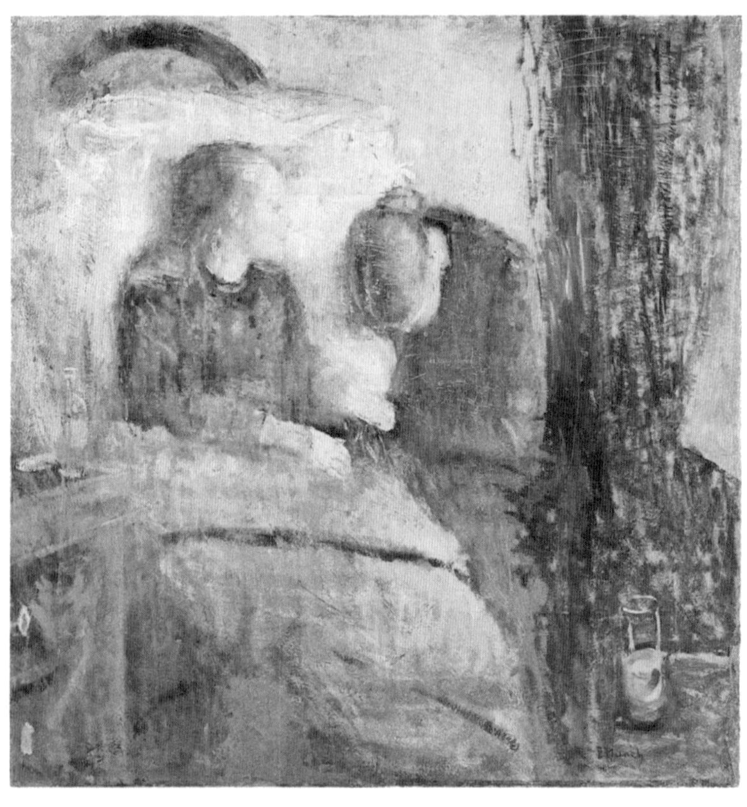

Das Mädchen wird sterben. Edvard Munchs Werk *Das kranke Kind* (1896) verweigert jede Hoffnung auf Heilung und Rettung.

stellung, wurde es, zusammen mit drei anderen seiner Werke, erstmals in der Herbstausstellung in Kristiania, dem späteren Oslo, öffentlich gezeigt – und sorgte für einen beispiellosen Skandal.

Kristiania war zu dieser Zeit eine sich stetig ausdehnende Industriestadt mit bald 135 000 Einwohnern. Obgleich die größte Stadt Norwegens, war sie, weit entfernt von allen kulturellen Zentren gelegen, doch eine nüchterne und provinzielle Kapitale. Munch nannte sie die »sibirische« Stadt.[239] Ihr protestantisches Bürgertum neigte zu puritanischer Strenge bis hin zu Sektiererei. Die Kunstszene bevorzugte historische Sujets, heroische Landschaften und liebliche Darstellungen des norwegischen Volkslebens.

Die Herbstausstellung dagegen, die seit 1882 jährlich stattfand, markierte den fortschrittlichen Aufbruch, war Gegenmodell zur anerkannten Kunstauffassung. Und das wichtigste Kunstereignis des Jahres. Hier zeigte sich eine junge Künstlergeneration, eine Boheme, die Mitte der Achtzigerjahre des 19. Jahrhunderts gegen die bürgerlichen Konventionen rebellierte und neue Anregungen aus dem Pariser Kunstleben mitbrachte. Ohne die Herbstausstellung hätte Munch kaum Gelegenheit gefunden, seine Kunst öffentlich zu präsentieren.

Das Bild, das dort so viel Abscheu und Befremden auslöste, zeigt ein rothaariges Mädchen mit blasser Haut.[240] Ein todkrankes Kind. In der linken Hälfte des quadratischen Gemäldes sitzt es in einem Lehnstuhl, gestützt von einem übergroßen Kissen. Die Beine sind verhüllt von einer Decke. Das Mädchen hat sich nach rechts abgewandt. Ihr Blick geht ins Leere. Die rechte Hand liegt erschöpft auf der grünlichen Decke, die linke scheint, unmittelbar im Bildmittelpunkt, die Hand einer Frau – der Mutter – zu berühren, die in sich zusammengesunken neben dem Sessel sitzt. Ihr Gesicht ist verborgen.

Ihre Blicke können sich nicht begegnen. Und auch ob Mutter und Tochter in einer Berührung zueinanderfinden, bleibt ungewiss. Es wäre eine Geste, die Trost verheißen könnte. Doch Munch hat die Stelle so verwischt, dass ihre Nähe fraglich bleibt. Blicke und Haltung trennen die Frauen, jede ist isoliert, jede gefangen in ihrer eigenen Einsamkeit. Unerbittlich voneinander geschieden, durch

Tod und Leben. Der Kunsthistoriker Uwe M. Schneede bemerkt, bei aller Wärme, die die Geste der Hände andeuten könnte, »ist eine Kälteschicht um die Figuren«.[241]

Angst, Krankheit und Tod bildeten die Grundbedingungen von Munchs Kunst. Leben und Werk sind bei ihm nicht zu trennen. »Krankheit«, schrieb er fast fünfzigjährig, »verfolgte mich meine ganze Kindheit und Jugend hindurch … Und die, die ich am meisten liebte, starben einer nach dem anderen.«[242] Munchs Leben war eine Künstlerexistenz im Schatten der Schwindsucht.

Der Vater war verbeamteter Militärarzt. Überlieferte Fotografien zeigen die Mutter schön, bleich, leidend. Meist kleidete sie sich in Schwarz und trug das Haar streng in der Mitte gescheitelt und im Nacken zu einem Knoten gebunden. Beide Eltern waren tiefreligiös.

»Als ich geboren wurde, beeilte man sich, mich notzutaufen, weil man glaubte, ich würde sterben. Meine Mutter hatte damals schon den Keim des Todes in sich. Sechs Jahre später raubte die Schwindsucht fünf kleinen Kindern ihre Mutter. Krankheit, Wahnsinn und Tod hielten wie schwarze Engel Wache an meiner Wiege. Sie haben mich durch mein ganzes Leben begleitet.«[243]

Munch war sechs, als seine Mutter im Dezember 1868 an Tuberkulose starb. Sie wurde dreißig Jahre alt. »Eine junge verstorbene Mutter vererbte mir eine Neigung zur Schwindsucht; ein übernervöser Vater […] vererbte mir den Keim der Geisteskrankheit.«[244] Edvard war ein kränkliches Kind, das oft unter Bronchitis und Gelenkrheumatismus litt.

Mit 13 Jahren geschah es, dass »in einer Weihnachtsnacht Blut aus meinem Mund rann, das Fieber mich schüttelte und mich ein furchtbarer Schock durchfuhr.«[245] Aber nicht Edvard starb an Schwindsucht. Der Junge wurde gesund. Seine Schwester Sophie, der er sich besonders innig verbunden fühlte, erkrankte an der Tuberkulose und starb bald darauf, gerade 15 Jahre alt. Eine andere Schwester Munchs wurde mit 17 Jahren geisteskrank.

»Mein Zuhause war ein Zuhause der Krankheit und des Todes. Wahrscheinlich bin ich über das Unheil dort niemals hinweggekommen. Es hat auch meine Kunst geprägt.«[245] Und wohl kein Werk so sehr wie *Das kranke Kind*. Es ist das wahrscheinlich anrührendste

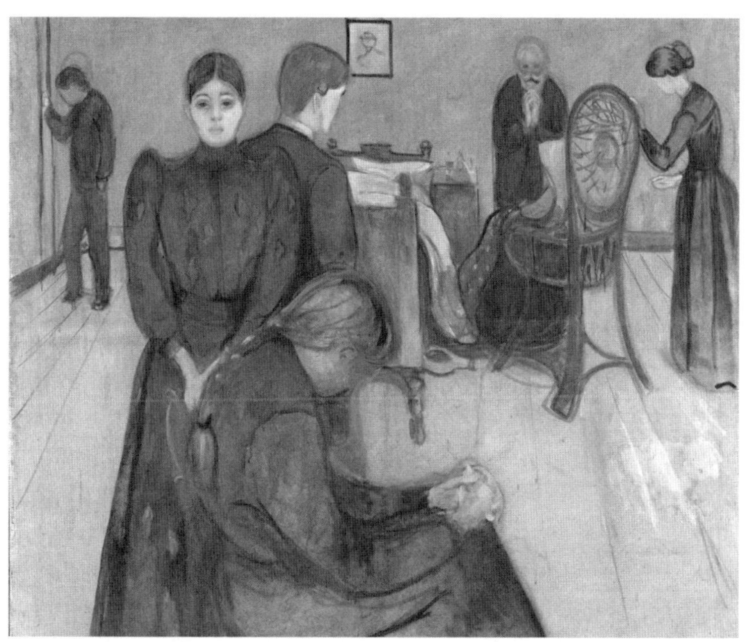

Für Munch blieb das Sterben seiner Schwester gegenwärtig.
In *Der Tod im Krankenzimmer* (1893) nimmt er das Motiv wieder auf.

unter den Gemälden in der Kunstgeschichte, die die Schwindsucht zum Thema machen.

Was das Publikum an *Das kranke Kind* abstieß und verstörte, war nicht das Motiv. Manche Kritiker bezeichneten es als durchaus »hübsch«.[247] Das Thema war konventionell, ja modisch. Es gab viele Maler, die kranke Kinder abbildeten, die sich an Kissen lehnten. Doch die Ähnlichkeit zu Munchs Bild war allenfalls oberflächlich. »Das war in der Kissenzeit, in der Krankenbettzeit und der Daunenzeit, jawohl. Doch ich behaupte, dass kaum einer dieser Maler sein eigenes Motiv bis zum letzten Wermutstropfen so miterlebt hat wie ich im ›Kranken Kind‹. Nicht nur ich saß am Bett des kranken Kindes, sondern alle meine Lieben.«[248]

Aus Munchs Bild schreit Verzweiflung und Hoffnungslosigkeit, eine radikale Angst vor dem Tod. Indem er sich jedem Trost, jeder Besänftigung und Versöhnung verweigerte, jeder angedeuteten

Aussicht auf Rettung und Heilung, verletzte er die Erwartungen, die an die Kunst gestellt wurden.

Munch malte nicht nach der Natur. Er suchte nicht das fotografisch präzise Abbild. Was er aufspüren und bergen wollte, war das gefühlte Bild, das sich im tiefsten Innern erhalten hatte.

Doch die sich so kunstverständig gebende Gesellschaft konnte in seinem Werk nur eine Verletzung von Anstand und Moral erkennen. Der Arm des Mädchens erinnerte das Publikum an den eines Orang-Utans oder an einen Polypen. Der vorherrschende Naturalismus aber verlangte eine realistische Darstellung, der die Wirklichkeit wie ein Spiegel wiedergab. Menschen sollten anatomisch detailgetreu, die Perspektive korrekt, die Oberfläche geglättet sein. *Das kranke Kind* unterlief alle konventionellen Erwartungen an die Kunst. Im *Morgenbladet* schrieb ein einflussreicher Kunsthistoriker: »Wie diese ›Studie‹ heute ist, ist sie nur ein verworfener, halbwegs abgeschabter Entwurf. Er ist während der Arbeit selbst müde geworden. Sie ist eine Frühgeburt ...«.[249] Auch Malerkollegen überschütteten Munch mit bösartigem Spott, nannten das Bild »Dreck«, ohne »Stoff«.[250]

Der Maler Gustav Wentzel, ein penibler Naturalist, schrie Munch ins Gesicht: »Du malst wie ein Schwein, Edvard. So kann man Hände nicht malen. Sie sehen aus wie Vorschlaghämmer.«[251]

Vor allem aber schockierte das Publikum die Rohheit, die raue Machart des Bildes, das vermeintlich Unfertige, in denen es einen Angriff auf die Erhabenheit, den Anspruch auf Vollkommenheit der Kunst sah.[252]

Offenbar ohne Vorskizzen hatte Munch direkt auf die Leinwand gemalt. Schicht über Schicht trug er die Farbe auf, schabte sie dann wieder ab und trug neue auf. Die Übermalungen, das verwaschene Über- und Durcheinander der Farben erwecken den Eindruck, das Bild sei, obwohl voller Farbe, von einem schmutzig grauen Schleier überzogen.

Wie ein Rasender scheint Munch die Leinwand behandelt zu haben. Er schlug mit Stofflappen auf die Oberfläche. Mit Palettmesser und Pinselstil schabte, ritzte, kerbte, zerkratzte er die feuchte oder schon trocknende Farbe. Teilweise hat er die Kratzer, die die Oberfläche aufreißen und vernarben, übermalt, aber nicht immer. Die Wunden, Schrunden und Krusten geben der Bildoberfläche eine zerklüftete, reliefartige Struktur.

Die Heftigkeit, die Destruktivität der Machart, die Zerstörungsspuren auf dem Bild zeugen von der Ohnmacht des Künstlers angesichts von Krankheit und Tod. Sie sprechen von absoluter Verzweiflung, von der Gewissheit: Das Mädchen wird sterben. So radikal, so elementar, so autonom hat bislang noch kein Künstler Farbe und Leinwand eingesetzt, um seinen Schmerz, seine Hoffnungslosigkeit in ein Bild zu bannen. Erst in den Verletzungen, die der Malprozess auf dem Bild hinterlassen hat, wird sein Sinn tatsächlich begreifbar.

In drei Werkkomplexen hat Munch sich dem Tod in seiner Familie und der eigenen Todesangst als kleiner Junge gestellt: In *Das kranke Kind*, *Der Tod im Krankenzimmer* und *Am Totenbett*. In *Der Tod im Krankenzimmer* nahm er das Sterben Sophies wieder auf und entrückt es ins Zeitlose.[253] Wie Marionetten stehen darauf die Geschwister, nun als Erwachsene dargestellt, wie eingefroren, die Gesichter zu Masken erstarrt, hilflos, schmerzerfüllt in einem nackten Raum, in dessen Leere sie zu versinken drohen. Das schwindsüchtige Kind selbst sitzt mit dem Rücken zum Betrachter in einem Lehnstuhl und ist für ihn nicht sichtbar. Es scheint eine bleierne Stille zu herrschen. Der Tod ist, als lähmende Hoffnungslosigkeit, gegenwärtig. Auch *Am Totenbett* erinnert an die Schwester. Die Sterbende liegt mit gefalteten Händen im Bett, zur Rechten steht die Familie, mit Ausnahme Edvard Munchs, versammelt, angstvoll ihr Ende erwartend.

Die meisten seiner zentralen Motive hat Munch über die Jahre wiederholt und dabei künstlerisch immer wieder abgewandelt. Aber kein anderes Motiv beschäftigte ihn mit einer solchen Obsession wie *Das kranke Kind*. Mochte der Tod der Schwester auch lange zurückliegen, sein Schmerz blieb Gegenwart.

Wahrscheinlich im letzten Jahrzent des 19. Jahrhunderts hat Munch *Das kranke Kind* stark überarbeitet, manche Streifen übermalt und dem Werk damit einen Teil seiner radikalen Bildsprache genommen.[254] Seine Not, seine Qualen aber hat er nicht ausgelöscht. In diesem Zustand ist das Bild heute in der Nationalgalerie in Oslo zu sehen.

Etwa alle zehn Jahre hat Munch eine neue Ölfassung von *Das kranke Kind* geschaffen; insgesamt sind es sechs, dazu eine Reihe Zeichnungen, grafische Versionen und Aquarelle. Aber alle Fassungen seien, schrieb Munch 1929, ungleich, »und jede stellt auf ihre Art einen Beitrag zu dem dar, was ich beim ersten Eindruck empfand«.[255]

Edvard Munch hat später auf die herausragende Stellung dieses Werkes hingewiesen: »Es ist vielleicht mein bedeutendstes Bild.«[256] Und an anderer Stelle: »Es wurde zu einem Durchbruch in meiner Kunst – die meisten meiner Werke verdanken diesem Bild ihre Entstehung.«[257]

Das kranke Kind war ein radikaler, verzweifelter Bruch mit jeder älteren europäischen und norwegischen Kunsttradition. Es gehörte zu jenen frühen Werken, mit denen Edvard Munch eine eigene, unabhängige Bildsprache, eine neue Malerei begründete. Und damit zu einem Wegbereiter der Moderne wurde.[258]

Als Munch am Eröffnungstag der Herbstausstellung den Saal betrat, standen die Besucher dicht gedrängt vor diesem Bild, »man hörte Geschrei und Gelächter«, berichtete Munch später. »Kein Gemälde hat in Norwegen so viel Ärgernis erregt.«[259] Munchs Familie hatte erst gar nicht gewagt, zur Eröffnung zu kommen.

Auf den ästhetischen Schock, den *Das kranke Kind* und die künstlerische Moderne hervorriefen, wusste das gebildete Bürgertum nicht anders zu reagieren als mit überheblichem, abwertendem »Geschrei und Gelächter«. So verurteilte es auch die Werke eines Ferdinand Hodler. Oder eines Paul Gauguin. Oder einen Künstler wie Vincent van Gogh. Paul Cézanne galt als »eine Art Wahnsinniger ..., der im Delirium tremens malt«.[260]

Über Munch hieß es: »Bizarre Einfälle in kranker Laune flüchtig hingeworfen. Ja krank! ... Mit dem Eigensinn des Kranken hält er an seinen wirren Ideen fest.«[261] In Norwegen debattierte man über die geistige, physische und moralische »Entartung« Munchs.[262] Seine Werke galten als Gefahr für die Kunst und die Gesellschaft.

Eine Munch-Ausstellung in Berlin wurde 1892 nach einer Woche wegen des Verdachts »einer nicht würdigen Unternehmung«[263]

zwangsweise geschlossen und seine Gemälde derart überstürzt abgehängt, dass mehrere stark beschädigt wurden. Die Schließung sei, hieß es, eine Frage des Anstandes, ein zugleich patriotischer und »gesellschaftshygienischer« Akt.[264]

Als Munch 1893 sein berühmtestes Gemälde, den *Schrei*, schuf, schrieb er gleich in den roten Himmel seines Bildes: »Kann nur von einem Verrückten gemalt sein.«[265]

Der bürgerliche Ausstellungsbesucher erwartete »richtigen Kunstgenuss«. Wer sein ästhetisches Empfinden, den »guten Geschmack« und damit die Moral verletzte, wurde vom bürgerlichen Publikum, das sich selbstgewiss als Hüter einer stolzen Kunsttradition und damit als gesund verstand, für krank erklärt.

14.4 *Oskar Kokoschka: Krankenbildnisse aus dem Schweizer Sanatorium*

Es muss ein merkwürdiges Aufeinandertreffen gewesen sein, im Winter 1909, hoch oben in dem noblen Sanatorium in Leysin über dem Genfer See.[266] Kranke aus aller Welt, viele von ihnen adlig, die hofften, in der Schweizer Bergwelt werde ihre Schwindsucht geheilt. Und dann, mitten unter ihnen, ein junger Maler aus Wien, Oskar Kokoschka, der sich wie ein »Hofmaler« als Portraitist anbot, um den vornehmen Kranken mit seiner Kunst die Zeit zu verkürzen.

Später beschrieb Kokoschka die Sanatoriumsgäste als »welke Pflanzen, denen auch die Höhensonne nicht mehr viel half. Von meiner Malerei nahmen sie wenig Notiz, es war eine kleine Ablenkung während der sich gleichbleibenden Tage in Erwartung einer Besserung oder eines Endes.«[267]

Es war der Architekt Adolf Loos, der Kokoschka in die Schweiz eingeladen hatte. Seine Lebensgefährtin Bessie Bruce war an Schwindsucht erkrankt. Der Maler sollte ihr im Sanatorium, wo sich Bessie erholte, Gesellschaft leisten. Und Loos hoffte, dem stets an Geldmangel leidenden Künstler in der erlesenen Krankengesellschaft zu Aufträgen verhelfen zu können. So wie er es in Wien schon oft getan hatte, nachdem er Kokoschkas Kunst für sich entdeckt hatte.

Mit 22 Jahren hatte Oskar Kokoschka 1908 bei der Wiener Kunstschau sein Ausstellungsdebüt. In diesem Jahr zeigte er noch ausschließlich Grafiken, die eine wie von Kindern geschaffene Bilderwelt mit der rohen Ästhetik primitiver Kunstwerke verbanden. Für diese Arbeiten erklärte die Wiener Gesellschaft Kokoschka zum »Oberwildling«.[268] Bei der Kunstschau im folgenden Jahr präsentierte er sich nicht nur erstmals als Maler, sondern zeigte auch sein erstes Portrait.

Adolf Loos zeigte sich beeindruckt von der ungezügelten Malerei des 16 Jahre jüngeren Künstlers. Er erkannte die Radikalität, die Energie, die neue künstlerische Sprache in Kokoschkas Portraits.[269]

Loos war nach seinem Architekturstudium 1893 nach Amerika gereist und vor Selbstbewusstsein strotzend und mit ehrgeizigen Plänen Mitte des Jahres 1896 nach Wien zurückgekehrt. Der Vormachtstellung historischer Architekturtraditionen und den ornamentalen, dekorativen Entwürfen der Wiener Secession setzte er eine strenge, ganz von der Funktion bestimmte Architektur entgegen. Ein Kunstkritiker würdigte 1905 den von Loos eingeführten neuen Stil: »… kurz in allem und jedem zeigt er das Streben, höchste Vornehmheit durch höchste Einfachheit zu erreichen. Sein Stil ist die verkörperte Logik. Seine Ästhetik der Verzicht auf alles Unnötige.«[270]

In der Zeitschrift *Die Fackel* hieß es 1909: »Ein blutjunger Architekt mit schmalem Windhundkopf englischer Prägung und unschuldsvollen Augen, die alles zum ersten Mal zu sehen schienen; […] ein Österreicher, nein, ein Amerikaner, nein, ein ganz neuer Typus, ein Kosmopolit und just in Wien, der Gesandte einer neuen, klirrenden Zeit: Adolf Loos«.[271]

Loos' herausragender Ruf als Pionier einer modernen österreichischen Baukunst verschaffte ihm Aufträge von Bankiers, Anwälten, Geschäftsleuten und Ärzten, allesamt honorige Mitglieder der Wiener Gesellschaft, die sich mit ihrem Engagement als Vorreiter und Wegbereiter einer neuen Zeit fühlen durften.

Loos wurde Kokoschkas väterlicher Freund, Mentor und Mäzen. Er führte den Maler in den Künstlerkreis um Karl Kraus ein, den scharfzüngigen Herausgeber der Zeitschrift *Die Fackel*. Und er bat fast alle seine Freunde und Bauherren, sich von Kokoschka por-

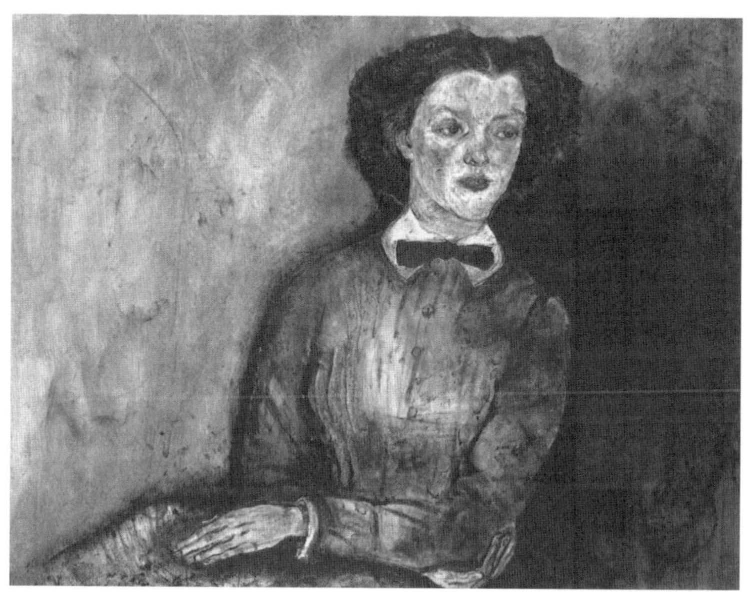

Bessie Bruce, die Oskar Kokoschka in der Schweiz portraitierte, starb 1921 an den Folgen der Schwindsucht.

traitieren zu lassen. Er wollte dem jungen Künstler zu finanzieller Unabhängigkeit verhelfen und sicherte ihm gleichzeitig jede künstlerische Freiheit zu: Loos entband Kokoschka davon, auf die Erwartungen der Portraitierten Rücksicht zu nehmen. Er versprach, selbst jedes Portrait zu kaufen, das den Dargestellten nicht gefiel.

Es gab allerdings nur wenige Menschen, die bereit waren, sich auf die Zumutung einzulassen, für Kokoschka Portrait zu sitzen. Wer sich doch malen ließ, tat es meist, weil er sich Loos verpflichtet fühlte. Der überwiegende Teil der Dargestellten waren nicht Auftraggeber, sondern Freunde von Loos, Gleichgesinnte, die seinen Pioniergeist teilten, etwa der Kunsthändler Herwarth Walden, der Literat und Bohemien Peter Altenberg, Prototyp des Wiener Kaffeehausliteraten. Und Loos selbst.

Viele von Loos' Auftraggebern weigerten sich denn auch, ihr Bildnis zu kaufen. Sie empfanden es als hässlich, als beleidigend. Selbst Kokoschkas Freunde waren befremdet von seinen Darstel-

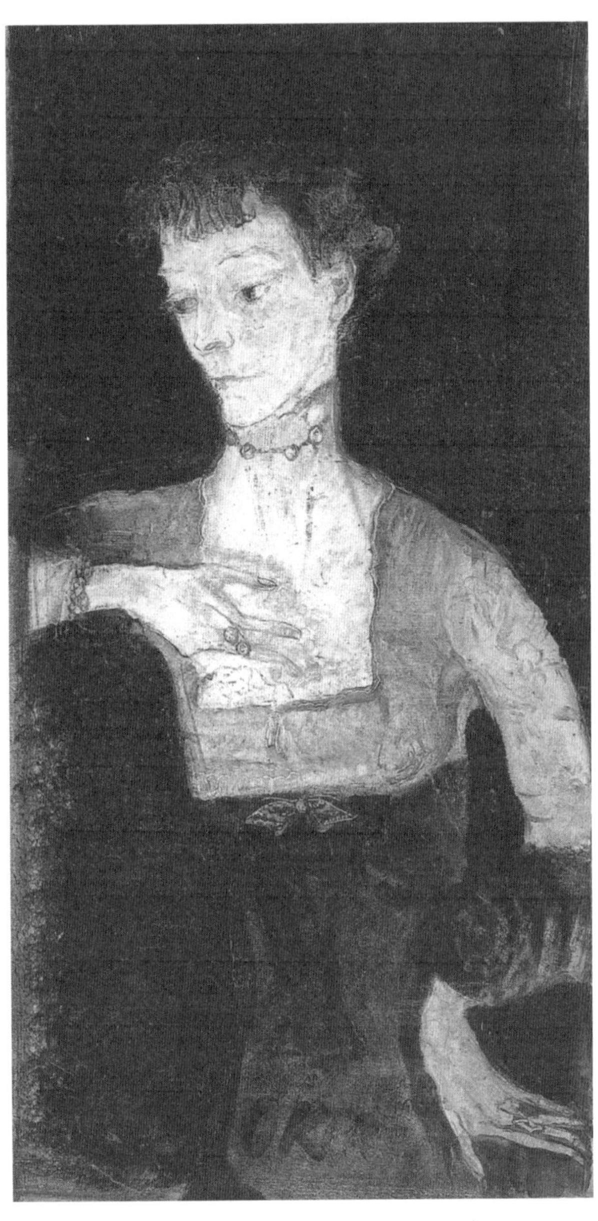

Das Bildnis der *Victoire de Montesquiou-Fezensac* (1910) ist eines von drei Patientenportraits, die Kokoschka in Leysin schuf.

lungen. Denn Kokoschka nutzte die Gestaltungsfreiheit, die Loos ihm garantiert hatte.

Kokoschka ging es nicht darum, repräsentative Bildnisse zu schaffen, Äußerlichkeiten darzustellen. Er malte die Personen ohne Umfeld, ohne Beigaben und Attribute, die etwas über ihre gesellschaftliche Stellung, Herkunft und Bedeutung erzählt hätten. Der Nachwelt Dokumente zu überliefern, sei nicht Aufgabe der Kunst, sondern der Historie.[272] Es sind die bildnerischen Mittel, mit denen Kokoschka ihre Persönlichkeit herausarbeitet.

Die Personen sind in konventioneller Haltung, oft sitzend, dargestellt. Die Bilder zeigen meist Kopf und Oberkörper, dem Betrachter zugewandt, der Hintergrund bleibt vage. Es sind die Hände und Arme, die durch eine auffallend extrovertierte, übersteigerte Gestik und Gebärde auf eine neue Art zum Sprechen gebracht werden und den Portraitierten charakterisieren.[273] Sie betonen, wie ein zeitgenössischer Kritiker schrieb, den Ausdruck des Gesichts »bis zum Schreien«.[274] Um diese Wirkung noch weiter zu steigern, hob Kokoschka in den Gesichtszügen, außen auf der Haut, die »Nervenbahnen« hervor, was die meisten Betrachter als unheimlich empfanden.[275]

Von den expressionistischen Künstlern in Deutschland unterschied sich Kokoschka vor allem durch die Art, wie er die Farbe einsetzte.[276] Diese war rasch, oft derart durchscheinend, aquarellhaft dünn aufgetragen, sodass sie die Leinwand kaum einfärbte und die Dargestellten oft unwirklich und allein die Augen lebendig erschienen. Diesen Eindruck verstärkten die schillernden Farben und schwefligen Zwischentöne.

Neben malerischen setzte Kokoschka auch zeichnerische, kalligrafische Mittel ein: Mit den Fingernägeln und dem Pinselende kratzte er in die Farbschicht, zog feine Liniennetze. Sie entsprangen seinem ungezügelten Temperament, waren aber auch ein neues Gestaltungs- und Ausdrucksmittel der Avantgarde, im Gefolge vor allem von Edvard Munch.[277]

Kokoschka malte ohne vorbereitende Studien und in einem Tempo, das mit jeder akademischen Malweise unvereinbar war. Dabei kannte er die meisten Portraitierten kaum, Loos hatte sie ja vermittelt. Diese waren erstaunt, dass sie sich, während Kokoschka malte, frei bewegen durften. »Ein Mensch ist kein Stillleben«, proklamierte Kokoschka.[278] Diese Ungezwungenheit war auch ein Versuch, sich intuitiv dem »nie vollständig zu klärenden Zustand« der Seele anzunähern.[279]

Kokoschkas frühe Bildnisse bilden einen Reigen von Menschen, die alle hypersensibel erscheinen. In seiner Autobiografie schrieb er: »Was die Gesellschaft früher an meinen Porträts schockierte, war das, was ich in einem Gesicht, im Mienenspiel, in Gebärden zu erraten suchte, um dies in meiner Bildersprache als Summe eines Lebewesens in einem Gedächtnisbild wiederzugeben.«[280]

Den Offenbarungscharakter dieser Bilder formulierte der von Kokoschka dargestellte Adolf Loos: »Dieses Bild ist ähnlicher als ich selbst.«[281] Unermüdlich verkündete dieser Freund und Förderer das Visionäre, das Kokoschkas Kunst ausmachte. Er dringe hinter das äußere Erscheinungsbild und gehe unter die Epidermis seiner Modelle, suche gleichsam das »innere Gesicht«.[282] In einem Brief von 1909 schrieb Kokoschka im selben Sinne, er wolle »gerne ein nervensinniges Portrait machen«.[283]

Mit seiner expressionistischen Darstellung von Menschen, seiner »Nervenmalerei«[284], wurde Kokoschka zum Enfant terrible der Wiener Kunstszene, die die Welt programmatisch verschönern wollte und Leben und Alltag zu einem Kunstwerk erhob. Die Hauptstadt der K.-u.-k.-Monarchie galt als Ort des bezaubernden Scheins, umschmeichelt von der Schönlinigkeit und Anmut des Jugendstils. Gegen die Ästhetisierung der Oberfläche setzte Kokoschka das »innere Leben«, gegen das Ornament seine psychologische »Wahrheit«.[285]

Die meisten Zeitgenossen empfanden Kokoschkas unabhängige Malerei dagegen als reine Anarchie. In Kokoschkas expressiv übersteigerter Darstellungsweise erkannten Kritiker nur »ekelhafte Pestbeulen«, abstoßende Zeichen eines allgemeinen kulturellen Niedergangs, der Zertrümmerung aller bis dahin geltenden Werte, »Manifestation einer verwesenden Zeit«. Einer Zeit, in der Karl Kraus von der »österreichischen Versuchsstation des Weltuntergangs« sprach.[286]

Ein Wiener Kritiker meinte anlässlich von Kokoschkas Ausstellung im Wiener Hagenbund 1911, seine Antlitze trügen »entweder die Entstellungen zerstörender Krankheiten oder eines zersetzenden Verwesungsprozesses«.[287] Ein anderer giftete, Kokoschka habe zwei Säle »mit seinen aus einer Brühe von molkigem Eiter, Blutgerinnsel und salbig verdicktem Schweiß gezogenen Lemuren« gefüllt. Man entdeckte »Köpfe, die aussehen, als ob sie schon im Grabe gelegen hätten, formlose Körper und zermarterte Hände«. Seine Farben braue er sich zusammen »aus giftiger Fäulnis, gärenden Krankheitssäften«.

Kokoschkas frühe Portraits sollten ihn zu einer Leitfigur des Expressionismus machen. Heute gelten sie als sein bedeutendster Beitrag zur künstlerischen Moderne.[288]

Nachdem Adolf Loos gemeinsam mit Karl Kraus während der zweiten Hälfte des Jahres 1909 etwa zwanzig ihrer Freunde und Bekannten überredet hatten, sich von Kokoschka portraitieren zu lassen, schien diese Art der Unterstützung, dem Maler Aufträge zu verschaffen, ausgeschöpft. Aus seinen eigenen spärlichen Einnahmen finanzierte Adolf Loos dem Künstler die Reise in die Schweiz, wo die schwindsüchtige Bessie Bruce zunächst im Sanatorium von Les Avants bei Montreux kurte.[289]

Diese Engländerin mit dem ursprünglichen Namen Elizabeth Bruce kam aus ärmlichen Londoner Verhältnissen.[290] Sie entfloh der Trostlosigkeit und wurde Revuetänzerin in einem Londoner Theater. 1905 trat sie in einem Wiener Kabarett auf. Ihr »Cakewalk«-Tanz war aufsehenerregend. Bessie Bruce war 19 Jahre alt, »groß und blond, hat schöne Hände und lange Beine, ein liebes süßes Gesicht, eine Mischung von einem Botticelli-Engel und einem Gibson-Girl«.[291] Loos hatte sich in die schöne Tänzerin verliebt. Sie wurde seine Lebensgefährtin und trug, ohne jemals mit ihm verheiratet zu sein, jahrelang Loos' Namen, woran niemand Anstoß nahm. Loos schickte Kokoschka, damit er in der Schweiz auf die kranke Bessie aufpasste.

Für den Maler war Bessie Bruce »eine Inkarnation des Englischen, wie sie in der heutigen Zeit nicht mehr vorkommt«.[292] Er schrieb in seinen Erinnerungen: »Ich war ihr natürlich sofort von Herzen zugetan. Sie hatte den zartesten Teint, wie alle Mädchen von Lancaster, die tagsüber an den Webstühlen arbeiten und nie die Sonne sehen. Sie hatte ein fröhliches Kinderlachen, auch wenn sie Blut spuckte in die berüchtigte blaue Glasflasche, die alle Patienten einer tuberkulösen Heilanstalt wie eine Reliquie mit sich herumtragen.«[293]

Bessies Naturell bereitete dem von Loos beauftragten Kokoschka jedoch einiges Kopfzerbrechen: »... aber wie kann man ein so vergnügungssüchtiges junges Ding zurückhalten, das abends, wenn die Ärzte schlafen gingen, aus dem Fenster kroch, um mit anderen Patienten, soweit sie lebendig genug waren, tanzen zu gehen!«[294]

Von dieser Unbekümmertheit, dieser Lebenslust ist in dem Portrait, das Kokoschka in Les Avants von ihr malte, allerdings nichts geblieben.[295] Obwohl Bessie auf dem Bild, die Arme verschränkt, in aufrechter Haltung sitzt, wirkt sie labil und scheint verloren. Und trotz des roten Mundes und des vollen dunklen Haars, das das Bild zeigt, ist ihre Todesnähe zu erahnen. Mit Blick und Haltung scheint sie sich einer düsteren Schattenzone zuzuwenden, die sie mehr und mehr zu umfangen droht.

Loos wusste, wie bedroht Bessie Bruces Leben war. Deswegen ließ er sie Mitte Januar, in Begleitung von Kokoschka, in das noch höher gelegene Leysin bringen. Hier oben schuf Kokoschka drei außergewöhnliche Krankenbildnisse. Das Portrait des schwindsüchtigen italienischen Aristokraten Conte Verona schien die Ablehnung und die Vorbehalte, die Kokoschkas Zeitgenossen gegenüber seiner Malerei empfanden, zu bestätigen.[296] Von einem tatsächlichen Portrait, einer gewollten Ähnlichkeit kann kaum mehr die Rede sein. Was der Betrachter sieht, ist eine »Hässlichkeit«, die viele nur noch als bösartiges Zerrbild wahrnahmen. Kokoschka zeigt den Conte Verona vor einem schwefligen Hintergrund, die Krankheit hat ihn ausgezehrt, der Kopf lässt schon den Totenschädel erahnen. Seine Finger sind verkrampft, zu klein für den Körper strahlen sie Hilfsbedürftigkeit aus. Der Adlige blieb Kokoschka in Erinnerung als »ein kleiner Italiener, der leidenschaftlich Schlittschuh lief und manchmal Blut spuckte«.[297]

Außerdem portraitierte er in den ersten Wochen des Jahres 1910 Joseph Marquis de Montesquiou-Fezensac und seine Frau Victoire, beide ebenfalls Sanatoriumspatienten. Die Marquise erschien Kokoschka als »zarte, vornehme Dame«. »Ich fand sie rührend schön; sie erinnerte mich an die aristokratischen Damen, die in der Religion Trost suchten«.[298] Für sie wählte er ein schmales Hochformat. Ihr helles Gesicht und Dekolleté scheinen zu leuchten vor dem dunkel opaken Hintergrund. Die manieriert grazile Haltung ihrer linken Hand wirkt unnatürlich, ist anatomisch unmöglich.[299]

Während Kokoschka der Marquise sehr zugetan war, konnte er den Ehemann nicht leiden. »Ihr Mann, ein überzüchteter Herr, war nicht gut zu ihr. Mich amüsierte, dass er Spitzenmanschetten trug wie ein Kavalier am Hofe Ludwigs XIV.«[300] An anderer Stelle urteilte er über ihn: »sehr degeneriert …, ein großer, effeminierter Mann mit einer Hakennase und rötlichem Schnurrbart und einem Rüschenkragen. Sein gelbes Gesicht sah wie das einer Wachsfigur aus.«[301]

Im Bildnis trägt Joseph de Montesquiou-Fezensac weder Spitzenmanschetten noch Rüschenkragen. Kokoschka zeigt den Marquis in fast militärischer Strenge, ein großer Kopf mit spitzem Gesicht auf schmalen Schultern, die Augen sind wässrig blau, das Haar dünn und blond. Den Bildhintergrund überziehen messerscharfe Liniengeflechte, rotierende kleine Himmelskörper.[302]

Obwohl alle drei Patienten Mitglieder des europäischen Hochadels sind, hält er ihre Hinfälligkeit nicht als Schicksal einer untergehenden gesellschaftlichen Kaste fest. Ihrem körperlichen Verfall, ihrer Todesnähe, setzt er ihre aufrechte Haltung entgegen.

Die drei Krankenportraits aus Leysin wurden im Juni 1910 in Berlin ausgestellt. Von Kokoschkas 27 dort gezeigten Ölbildern waren 24 Portraits, alle innerhalb eines Jahres entstanden. Kurt Hiller, Mitarbeiter der expressionistischen Zeitung *Der Sturm*, warnte philiströse Besucher: »Dort umsprudeln, umglotzen, umlärmen [den Besucher] exhibitionistische Larven von Europäern, Weltstadtantlitze der Zermürbten und der Famosen Fratzen Aufgegipfelt-Verfeinerter. Sie schwimmen in sensationsvollen Hintergründen (…) und platzend vor Psychologie.«[303]

Das Bildnis der schwindsüchtigen Adligen wurde im Rahmen der Ausstellung für das Museum Folkwang erworben. Es war der erste Museumsankauf für den erst 24 Jahre alten Künstler.

1937 beschlagnahmten die Nationalsozialisten im Auftrag des Reichsministers für Volksaufklärung und Propaganda Joseph Goebbels etwa 17 000 Kunstwerke aus öffentlichen Sammlungen, darunter das Bildnis der Marquise de Montesquiou-Fezensac. Es wurde zusammen mit acht anderen Gemälden, Zeichnungen und einem Aquarell Kokoschkas in der Ausstellung »Entartete Kunst« in München gezeigt.[304] Die Propagandaschau umfasste annähernd sechshundert Gemälde, Skulpturen, Grafiken, Fotos und Bücher. Um sie zu diffamieren und zu erniedrigen, wurden ihnen Werke von Geisteskranken gegenübergestellt. Sie sollten nahelegen, die gezeigten Künstler seien verrückter als die Verrückten. Kränker als die Kranken. So bösartig, mit einer solchen Niedertracht war die Moderne noch nie angegriffen worden. Es war Versuch, ihre »hässliche«, »kranke« Kunst nicht nur zu entwerten, sondern auszulöschen.

TEIL IV

Diskriminiert, verfolgt, getötet: Tuberkulosekranke im Nationalsozialismus

1. DEGENERATION UND ENTARTUNG: DIE VORDENKER

Der Glaube an einen unaufhaltsamen Fortschritt und die stete Vorwärtsentwicklung der Gesellschaft wurde um die Jahrhundertwende mehr und mehr durch das Gefühl überlagert, in Zeiten von Niedergang und Krise zu leben. Die Ursachen glaubte man in biologischen Fehlentwicklungen zu erkennen. Dieser Eindruck schien vor allem durch den Rückgang der Geburtenzahlen bestätigt zu werden. Bevölkerungsstatistiker beklagten, dass vor allem die Reproduktionsrate der »kulturtragenden Schichten« immer weiter sinke, während sich die »minderwertigen« Bevölkerungsteile auf Kosten der »höherwertigen« vermehrten.[1]

Diese Gefühlsschwankungen zwischen einem übersteigerten Nationalstolz und der Angst vor Degeneration schufen die Voraussetzung für eines der vermessensten Vorhaben des jungen 20. Jahrhunderts: die Verbesserung des einzelnen Menschen und des gesamten Volkes. Die Planung eines zukünftigen Menschen über seine Erbanlagen.

Francis Galton, Vetter von Charles Darwin, hatte in England eine Bewegung ins Leben gerufen, für die er 1883 den Begriff »Eugenics« prägte. Die Eugenik (griechisch »wohlgeboren sein«) ist nach Galtons Definition »die Wissenschaft, die sich mit allen Einflüssen befasst, welche die angeborenen Eigenschaften einer Rasse verbessern und welche diese Eigenschaften zum größtmöglichen Vorteil der Gesamtheit zur Entfaltung bringen«.[2] Ausgehend von Darwins Theorie, im »Kampf ums Dasein« würden die schlecht Angepassten durch »natürliche Auslese«, durch »Selektion« ausgemustert,[3] wollte er dieses Prinzip durch eine künstliche Auslese beim Menschen ergänzen. Er machte ein biologisches zu einem sozialen und politischen Modell.[4]

Die Eugenik war Teil einer internationalen Bewegung, die auch in den USA viele Anhänger fand. Eine deutsche Spielart war die »Rassenhygiene«. Der Begriff geht auf den Arzt Alfred Ploetz zurück, der in seinem Hauptwerk *Die Tüchtigkeit unserer Rasse und der Schutz der Schwachen. Grundlinien einer Rassenhygiene* 1895 eine eigene Fortpflanzungslehre entwarf. In seiner Züchtungsutopie hat die Rasse Vorrang vor dem Individuum. Sie war Träger des gemeinschaftlichen Erbgutes, das gepflegt werden musste. Ziel der Rassenhygiene war die erbbiologische Höherzüchtung, die »Aufartung« der »Vitalrasse«.[5] Eine »geschlechtliche Zuchtwahl« der Tüchtigen, der Leistungsstarken, gesellschaftlich lizenzierter junger Menschen mit bestem Keimplasma, so die Annahme, könne die Degeneration aufhalten.

In der von Ploetz entworfenen Gesellschaft gab es keinen Schutz für Kranke und Schwache. Ihre Versorgung griffe in die Naturgesetze des Lebenskampfes ein, indem sie auch die schwächlichen Menschen am Leben hielte und damit die natürliche Auslese, die »Ausmerzung« der »Minderwertigen« hemme. Die Folge sei die »widernatürliche« Zunahme lebensuntüchtiger Menschen.[6] Kranken- und Arbeitslosenversicherung, Hygiene und moderne Medizin lehnte Ploetz daher ab, sogar die Hilfe bei der Geburt.[7] Um die drohende Degeneration abzuwenden, bliebe nur die Sterilisation »Minderwertiger«.[8]

Eine solche Züchtungsutopie ging davon aus, dass die Menschen aufgrund ihres Erbguts ungleich waren. Den Wert jedes Einzelnen bestimmten seine Anlagen. Der Kampf ums Dasein wurde damit in die Keimzelle verlagert.[9]

Die Rassenhygiene wollte einen »gesunden Volkskörper« der Zukunft schaffen, indem sie verhinderte, dass kranke Erbanlagen weitergegeben werden konnten. Gemeint waren damit auch Schwindsüchtige. Zwar war der Erreger bekannt, dennoch blieb rätselhaft, warum nicht jeder Infizierte auch tatsächlich erkrankte. Wurde das Leiden etwa doch direkt vererbt? Oder wurde eine Disposition, an der Tuberkulose zu erkranken, von den Eltern an die Kinder weitergereicht, wie einige Rassenhygieniker und Ärzte folgerten?[10] Die Frage, ob und wie Krankheiten sich vererbten, wurde für Rassenhygiene und Eugenik zu eigenen wissenschaftlichen Disziplinen.[11]

1905 gründete Ploetz die »Gesellschaft für Rassenhygiene«. Mitglieder waren neben anderen der Schriftsteller Gerhart Hauptmann, dessen Drama *Vor Sonnenaufgang* die Degeneration einer Bauernfamilie zeigt, und der Hygieniker Alfred Grotjahn, von dem schon die Rede war.[12] Grotjahn, ein früher Verfechter der Eugenik, definierte 1912 den Begriff Entartung »als eine körperliche und geistige Verschlechterung der Nachkommen im Vergleich zu dem als vollkommen oder doch wenigstens nach dem Durchschnitt gemessen als im wesentlichen fehlerfrei vorgestellten Vorfahren«.[13] Grotjahn, Nervenarzt und Allgemeinmediziner, begründete die wissenschaftliche Sozialhygiene, die den Einfluss von sozialen Ursachen, etwa Einkommen, Wohnverhältnisse und Ernährung, auf Krankheiten untersuchte.[14] Er plädierte durchaus dafür, die Ursachen gesellschaftlicher Ungleichheit zu bekämpfen und die Menschen damit gleichzeitig gesünder zu machen. Dennoch hielt er den Erfolg sozialer Reformen für begrenzt. Erbliche Anlagen schienen ihm wesentlich einflussreicher zu sein. Immer wieder sollte er die Vererbung zum Thema machen.[15]

Grotjahn schätzte die »minderwertigen« Menschen mit unerwünschten genetischen Eigenschaften auf ein »volles Drittel unserer Gesamtbevölkerung«.[16] In seiner Schrift *Soziale Pathologie* von 1912 erklärte er: »Durch Erbübel schwer Belastete haben kein Recht auf Fortpflanzung, sondern müssen durch freiwillige oder erzwungene Unfruchtbarkeit ausgeschaltet werden.«[17]

Der Schweizer Psychiater Auguste Forel ging noch deutlich weiter als Grotjahn. Auszumerzen seien »alle Verbrecher, Geisteskranke[n], Schwachsinnige[n]«. Eine zweite Kategorie bildeten »die erblich zu Tuberkulose neigenden, die körperlich Elenden, die Rachitischen, Haemophilen, Verbildeten und sonst durch vererbbare Krankheiten oder krankhafte Konstitutionen eines gesunden Menschenschlages unfähige Individuen«. Ihre Tötung pries er als Wohltat für die Betroffenen.[18] Forel sollte die Ausmerzungsfantasien vieler Eugeniker beeinflussen.

Im Kaiserreich schienen die Züchtungspläne von Eugenik und Rassenhygiene kaum mehr zu sein als Utopien. Die Deutsche Gesellschaft für Rassenhygiene zählte 1914 nur 350 Mitglieder, von denen allerdings ein Großteil als Professoren an der Universität wirkten.[19]

Der Erste Weltkrieg veränderte ihre Wirkmacht entscheidend. Der nationale Hochmut, der Fortschrittoptimismus des Kaiserreichs war durch den Versailler Vertrag tief gedemütigt worden. Die Geburtenziffer war während des Krieges weiter gesunken. Hunger, Kälte und Epidemien wie die Spanische Grippe ließen die Sterblichkeit in der Zivilgesellschaft dramatisch steigen. Dazu kamen die militärischen Verluste und die Gebietsabtretungen, durch die Deutschland nicht nur einen wichtigen Teil seiner industriellen Kapazität verlor, sondern auch seiner Bevölkerung.[20] All dies ließ den Albtraum eines »sterbenden Volkes«[21] entstehen. Noch vor der Weltwirtschaftskrise reichten die Mädchengeburten nicht mehr aus, um die mütterliche Generation zu ersetzen.[22]

Die sozialen und demografischen Folgen des Krieges radikalisierten die rassenhygienische Diskussion, welche von »völkischen« Kräften zusätzlich angestachelt wurde. Die Rassenhygiene fand mehr und mehr Anhänger. Militärisch besiegt und vor der Weltöffentlichkeit gedemütigt sollte Deutschland nun biologisch »aufgeartet« werden.[23]

Die Katastrophe des Krieges war auch eine Katastrophe für die Schwindsüchtigen. 1918 stieg die Zahl der Todesfälle wieder auf die Werte von 1896.[24] Und zeigte, wie machtlos die Medizin noch immer bei der Bekämpfung der Krankheit war.

Ernüchtert von der wachsenden Zahl von Schwindsüchtigen bezeichnete Grotjahn in der dritten, 1923 erschienenen Auflage seines Standardwerks *Soziale Pathologie* die Tuberkulose als »Krankheit der körperlich minderwertigen Personen«.[25] Grotjahn nahm an, dass etwa zwei Drittel der Erkrankten »die Grundlage ihres Leidens ererbt haben«. Weiter heißt es: »Erst wenn wir den Lungenkranken die Möglichkeit abschneiden, ihre körperliche Minderwertigkeit auf dem Wege der Vererbung weiterzugeben, dürfen wir ihnen die Maßnahmen ärztlicher, pfleglicher, sozialhygienischer und wirtschaftlicher Art angedeihen lassen, ohne fürchten zu müssen, damit der Gesundheit mehr Schaden als Nutzen zuzufügen.«[26]

Nach dem Krieg wurde Grotjahn SPD-Mitglied. Er vertrat die Partei von 1922 bis 1924 im Reichstag, stieß aber mit seinen rassenhygienischen Plänen zunehmend auf Widerstand bei seinen Genossen.

Das Ziel der Rassenhygiene war eine Gesellschaft, die weder Krankheit noch gesellschaftliche Abweichung kannte. Dadurch kam der

Gesundheit eine übergeordnete Bedeutung zu, da sie als Voraussetzung für politische Macht und nationalen Wohlstand galt. Krankheit dagegen wurde mit moralischem und politischem Abstieg gleichgesetzt.[27] Je mehr Gewicht man den Geburtenziffern beimaß, je größer die Sorge um ausreichenden und gesunden Nachwuchs wurde, umso mehr wurden Alter und Krankheit zur Zumutung für die Allgemeinheit erklärt. Nach 1918 standen die drei »Volkskrankheiten« Tuberkulose, Geschlechtskrankheiten und Alkoholismus im Mittelpunkt der öffentlichen Diskussion, da sie gleichzeitig die Reproduktionsfähigkeit des Volkes und die Staatsfinanzen zu bedrohen schienen. Da ihre Krankheiten ansteckend waren, galten Schwindsüchtige und Geschlechtskranke als besonders gefährlich für die Gesellschaft. Wobei die Tuberkulose einen erheblichen, die Geschlechtskrankheiten kaum Einfluss auf die Sterblichkeit hatten.

Die Verachtung kranker und leistungsschwacher Menschen, ihre Diffamierung als »Minderwertige«, wurde verknüpft mit der Frage, für wen sich die Ausgaben für Pflege tatsächlich lohnten und ob die knappen Mittel nicht eher für die »Hoffnungsträger der Gesellschaft«, also für die »gesunden Familien« vorgehalten werden sollten.[28] Während finanzielle Aufwendungen für Säuglinge, Kleinkinder, Schwangere und Wöchnerinnen einen Nutzen für die Gesellschaft versprachen, erschien die Bilanz von Kosten und Nutzen bei Schwindsüchtigen, Geschlechts- und psychisch Kranken, Alkoholikern und Körperbehinderten desaströs.

Vertreter erbbiologischer Ansätze hatten daher keine Skrupel, den frühzeitigen Tod von Schwindsüchtigen als »Segen« zu bezeichnen.[29] Für sie war der Tuberkelbazillus ein »Freund der Rasse«, da er die tötete, die nach ihrem Verständnis ohnehin nur minderwertiges Erbgut besaßen.[30]

Der einflussreiche Arzt, Rassenhygieniker und Autor Wilhelm Schallmayer kritisierte die Bemühungen, Therapien für Schwindsüchtige zu entwickeln, da sie den »Degenerierten« das Überleben ermöglichen sollten. Tuberkulosekranke waren für ihn »Individuen, deren Konstitution schon vor der Infektion mangelhaft und darum wenig widerstandsfähig war, gleichgültig ob diese Mangelhaftigkeit angeboren oder erworben wurde. Die Tuberkulose übt also eine auslesende Wirkung (aus); sie säuberte die Menschheit bisher stets von einem sehr beträchtlichem Teile ihrer schwächsten Glieder.«[31]

1920 erschien eine schmale programmatische Schrift, gerade einmal 62 Seiten stark, »Die Freigabe der Vernichtung lebensunwerten Lebens. Ihr Maß und ihre Form«: ein Werk, auf das sich später alle bezogen, die sich für die Tötung von Geisteskranken und anderen für lebensunwert befundenen Menschen aussprachen. Das Buch markierte eine Grenzüberschreitung und gleichermaßen den Aufstieg der Selektions- und Vernichtungsideologie. Die Autoren waren zwei der angesehensten Wissenschaftler ihrer Zeit: der Juraprofessor Karl Binding und der Psychiater und Neuropathologe Alfred E. Hoche.[32]

In der Schrift wurde die Frage nach dem Lebensrecht von »Ballastexistenzen«, »geistig Toten«, »Defektmenschen«, »nicht nur absolut wertlose[n], sondern negativ zu wertende[n] Existenzen« und »leeren Menschenhülsen« gestellt.[33] Ausdrücke, die für viele Menschen bald zu Todesurteilen wurden. Zu denen, die für eine »Vernichtung« infrage kämen, gehörten Geisteskranke, tödlich Verwundete, unheilbar Krebskranke und Schwindsüchtige.[34]

1921 wurde das Standardwerk der Rassenhygiene veröffentlicht, der *Grundriß der menschlichen Erblichkeitslehre und Rassenhygiene*, nach seinen Autoren Erwin Baur, Eugen Fischer und Fritz Lenz »Baur-Fischer-Lenz« genannt, wobei als eigentlicher Autor des mehr als 800 Seiten umfassenden Rassenlehrbuchs Fritz Lenz figurierte.[35]

Im gleichen Jahr hatte er in seinem Buch *Menschliche Auslese und Rassenhygiene* die Tuberkulose als eugenische Wohltat bezeichnet. »Ganz besonders ist sie in den Wohnungen der Armen und Ungebildeten zu Hause. Darum wirkt sie auch ausmerzend auf all jene körperlichen und seelischen Anlagen, welche wirtschaftliche Schwäche und Unwissenheit begünstigen.«[36] Fritz Lenz forderte die Sterilisierung Kranker und Behinderter. Es sei »ziemlich gleichgültig, in welcher Weise ein Leiden sich vererbt; das Entscheidende ist, dass es sich überhaupt vererbt«. Für Lenz war Rassenhygiene ein Ausdruck christlicher Nächstenliebe, die sich auf die kommende Generation richte und die noch Ungeborenen miteinschließe.[37]

Ende der Zwanzigerjahre waren Rassenhygiene und Eugenik endgültig gesellschaftsfähig geworden. Ihre Repräsentanten, vor allem Biologen, Mediziner und Psychiater, verfügten über enge Kontakte zu Politik, Verwaltung, Verbänden und Wirtschaft. Rassenhygienisches Denken war in der Weimarer Republik akzeptiert, bei den evangelischen Kirchen ebenso wie in der Sozialdemokratie oder der Frauenbewegung.[38] Das Gedankengut war in Alltagssprache und Politik eingedrungen. Begriffe wie »minderwertig« und »höherwertig« waren längst nicht mehr Ausweis reaktionärer und völkischer Gesinnung, sondern wurden mit größter Selbstverständlichkeit in der gesamten politischen Öffentlichkeit, selbst in sozialistischen und christlichen Kreisen verwendet.

Die Weltwirtschaftskrise verschärfte die gesundheitspolitische Diskussion weiter. Massenarbeitslosigkeit in einem völlig neuen Ausmaß wurde zum Kennzeichen der Republik. 1932 waren zeitweise mehr als sechs Millionen Menschen ohne Arbeit – ein Drittel aller abhängig Beschäftigten.[39] Nicht nur die Leistungen für Arbeitslose wurden gekürzt, auch die der Kranken- und Rentenversicherung.[40] Von den versorgenden, aber teuren Hilfen schwenkte die Fürsorge endgültig um auf reglementierende Mittel. In breiten Kreisen der Bevölkerung fand nun das Thema Sterilisation Anklang. Gesetzesentwürfe dafür lagen bereits gegen Ende der Weimarer Republik vor.[41] »Die öffentliche Meinung hat sich im überwiegenden Maße zugunsten des Gesetzes eingestellt«, hieß es dazu im *Reichs-Gesundheitsblatt*.[42]

Es ging nun nicht mehr um Fürsorge, um Hilfe für die Kranken, sondern um Schutz vor ihnen. Insbesondere vor den Schwindsüchtigen. Und das, obwohl die Zahl der Menschen, die an Tuberkulose starben, in den Zwanzigerjahren wieder stetig sank.[43]

1930 schlug der Anstaltsarzt Helmuth Ulrisi vor, die Arbeitskraft der Kranken noch zu nutzen, ohne Gesunde zu gefährden: »Ich denke dabei an die Lepra-Dörfer, von denen ich vor einigen Jahren in Brasilien Kenntnis erhielt.«[44] Von den Lungenfachärzten konnten sich die Tuberkulosekranken keinen Beistand erhoffen. Ihre Vertreter prägten 1930 während einer Fachkonferenz auf der Insel Norderney den Begriff »asozialer Offentuberkulöser«.[45] Dort hatte der Angerburger Tuberkulosearzt Erwin Augstein renitente Tuberkulosekranke als »Gemeinschaftsunfähige« bezeichnet und einer Gruppe von »Sozialminderwertigen« zugeordnet, zu denen nach seiner Ansicht auch »die Vollidioten, Schwachsinnigen, dann Arbeitsscheue, Vagabunden, Landstreicher, Gewohnheitsbettler, Trinker, Dirnen … sowie die Geisteskranken, die gemeingefährlich sind, und die Schwerverbrecher« gehörten.

Damit begann eine beispiellose Stigmatisierung. Die Nationalsozialisten brauchten den Begriff des »asozialen« Tuberkulosekranken nur noch zu übernehmen. Die Tuberkuloseärzte hatten aus Schwerkranken, die ihnen anvertraut waren, bereits bösartige, nutzlose, für die Gesellschaft gefährliche Menschen gemacht.

2. RASSEREIN UND ERBGESUND: GESUNDHEITSPFLICHT IM NATIONALSOZIALISMUS

Der Nationalsozialismus war angetreten, eine ganze Gesellschaft der Biologie entnommenen Regeln zu unterwerfen. Sein Ziel war ein rassisch »reiner« und »erbgesunder« arischer Volkskörper, gestärkt für den Kampf ums Dasein, nach außen, aber auch innerhalb der eigenen Gesellschaft.[46] Dafür aber musste das Volk nicht nur von »rassefremden« Teilen, sondern auch von Erbkrankheiten befreit werden. Auch die arische Volksgemeinschaft wurde dem Prinzip von Selektion und Auslese unterworfen. Damit bekam Gesundheit eine übergeordnete Bedeutung. »Im ›rassisch reinen und erbgesunden arischen Volkskörper‹«, schreibt der Medizinhistoriker Alfons Labisch, »wurde der nationalsozialistische Gesundheitsbegriff zu einer grausigen Utopie kollektiver Gesundheit ausgestaltet.«[47] Ob ein Mensch gesund oder krank war, entschied darüber, ob er Teil der Volksgemeinschaft war.[48] Krankheit konnte zum Ausschluss führen. In einem vom Reichsarzt der Hitlerjugend herausgegebenen Gesundheitsbuch hieß es: »Jeder Deutsche hat die Pflicht, so zu leben, daß er gesund und arbeitsfähig bleibt. Krankheit ist ein Versagen. […] Der Kranke ist nicht zu bemitleiden.«[49]

Gesundheit war keine Gabe des Schicksals, kein Geschenk, Pflicht zur Gesundheit bedeutete Verpflichtung zur Höchstleistung. Das rassereine, erbgesunde Volk entsprach im nationalsozialistischen Weltbild einer unbesiegbaren Leistungs- und Kampfgemeinschaft.[50] Aus ihr verbannt wurden alle »Minderwertigen«, die ihrer Pflicht zur Arbeit nicht nachkamen oder es nicht konnten. Der Internist und Homöopath Karl Kötschau forderte 1938, Kranke nicht zu schonen – auch wenn dies ihr vorzeitiges Ende bedeute. »Ich denke an den Krebskranken, den Tuberkulösen, den Rheumakranken und andere chronische Leiden … Der Invalidisierte oder zu Invalidisierende ist […] auf Leistungsfähigkeit und Gesundheit zu trainieren, auch wenn dadurch der ungünstige Ausgang seiner Krankheit beschleunigt werden sollte. Mit anderen Worten: Es wird eine Entscheidung darüber herbeigeführt, entweder Leistungsfähigkeit oder natürliche Ausmerze.«[51]

Der Kernsatz von Hitlers Gesundheitsbegriff lautete: »Wenn die Kraft zum Kampfe um die eigene Gesundheit nicht mehr vorhanden ist, endet das Recht zum Leben in dieser Welt des Kampfes.«[52]

3. »RASSENTUBERKULOSE«

Hitler rechtfertigte politische Ziele, indem er sie mit vermeintlich wissenschaftlichen Erkenntnissen der Rassenhygiene und Rassenkunde begründete. Verhängnisvoll war die Verbindung vor allem dort, wo Begriffe aus der Bakteriologie dafür herhalten mussten, seinen Antisemitismus scheinbar zu objektivieren, wo nicht nur Bakterien »Feinde« waren, sondern »Feinde« zu Bakterien gemacht wurden und ihre Existenz zum medizinischen Problem erklärt wurde.[53] Juden wurden als »Weltpest«, als »Bazillenträger«, als »Parasiten im Körper anderer Völker« bezeichnet.[54] Das Ziel dieser Analogie war, eine Ideologie zu legitimieren, die auf ihre Vernichtung zielte.

Bereits in den frühen Zwanzigerjahren hat Hitler mehrmals das Bild der Rassentuberkulose beschworen, so in einer Rede bei einer NSDAP-Versammlung am 1. Mai 1923 im Zirkus Krone in München. »Der Jude ist das Ebenbild des Teufels. Das Judentum bedeutet Rassentuberkulose der Völker.«[55] Ende 1942, kurz nach der Wannsee-Konferenz, griff er noch einmal auf die Krankheitsmetapher vom jüdischen Bakterium zurück. Hatte er früher noch davon gesprochen, dieses zu »entfernen«, äußert er sich nun mit brutaler Direktheit: »Der Kampf, den wir führen, ist von derselben Art wie im vergangenen Jahrhundert derjenige von Pasteur und Koch. Wie viele Krankheiten gehen auf den jüdischen Virus zurück! … Wir werden die Gesundheit nur wiedererlangen, wenn wir den Juden ausrotten.«[56]

Hitler wusste, wie tief die Ängste der Menschen vor der Tuberkulose saßen, und nutzte sie, um das Volk von der Rassenpolitik des Regimes zu überzeugen. Was die Schwindsucht für den Körper des einzelnen Menschen bedeute, sei das Judentum für den Volkskörper. Indem Hitler sich immer wieder auf die Bakteriologie bezog, gab er seinem Hass eine scheinbar wissenschaftliche Dimension, machte er die Ausrottung zum legitimen, ja notwendigen Ziel.[57]

4. GESETZE GEGEN KRANKE

1933 begann der Siegeszug der staatlichen Rassenhygiene. Jede Abweichung vom idealen arischen Menschen stand nun unter Verdacht, genetische Ursachen zu haben, selbst Kriminalität, Armut oder Arbeitslosigkeit.[58] Die Aufgabe des völkischen Staats sei es, dafür Sorge zu tragen, »daß nur, wer gesund ist, Kinder zeugt; daß es nur eine Schande gibt: bei eigener Krankheit und eigenen Mängeln dennoch Kinder in die Welt zu setzen«.[59]

Die nationalsozialistische »Aufartungspolitik« begann schon kurz nach der Machtergreifung mit dem »Gesetz zur Verhütung erbkranken Nachwuchses« vom 14. Juli 1933, auch »Sterilisationsgesetz« genannt. Es richtete sich vor allem gegen psychisch Kranke und gegen Menschen, die – auch wenn es dafür keinen wissenschaftlichen Nachweis gab – als erbkrank angesehen wurden, sowie gegen schwere Alkoholiker. Sie alle sollten zur Sterilisierung gezwungen werden. Später wurde die Zielgruppe auch auf vermeintlich gemeingefährliche Sittlichkeits- und Gewohnheitsverbrecher ausgeweitet bis hin zur »laufenden Prüfung der Lebensverhältnisse erblich kriminell belasteter Kinder und Jugendlicher«.[60] Immer häufiger wurde sozial abweichendes Verhalten zu erblichen Krankheiten umgedeutet. Reichsgesundheitsführer Gerhard Wagner erklärte 1934: »Wir wollen lebensuntüchtiges und unwertes Leben gar nicht erst entstehen lassen, die Fortpflanzung Erbkranker verhüten und die kommenden Geschlechter von der furchtbaren Gefahr zunehmender Verderbnis des Erbgutes befreien.« [61]

Hatte das Erbgesundheitsgericht sein Urteil gefällt, musste sich der »Erbkranke« innerhalb von zwei Wochen sterilisieren lassen. Bis Kriegsende wurden etwa 400 000 Menschen unfruchtbar gemacht, Kinder ebenso wie alte Menschen.[62] Etwa 6 000 starben bei den Zwangssterilisationen.[63]

Von Anfang an drängten einige regimetreue Wissenschaftler darauf, die Tuberkulosekranken in die Sterilisierungspolitik mit einzubeziehen, indem sie die Schwindsüchtigen zu Erbkranken erklärten und die Bedeutung der Ansteckung dagegen als nachrangig deklarierten.

Zu ihnen gehörte der Anthropologe Otmar Freiherr von Verschuer, seit 1934 Herausgeber der Zeitschrift *Der Erbarzt*.[64] Er galt als einer der führenden Vertreter der Eugenik und Rassenhygiene in Deutschland und arbeitete nach Kriegsbeginn eng mit seinem ehemaligen Assistenten Josef Mengele, dem Lagerarzt von Auschwitz, zusammen. Verschuer hielt nahezu alle Behinderungen für erbbedingt und glaubte auch, dass es eine genetische Disposition für die Tuberkulose gebe, die dazu führe, dass sich bestimmte Menschen besonders leicht ansteckten. Er forderte daher ein Fortpflanzungsverbot nicht nur für Kranke, sondern auch für ihre Familienangehörigen.

Nicht nur in *Der Erbarzt*, auch in renommierten Fachzeitschriften wie *Der Nervenarzt* wurden ähnliche Forschungsansätze diskutiert.[65] Trotzdem nahm das Regime die Tuberkulose nicht in das Sterilisierungsgesetz mit auf. Es konnte offenbar, gegen den Widerstand zahlreicher Ärzte und Wissenschaftler, medizinisches Wissen nicht gänzlich ignorieren. Der Königsberger Lungenarzt Balder Kattentidt verwies 1936 auf die Folgen einer solchen Unternehmung: Wenn man alle Kranken mit fortschreitender oder fortgeschrittener Tuberkulose unfruchtbar machen wolle, müsse man etwa 20 Prozent der Bevölkerung sterilisieren.[66]

Immer mehr schränkte das Regime Sozial- und Gesundheitsleistungen auf die »arische« und »erbgesunde Vollfamilie« ein. So wurden etwa die begehrten staatlichen Ehestandsdarlehen von Anfang an nur solchen zur Heirat entschlossenen Paaren zugesprochen, die frei von »vererblichen geistigen oder körperlichen Gebrechen« waren und somit »im Interesse der Volksgemeinschaft« lagen.[67] Auch durch das sogenannte Ehegesundheitsgesetz vom 18. Oktober 1935 wurden Schwindsüchtige ausgegrenzt. Es verbot die Heirat, wenn einer der Partner »an einer mit Ansteckungsgefahr verbundenen Krankheit« litt, die den anderen oder die gemeinsamen Kinder schädigen konnte.[68]

Dies betraf Tuberkulosekranke, Geschlechtskranke, Geistesschwache, Psychopathen, Verbrecher oder gemeinschaftsgefährliche Personen sowie all die Menschen, die bereits unter das Sterilisationsgesetz fielen.

Die nationalsozialistische Ehepolitik verweigerte nicht nur die Verbindungen »tuberkulös-belasteter Menschen«, sie ermöglichte auch die Scheidung, wenn ein Partner an einer »schweren ansteckenden oder ekelerregenden Krankheit leidet und ihre Heilung oder Beseitigung der Ansteckungsgefahr in absehbarer Zeit nicht erwartet werden kann«.[69]

Wirklich in Gefahr gerieten die Schwindsüchtigen während des Zweiten Weltkrieges. Mit Kriegsbeginn stieg die Zahl der Erkrankungen deutlich an. Nach einer Denkschrift aus dem Dezember 1941 gab es im Deutschen Reich unter Einschluss Österreichs etwa 1,6 Millionen an Lungentuberkulose Erkrankte, davon 400 000 Offentuberkulöse. Jährlich wurden ca. 90 000 Neuerkrankungen gemeldet. 80 000 Kranke starben.[70]

In den Kriegsjahren mussten sich die Tuberkulösen überprüfen lassen und wurden nach »Nützlichkeit« in Klassen aufgeteilt.[71] Schwindsüchtige Juden erhielten keinerlei Hilfe. Für nichtjüdische Kranke wurden von 1943 an die Lebensmittelzulagen »nach dem

Krankheitszustand« gestaffelt. Wer nicht mehr arbeiten konnte, hatte so gut wie keine Überlebenschancen.

Als die Kriegserfolge zurückgingen, mobilisierte das Regime alle verbleibenden Ressourcen; auch Lungentuberkulöse wurden nun zum Arbeitseinsatz verpflichtet.[72] Bislang hatte es mit allen Mitteln der Propaganda das Bild des Tuberkulosekranken als »gemeingefährlicher Bazillenstreuer« beschworen. Nun ging es um die Kriegswirtschaft, da mussten medizinische Argumente zurücktreten. Der »Ansteckungsfähigkeit der Tuberkulösen« seien »bestimmte Grenzen« gesetzt, hieß es dazu in einem Runderlass des Reichsinnenministeriums. Selbst Offentuberkulöse bedeuteten »unter normalen Umwelts- und Arbeitsverhältnissen« nur eine geringe Gefahr für andere Erwachsene.[73] Für Schwindsüchtige, ob sie in Heilstätten oder zu Hause gepflegt wurden, bestand nun Arbeitspflicht. Sie mussten jede Tätigkeit, die Heilstätten, Gesundheitsamt, Arbeitsamt und Betriebsarzt für zumutbar hielten, annehmen. Die verbleibende Arbeitskraft der Kranken sollte genutzt werden – bis zu ihrem Tod.

Zur »restlosen Auswertung« der Schlagkraft des Volkes im Krieg wurde sogar überlegt, ob Schwindsüchtige nicht sogar Dienst an der Front leisten könnten.[74]

Besonders grausam ging das Regime gegen Tuberkulöse in den besetzten Gebieten vor, wo die verschlechterten Lebensbedingungen die Zahl der Erkrankten sprunghaft ansteigen ließ.[75] In den Ostgebieten, vor allem in Polen, wurden tuberkulosekranke Menschen in großer Zahl ermordet.[76] An Brutalität herausragend waren die Pläne des Reichsstatthalters im Reichsgau Wartheland, Arthur Greiser. Er schrieb 1942 an Himmler, die »Sonderbehandlung« (Ermordung) von rund 100 000 Juden sei demnächst abgeschlossen. Er bat, »mit dem vorhandenen und eingearbeiteten Sonderkommando im Anschluss an die Judenaktion den Gau von einer Gefahr befreien zu dürfen, die mit jeder Woche katastrophalere Formen annimmt«.[77] Sein Plan war, »hier … die Fälle der offenen Tbc innerhalb des polnischen Volkstums ausmerzen zu lassen«.[78] Greiser schätzte die Zahl der offentuberkulösen Kranken in Polen auf etwa 35 000. Sie sollten im Vernichtungslager Chelmno in Gaswagen ermordet werden. Himmler stimmte Greisers Plan zu. Offenbar aus politischen Erwägungen, angeblich schien die Geheimhaltung nicht gesichert, wurde der Mordplan wieder zurückgezogen. Die todkranken Menschen rettete das nicht. Rudolf Brandt, der Adjutant Himmlers, erinnerte sich, man habe auf Greisers Vorschläge hin »zwischen 8 000 und 10 000 Polen ausgerottet. Viele Tausende mit Tuberkulose behaftete Polen wurden in Isolationslager gebracht, wo sie sich selbst pflegen mussten.«[79] Nach Ansicht der Medizinhistorikerin Christine Wolters entspricht Brandts Aussage wahrscheinlich den Tatsachen, nur wurden die Kranken zur Tötung zunächst in Anstalten gebracht, um ihre Ermordung zu tarnen.[80]

5. KRANKENGEFÄNGNIS STADTRODA

Thüringen war das nationalsozialistische Vorzeigeland, der »Mustergau«.[81] Und das in mehrerlei Hinsicht. Es war das erste Land, in dem mit Wilhelm Frick bereits 1930 ein NSDAP-Mitglied Innenminister wurde. Thüringen konnte sich zudem rühmen, Wegbereiter der Rassenlehre zu sein, da Minister Frick den Philologen Hans Günther, genannt »Rasse-Günther«, auf einen Lehrstuhl der Universität Jena berief. Günther hatte den 1922 erstmals erschienenen Bestseller *Rassekunde des deutschen Volkes* verfasst.[82] Und Thüringen schuf zuerst die Möglichkeit, Tuberkulosekranke zwangsweise abzusondern.

Am 1. September 1930 erließ Frick mit der Landesseuchenordnung ein Gesetzeswerk, das es fortan erlaubte, »asoziale« Schwindsüchtige gegen ihren Willen zu »asylieren«. Um eine Ausbreitung der Krankheit zu verhindern, hieß es darin, könnten die Betroffenen für die Dauer der Krankheitsgefahr – »bei Krankheitsverdacht, Bakterienträgern oder Dauerausscheidern«[83] – isoliert werden. Entweder in ihren Wohnungen, ansonsten in einem Krankenhaus.[84]

Die von Frick erlassenen Bestimmungen waren für die Kranken äußerst erniedrigend. »Ansteckungsfähige Personen, die obdachlos oder ohne festen Wohnsitz oder berufs- oder gewohnheitsmäßig umherziehen«, sollten auf jeden Fall von der Gesellschaft getrennt werden. Sollten Kranke ihre Wohnung oder ihr Haus nicht verlassen, müsse [dort] eine »Kennzeichnung ... durch Anbringung des Krankheitsnamens in großen deutlichen Buchstaben an einer ins Auge fallenden Stelle« erfolgen.[85]

Hitler hatte die Asylierung von Syphilitikern und Tuberkulösen bereits in seiner Programmschrift *Mein Kampf* gefordert: »Das Recht der persönlichen Freiheit tritt zurück gegenüber der Pflicht zur Erhaltung der Rasse.« Weiter heißt es: »Denn hier wird man, wenn nötig, zur unbarmherzigen Absonderung unheilbar Erkrankter schreiten müssen – eine barbarische Maßnahme für den unglücklichen Betroffenen, aber ein Segen für die Mit- und Nachwelt. Der vorübergehende Schmerz eines Jahrhunderts kann und wird Jahrtausende vom Leid erlösen.«[86]

Thüringens Gesetz wurde zum Vorbild, als acht Jahre später mit der »Verordnung zur Bekämpfung übertragbarer Krankheiten« die bislang unterschiedlich streng geregelte Seuchenpolitik der einzelnen deutschen Länder vereinheitlicht wurde.[87] Darin wurden, neben sieben schon lange meldepflichtigen »gemeingefährlichen Krankheiten« wie Pest, Cholera und Pocken, 22 weitere Infektionskrankheiten aufgenommen. Darunter Keuchhusten, Kinderlähmung, Scharlach. Und Tuberkulose. Für diese Krankheiten galt die ärztliche Schweigepflicht nicht länger. Wer beruflich Kranke pflegte oder behandelte, musste jeden, der an einer im Gesetz aufgeführten Krankheit litt, innerhalb von 24 Stunden dem zuständigen Gesundheitsamt melden. Diese Pflicht galt auch für Familienväter, Wohnungsinhaber und Leichenbeschauer.

Die Verordnung zielte selbstverständlich nicht, wie der Historiker Götz Aly bitter schreibt, »auf kleine Kinder mit Keuchhusten«, [...] »sondern hob auf diejenigen ab, die an der Massenkrankheit Lungen-Tbc litten«.[88]

Mit der Verordnung wurde gleichzeitig eine für das gesamte Reich geltende rechtliche Grundlage für die »Zwangsabsonderung« von Tuberkulösen geschaffen. Hielt ein Kranker Hygiene- und Quarantänevorschriften nicht ein, weigerte er sich, sich ärztlich untersuchen zu lassen, oder befolgte er »angeordnete Schutzmaßnahmen«

nicht und war »unbelehrbar«, konnte er gegen seinen Willen in eine »geeignete Anstalt« eingewiesen werden.[89]

Damit gerieten auf einmal auch viele Kranke ins Visier, die etwa aus Angst chirurgische Eingriffe verweigerten oder eine Heilstättenbehandlung ablehnten, weil sie ihre Familien nicht unversorgt zurücklassen wollten.

Wer gemeldet wurde, musste nicht einmal nachweislich ansteckend sein. Das Gesetz erlaubte, dass auch »Krankheits- und Ansteckungsverdächtige« »einer Aussonderung oder Beobachtung unterworfen werden« können. Jeder Tuberkulosekranke war nun von einer Zwangseinweisung bedroht. Die Kosten für die unfreiwillige Asylierung mussten die Betroffenen, also »Kranke, Krankheitsverdächtige oder Bazillenausscheider« oder ihre Familienangehörigen übernehmen.[90]

Tuberkulöse konnten in jedem Krankenhaus zwangsasyliert werden. Wieder einmal aber war es Thüringen, das den anderen Ländern voraus war. Hier entstand eine Einrichtung, eigens um »asoziale oder unbelehrbare Kranke mit Zwang abzusondern«.[91]

Seit dem 15. Oktober 1934 gehörte zu der in der Nähe von Jena gelegenen Landesheilanstalt Stadtroda die erste »geschlossene Abteilung für asoziale Offentuberkulöse« in Deutschland.[92] Die Station war damit nicht etwa Teil einer Lungenheilstätte oder eines allgemeinen Krankenhauses, Stadtroda war eine psychiatrische Heil- und Pflegeanstalt. Die Tuberkulosekranken wurden, da sie angeblich psychisch schwer zu lenkende Kranke waren, zu Psychiatriepatienten gemacht und daher auch nicht von Fachärzten behandelt.[93]

Dass sich die Aufgabe der neueröffneten Abteilung in Stadtroda nicht allein darin erschöpfte, durch Zwangsabsonderung eine Ansteckungsgefahr für die Allgemeinheit zu verhindern, sondern auch vermeintlich abweichendes Verhalten zu bestrafen, zeigt ein früher Bericht aus dem Jahr 1934. Er beschreibt die Patienten als Kranke, die sich rücksichtslos gegen ihre Mitmenschen benehmen, »sei es, dass sie oft Kneipen oder den Tanzboden besuchen, häufig wechselnde Liebschaften unterhalten und in jeder Hinsicht die nötige Vorsicht vermissen lassen«.[94]

Die Heil- und Pflegeanstalt Stadtroda wurde nacheinander von zwei Ärzten geleitetet, die sich beide an den Euthanasiemorden, der Vernichtung sogenannten unwerten Lebens beteiligen sollten. Von 1933 bis 1939 stand ihr der spätere Jenaer Professor für Psychiatrie und Neurologie Berthold Kihn vor. Auf ihn folgte von 1939 bis 1945 Gerhard Kloos.

Kloos war selbst ein Schwindsüchtiger.[95] Den Wehrdienst, zu dem er sich 1935 freiwillig gemeldet hatte, musste er abbrechen. Eine Lungentuberkulose, unter der er bereits vor dem Ersten Weltkrieg gelitten hatte, brach erneut aus. Ein Jahr ließ er sich im Deutschen Kriegerkurhaus in Davos, in dem im Ersten Weltkrieg deutsche lungenkranke Soldaten interniert waren, behandeln und machte Liegekur. Gemeinsam mit dem Oberarzt dieser Heilanstalt veröffentliche er zwei Jahre später eine Arbeit über *Die psychische Symptomatik der Lungentuberkulose*. Darin protestiert Kloos gegen die verbreitete Meinung, es gebe einen »tuberkulös (minderwertigen) Charakter«. Außerdem wandte er sich gegen »jede verallgemeinernde Schilderung« der Lebensumstände in einem Lungensanatorium, die für ihn »im wesentlichen auf den einst maßlos überschätzten Roman *Der Zauberberg*« von Thomas Mann zurückging.[96] Jeder einzelne Krankheitsverlauf müsse ernst genommen werden – eine Überzeugung, die er für sich selbst als Tuberkulosekranker in Anspruch nahm, als Arzt aber gänzlich ignorieren sollte.

Die zur psychiatrischen Heilanstalt Stadtroda gehörende Abteilung für die zwangsweise eingesperrten Tuberkulosekranken führte Dr. Alfred Aschenbrenner. Dass mit ihm ein Geisteswissenschaftler und Rassenhygieniker und kein Arzt der Station vorstand, war durchaus gewünscht, da er eher in der Funktion eines Polizisten und »Gefängnisaufsehers« beschäftigt werde, »eine Regelung, wie sie bereits in Strafanstalten, Erziehungsheimen, Arbeitshäusern und Konzentrationslagern verwirklicht« sei, so Klinikchef Kihn.[97]

Es gab in der Anstalt einen Frauen- und einen Männertrakt. In der Frauenabteilung konnten neben fünfzig tuberkulösen noch zwanzig geschlechtskranke Frauen eingesperrt werden. Die Fenster im Gebäude waren vergittert, die Türen ständig verschlossen, der Garten eingezäunt. Für die Inneneinrichtung wurde gebrauchtes

Mobiliar aus einem aufgelösten Krankenhaus herbeigeschafft. Eine »Luxusernährung, wie sie die Heilstätten gewähren können«, war nicht vorgesehen. Schließlich handele es sich um »absonderungsbedürftige, nicht so sehr um behandlungsbedürftige Kranke«.[98]

Da bei Ausstattung, Ernährung und ärztlicher Behandlung gespart wurde, konnte sich Stadtroda rühmen, mit einem Tagessatz von 2,40 Reichsmark kostengünstiger als jede andere Heilstätte oder jedes Krankenhaus zu wirtschaften, die mit 5 bis 6 Reichsmark pro Patient rechneten.[99]

Anfangs erhielten die Zwangseingewiesenen in Stadtroda nahezu keine medizinische Behandlung, weil es sich bei den Patienten um solche »antisozialen Elemente handeln würde, bei denen jede Erziehungsmaßnahme an ihrer Böswilligkeit und jede Therapie an ihrem unsoliden Lebenswandel scheitern würde«.[100]

Bereits 1935 stieg die Zahl der gestorbenen Tuberkulosekranken in Stadtroda deutlich an. 1936 schrieb das Thüringer Ministerium des Innern, dass die Abteilung »lediglich der Absonderung und Unschädlichmachung dient, Zwecken der Heilung dient diese Einrichtung nicht«.[101] Schon jetzt war Stadtroda ein Krankengefängnis, eine reine Verwahranstalt, die ihre Patienten nicht behandelte, sondern ihr Sterben forcierte, indem sie sie nur unzureichend versorgte. Als Kloos 1939 die Leitung der Landesheilanstalt übernahm, wurde das Haus der Zwangsasylierten in zwei Stationen aufgeteilt. Auf der einen wurden Patienten aufgenommen, deren Zustand »Aussicht auf Entseuchung bot und bei denen sich aufgrund ihres sozialen Wertes therapeutische Maßnahmen lohnten«.[102] Sie erhielten besseres Essen und wurden auch ärztlich versorgt.

Auf der anderen Station waren die untergebracht, »bei denen eine Behandlung infolge der Schwere ihrer Erkrankung oder ihrer völligen sozialen Wertlosigkeit nicht in Frage kam«.[103] Zu ihnen zählte Direktor Kloos, der 1942 eine *Charakterologie der rücksichtslosen Offentuberkulösen* veröffentlichte, die »Böswilligen«, die »Asozialen im eigentlichen Sinne«, »verbrecherische Elemente«, die »bewusst die Volksgesundheit schädigen« und daher »gegen die seuchenhygienischen Vorschriften fortgesetzt verstoßen«, etwa tuberkulosekranke Prostituierte, Landstreicher, Alkoholiker, Kriminelle. Allesamt

Menschen, die bereits einer besonders scharfen Verfolgung ausgesetzt waren. »Die zuchtlosen und böswilligen Offentuberkulösen«, heißt es bei Kloos, »sind zu einem nicht geringen Teil psychisch abnorme Menschen, vor allem haltlose, asoziale Psychopathen und Alkoholiker.«[104]

Die Diagnose »böswillig« trafen die Ärzte mithilfe eines Fragebogens, den die einweisende Behörde, die Fürsorgestelle, die Heilstätte oder das Gesundheitsamt, ausfüllen musste und der die »genaue Kenntnis des Vorlebens« des Kranken und seines »sozialen Wertes« aufdecken sollte.

Grundlage für die Einweisung waren Fragen wie diese: »Sind Fälle von Geisteskrankheiten, Epilepsie, Schwachsinn, Psychopathie, Trunksucht, unsittlicher Lebenswandel oder Kriminalität in der Familie vorgekommen? Ist der Kranke vorbestraft? Wann? Weshalb? Sittliche Führung? Kommunistische Betätigung?«[105]

Die Unglücklichen, über die schließlich das Urteil »charakterlich übel und sozial verkommen« oder »böswillig« verhängt wurde, brachte man im Obergeschoss des gesicherten Hauses unter. Vor den Fenstern waren starke Eisenstäbe angebracht. Die Ausgangstür konnte nur mit einem speziellen Sicherheitsschlüssel geöffnet werden. Auf dieser Station arbeiteten nur männliche Ärzte und Pfleger, die mit Pistolen bewaffnet waren. Bei tätlichem Widerstand sollten sie sofort von der Waffe Gebrauch machen.[106]

Die Kranken auf dieser Station erhielten, genau wie die geisteskranken Patienten in Stadtroda, nur eine unzureichende Ernährung. Und: »Es wird überhaupt nichts getan, was den schicksalsmäßigen Ablauf ihres Lungenleidens entscheidend beeinflussen und ihr für die Volksgemeinschaft offenbar unnützes Leben verlängern könnte.«[107]

Ganz im Gegenteil. Wenn ein Patient als »asozial« stigmatisiert worden war, beschleunigten Kloos und Aschenbrenner sein Sterben noch. Ehemalige Patienten berichteten später von schlechtem, fettlosem Essen, verfaulten Kartoffeln und Kohlrüben, von Misshandlungen und Prügeln. Wer die Stationsordnung missachtete, wurde beispielsweise mit der »Kotzspritze« bestraft, einer Apomorphinspritze, die zu Erbrechen und Kreislaufstörungen führte.[108]

Die »unverbesserlichen Hetzer und Störenfriede«, die »ganz unerträglichen Fälle zur Verbüßung von Disziplinarstrafen« sperrte Kloos, manchmal nackt und frierend, in die »drei ausbruchssicheren Gefängniszellen« im dunklen Keller der Anstalt, da »der Verlauf des Lungenleidens dadurch erfahrungsgemäß nicht günstig beeinflusst wird«.[109] Der Klinikdirektor war durch eine Absprache mit dem Generalstaatsanwalt dazu ermächtigt, Haftstrafen bis zu einem halben Jahr ohne Gerichtsverfahren zu verhängen. Bei »ausgesprochenen Verbrechern« veranlasste er, »die Strafhaft durch Kostverschlechterung (Schleimdiät und dergleichen)« zu verschärfen.[110] Für einen geschwächten Tuberkulosekranken bedeutete die Schleimdiät das Todesurteil.

Den Ruf des Schreckens, der von Stadtroda ausging, nutzten Ärzte und andere Anstalten aus, um angeblich aufsässige Kranke einzuschüchtern. Stolz hielt Aschenbrenner fest: »In manchen Fällen (genügt) bereits die bloße Androhung einer Verlegung nach Stadtroda, um die Kranken zu einem ordentlichen Verhalten zu veranlassen.«[111] Und 1943 schrieb ein Arzt in der Zeitschrift *Der Öffentliche Gesundheitsdienst*, es wäre zweckmäßig, wenn es in jedem deutschen Gau eine Anstalt wie Stadtroda gäbe, denn sie wirke »ähnlich wie die Rute im Kinderzimmer«.[112]

Der Zweite Weltkrieg verschlechterte die Situation der Patienten von Stadtroda weiter. Der Deutsche Rechnungshof ordnete einschneidende Einsparungen bei der Ernährung geisteskranker und »asozialer« Patienten an.[113] Im Jahr 1940 stieg die Todeszahl bei den Zwangsasylierten sprunghaft an. Patienten, die bereits durch die minderwertige Ernährung geschwächt waren, verhungerten, weil sie nun noch schlechteres Essen erhielten. Oder sie starben an zusätzlichen Krankheiten, die niemand behandelte. Diät- oder Zusatzkost erhielten nur solche Patienten, von denen erwartet wurde, dass sie irgendwann ins Arbeitsleben zurückkehren konnten.[114]

Zudem führte Kloos 1940 harte Arbeit für die »Böswilligen«, die eigentlichen »Asozialen« ein, um »die restliche Arbeitskraft der zwangsweise hier untergebrachten Lungenkranken auszuwerten«.[115] Die Patienten arbeiteten für Rüstungsbetriebe.

Stadtroda war ein Ort des Grauens. Anders als in anderen Anstalten hatte hier die »Ausmerzung« durch gezielte Mangelversorgung Kranker bereits 1934/35 begonnen – fünf Jahre vor den staatlich organisierten Krankenmorden.[116] Es müsse davon ausgegangen werden, schreibt Christine Wolters, »dass die Tuberkulosekranken zu den ersten Euthanasieopfern im Nationalsozialismus überhaupt zählen«.[117]

Diese Vernichtungsaktion gegen psychisch Kranke und Behinderte, einschließlich der »Kindeeuthanasie«, begann in ganz Deutschland wenige Monate nachdem Kloos die Stelle in Stadtroda übernommen hatte.

Spätestens seit 1940 wurden auch in Stadtroda Patienten der psychiatrischen Abteilung durch Injektionen und Medikamente getötet.[118] Die Sterbezahlen in der thüringischen Anstalt lagen deutlich über dem Durchschnitt vergleichbarer Einrichtungen in Deutschland.[119] Im Herbst 1942 stimmte Kloos der Einrichtung einer »Kinderfachabteilung« zu, in der behinderte Kinder im Auftrag des »Reichsausschusses zur wissenschaftlichen Erfassung von erb- und anlagebedingten schweren Leiden« beobachtet und möglichst ohne einen Verdacht zu erregen getötet werden sollten.[120] Damit war Stadtroda Teil der staatlich organisierten »Kindereuthanasie« geworden.

Auf dieser Station wurden von 1943 an mindestens 104 behinderte oder auffällige Kinder getötet.[121] Die meisten Kinder aus der »Kinderfachabteilung« erlebten das Kriegsende nicht.[122]

Da die »asozialen« Tuberkulosekranken als »psychisch abnorme Menschen, Psychopathen usw.«[123] und damit als Psychiatriepatienten galten, wurden sie ab 1940 ebenfalls Opfer der nationalsozialistischen Krankenmorde.[124] Sie wurden nicht nur mangelhaft ernährt, um ihr Sterben zu beschleunigen, sie mussten nicht nur brutale Strafen ertragen, sie wurden ebenso wie die Geisteskranken durch Injektionen, »Himmelfahrtsspritzen« genannt,[125] oder Medikamente ermordet. Überlebende Patienten berichteten später, dass Kranke, kurz nachdem ihnen Getränke gereicht wurden, starben.[126]

In der Tuberkulose-Abteilung kamen zwischen 1934 und Kriegsende insgesamt mindestens 604 Patienten ums Leben. Seit 1940 waren es pro Jahr doppelt so viele wie in den Vorjahren, obwohl die Zahl der neu aufgenommenen Kranken im Durchschnitt etwa gleich blieb.[127] Darunter auch Kinder und Jugendliche.

Insgesamt starben zwischen 1933 und 1944 in der Landesheilanstalt Stadtroda mindestens 2267 Patienten. In den Jahren 1933 bis 1939 waren es 780, wenn nicht mehr, in den Jahren 1940 bis Kriegsende 1487. 26 Prozent davon waren Tuberkulosepatienten.[128] Wie viele von ihnen malträtiert oder mit Medikamenten ermordet wurden, kann anhand der Quellen nicht mehr rekonstruiert werden.

1942 wurden in mindestens vier weiteren Anstalten Sonderabteilungen für »asoziale Tbc« eingerichtet: in Eichberg bei Rüdesheim, in der Gauheilanstalt Tiegenhof bei Gnesen, in der Heil- und Pflegeanstalt Lüneburg und in der Anstalt Feldhof bei Graz. In allen diesen Anstalten ermordeten Ärzte Geisteskranke und behinderte Kinder. Nicht nur in Stadtroda, auch in Eichberg wurde die Tötung tuberkulosekranker Patienten durch Injektionen mit überdosierten Medikamenten bezeugt.[129]

Alle Ermittlungsverfahren, die nach 1945 gegen Ärzte und Pfleger der Anstalt Stadtroda wegen des Verdachts auf Mord oder Beihilfe angestrengt worden waren, wurden wegen Mangels an Beweisen eingestellt.[130]

Gerhard Kloos wurde 1954 Direktor der psychiatrischen Landesklinik in Göttingen. Noch als er zu Beginn der Sechzigerjahre in einem Ermittlungsverfahren zu der »Kinderfachabteilung« vernommen wurde, sprach Kloos von der »Einschläferung« der Kinder.[131]

Noch in den Fünfziger und Sechzigerjahren verwendeten viele westdeutsche Studenten den 1944 erstmals aufgelegten *Grundriss der Psychiatrie und Neurologie*, »den Kloos«, der als Standardwerk galt. Bis 1972 wurde er in der Bundesrepublik, nur mit kosmetischen Änderungen, neunmal wieder aufgelegt. Weiterhin war darin etwa von »geistig Minderwertigen« die Rede.[132] Kloos starb 1988.

6. FURCHTBARE ÄRZTE

Rund zehntausend jüdische Ärzte und Ärztinnen mussten nach 1933 Deutschland verlassen, nahmen sich das Leben oder wurden mit

Millionen anderen Menschen in den Konzentrationslagern ermordet. Jeder fünfte Arzt wurde gezwungen, aus Praxis, Klinik, Universität oder Gesundheitsdienst auszuscheiden.[133] Den »arischen« Kollegen eröffneten sich mit einem Mal ganz neue Karrieremöglichkeiten. Die meisten von ihnen unterstützten das Regime bereitwillig. Rund 45 Prozent aller Ärzte waren Mitglied der NSDAP. Gegenüber anderen Berufsgruppen war diese Zahl überdurchschnittlich hoch. Die der Lehrer, die in die Partei eintraten, lag um die Hälfte niedriger.[134]

Gesundheitswissenschaften und Medizin sollten der nationalsozialistischen Politik und Ideologie eine wissenschaftlich erscheinende Legitimation geben.

Dafür erhielten Ärzte in der NS-Zeit Macht und eine herausragende Stellung in der Gesellschaft, wie sie sie noch nie zuvor besessen hatten. Sie entschieden über Ausschluss und Selektion innerhalb der Volksgemeinschaft, teilten die Menschen in Leistungsfähige und Schwache, in »Lebenswerte« und »Lebensunwerte«. Und sie bestimmten die Grenzen von Gesundheit, Krankheit, Behinderung und Tod.[135]

Die Ärzte im Nationalsozialismus zwangen Menschen, sich unfruchtbar machen zu lassen. Der Amtsarzt im Sterilisationsverfahren besaß eine Entscheidungsgewalt, die in Medizin und Justiz bislang unbekannt war: Er war gleichzeitig Antragsteller, Gutachter und Kontrolleur des Verfahrens.[136] Im Rahmen der »Euthanasie«-Morde töteten Mediziner hunderttausend und mehr Kranke und Behinderte.

Und es waren Ärzte, die in den Konzentrationslagern die Selektion vornahmen. Rudolf Höss, Kommandant in Auschwitz, berichtet in seinen autobiografischen Aufzeichnungen, dass sich die SS-Ärzte und die Lagerführer um das Privileg der Selektion gestritten hätten.[138] Die Mediziner konnten ihre herausgehobene Stellung, über menschliche Leistungsfähigkeit entscheiden zu dürfen, verteidigen. Seit dem 9. März 1943 war vorgeschrieben, dass die Aussonderung an der Rampe ausschließlich von Ärzten durchgeführt und überwacht werden durfte. Die Vergasungen selbst führten ausgebildete Desinfektoren aus den Sanitätsabteilungen der SS durch, überwacht von den Medizinern. Diese Ärzte entschieden nicht über Vernichtung oder Rettung, sie entschieden allein, wann und wie ein Mensch sterben sollte: durch sofortige Vergasung oder Vernichtung durch Arbeit.

Gleichzeitig ermöglichte der Nationalsozialismus Medizinern bisher nie da gewesene Freiräume für ihre Forschung. Sie konnten Experimente, für die sie bisher Mäuse, Kaninchen und Meerschweinchen verwendet hatten, nun an Menschen durchführen, an Patienten in Krankenhäusern und Anstalten sowie an KZ-Häftlingen und Kriegsgefangenen. Und Kindern.

Alles war nun möglich. Ärzte konnten auf ihre Patienten schießen lassen, um anschließend Schussverletzungen zu studieren, sie konnten ihnen die Knochen zerschlagen, um danach die Heilung zu beobachten.[138] Lagerärzte erforschten an Gefangenen die Wirkung von Senfgas, studierten Nekrosen, Erfrierungen, Fleckfieber und andere tödliche Krankheiten.[139] Dass diese Menschen schwerste Gesundheitsschäden davontrugen oder starben, nahmen die Mediziner in Kauf, oder sie führten den Tod bewusst herbei. Sie beforschten ihre Opfer, töteten und sezierten sie, um sie am Ende zum medizinischen Präparat zu machen, das der Wissenschaft weiter zur Verfügung stand.

Zu den Menschenversuchen gehörten auch Tuberkuloseexperimente.

Noch immer suchten Wissenschaftler und Ärzte fieberhaft nach einer geeigneten Therapie oder einem Heilmittel gegen die bedrohliche Krankheit. Unterstützung für ihre Forschung fanden sie bei Politikern und Funktionären auf allen Ebenen der Gesellschaft. Der jährliche Verlust an Volksvermögen, der auf Kosten der Schwindsucht ging, war immens. 1935 ging der Präsident des Reichstuberkulose-Ausschusses, Otto Walter, von etwa 300400000 »Offentuberkulösen« und mindestens einer Million »Tuberkulosegefährdeten«, also Menschen mit inaktiver Tuberkulose, aus. Den Ausfall an Arbeitsstunden durch Schwindsüchtige bezifferte er mit 125 Millionen Arbeitsstunden jährlich, den volkswirtschaftlichen Verlust auf 175 Millionen Reichsmark.[140]

Zwar war die Diagnose durch Reihenuntersuchungen und Röntgendiagnostik immer verlässlicher geworden. Die Behandlung und damit die Heilungschancen aber hatten sich kaum verbessert. Dies erzeugte einen gewaltigen Druck auf die wissenschaftliche Forschung, endlich eine wirksame Impfung, eine Immunisierung oder ein Medikament gegen die Krankheit zu finden.

Um endlich Fortschritte zu erzielen, führten viele Wissenschaftler medizinische Experimente an Menschen durch, in Krankenhäusern und Heilstätten, auch in Kinderkliniken und an geistig und körperlich behinderten Kindern. In sogenannten Kinderfachabteilungen, die für die »Kindereuthanasie« eingerichtet worden waren, wurden diese jungen Menschen für Forschungen missbraucht und getötet.

Der Kinderarzt Georg Bessau, Tuberkuloseforscher und Leiter der Kinderklinik an der Charité, ließ in der Kinderfachabteilung Berlin Wiesengrund, die im Norden der Hauptstadt auf dem Gelände der Heil- und Pflegeanstalt Wittenau lag, Versuche zur Tuberkulose-Immunisierung durchführen.[141] In den Jahren 1942/43 wurden dort mindestens 19 unehelich geborene und in Heimen aufgewachsene Kinder, die zwischen zwei und 14 Jahre alt waren, mit einem unbekannten Stoff geimpft. Mindestens neun dieser Kinder starben wenige Monate später an den Folgen. Ihre genaue Zahl ist nicht bekannt.[142] Die erhalten gebliebenen Krankengeschichten zeigen, dass die Kinder unbeschreiblich gelitten haben müssen.

Bessaus Schüler Georg Hensel, Oberarzt der Kinderheilstätte Mittelberg im Allgäu, führte ebenfalls Tuberkulose-Impfexperimente durch. Dass er als Versuchspersonen zunächst zwei behinderte Säuglinge auswählte, begründete Hensel in seiner Habilitationsschrift 1940 so: »Da mit dieser Art der Schutzimpfung beim Menschen ein Neuland betreten wurde, erscheint es verständlich, dass die ersten Untersuchungen an Säuglingen ausprobiert wurden, die schwere körperliche und geistige Missbildungen aufwiesen und deren Lebenserhaltung für die Nation keinen Vorteil bedeutet.«[143]

1942 konnte er durch Vermittlung des Bayerischen Staatsministeriums des Innern seinen Impfstoff an Kindern der Kinderfachabteilung der Heil- und Pflegeanstalt Kaufbeuren-Irsee testen. 13 Fälle sind bekannt.[144] Einige der »Impflinge«, wie Hensel die Kinder nannte, wurden in den Krankenakten als »nutzlose Existenz« bezeichnet.[145] Die Kinder erkrankten schwer, litten an hohem Fieber, vereiterten Drüsen, gewaltigen Abszessen und starben qualvoll. Die Präparate der Ermordeten, Gehirn, Herz, Milz, Leber, Darm und Lymphknoten, wurden für weitere Forschungen verwendet.

Die Korrespondenzen der Ärzte und Anstaltsleiter dokumentieren nicht nur das Leid der Kinder. Sie zeugen auch davon, wie schamlos die Eltern belogen wurden, die daran glaubten, dass ihre Kinder gut versorgt worden und eines natürlichen Todes gestorben waren. So bedankten sich etwa die Eltern des kleinen Walter für die »liebevolle und gewissenhafte Betreuung des Armen«. Dem »tiefgefühlten Dank möchten wir durch eine folgende Geldspende Nachdruck verleihen.«[146]

Hensel publizierte die Ergebnisse seiner Versuche in einer angesehenen Fachzeitschrift und illustrierte den Aufsatz mit zwei Fotos, die zwei abgemagerte Kinder zeigten. Niemand nahm daran Anstoß.[147]

Auch Elmar Türk, Dozent der Wiener Universitätskinderklinik, testete ab 1941 an behinderten Kindern die Wirkung eines Impfstoffes gegen Tuberkulose. Türk infizierte Kinder, die er zuvor damit geimpft hatte, mit Tuberkelbazillen. Außerdem Kinder ohne Impfschutz, um sicherzugehen, dass die verwendete Bakterienkultur tatsächlich wirksam war.

Nachdem die Kinder eine Zeit lang beobachtet worden waren, wurden sie in die Wiener Nervenklinik für Kinder Am Spiegelgrund überwiesen – ab Juli 1940 ein Zentrum für den Mord an behinderten und sozial auffälligen Kindern. Hier wurden die infizierten Kinder für den letzten Teil des Versuches getötet: die Obduktion.

Der knapp dreijährige Adolf, ein Kind mit einem Wasserkopf (*Hydrocephalus*), war als »Kontrollkind« mit virulenten Tuberkulosebazillen infiziert und für histologische Untersuchungen vorgesehen worden. Er starb, wie vorher geplant, am 18. Juni 1943, angeblich an einer natürlichen Todesursache, einer »Lungenentzündung«.[148] Ein anderes Kind, die drei Jahre alte Waltraude, in den Krankenakten als ruhiges und freundliches Kind beschrieben, erlag scheinbar einer »akuten Gastroenteritis«. Dem widersprach das Sektionsergebnis.[149]

Auch in Konzentrationslagern wurden neue Tuberkulosetherapien an Häftlingen erprobt. Bei KZ-Gefangenen war die Tuberkulose eine der häufigsten Krankheiten und Todesursachen.[150] Für Wissenschaftler ein beinahe unerschöpfliches Experimentierfeld. Männer, Frauen, Kinder waren in jeder gewünschten Zahl verfügbar. Sie waren rechtlos, niemand musste sie um ihr Einverständnis bitten.

In allen großen Konzentrationslagern wurden medikamentöse Behandlungen an Tuberkulosekranken getestet: in Auschwitz, Buchenwald, Dachau, Neuengamme, Mauthausen, Majdanek und Sachsenhausen. Die Versuchspersonen hatten so gut wie keine Überlebenschancen. So finden sich auch kaum Berichte von Überlebenden.[151]

Adolf Hitler hatte 1942 entschieden, »daß grundsätzlich, wenn es um das Staatswohl geht, der Menschenversuch zugelassen ist«, wofür man auf Häftlinge zugreifen solle. Es sei falsch, dass »einer, der in einem KZ oder Gefängnis ist, vollkommen unberührt vom Kriege bleiben soll, während die deutschen Soldaten das fast Untragbare leisten müssen und die Heimat mit Frau und Kind unter der Phosphorbrandbombe zusammengeschlagen wird«.[152]

Menschenversuche in Konzentrationslagern durften nur mit Genehmigung von Heinrich Himmler, Reichsführer-SS, durchgeführt werden. Himmler plante, eine eigene SS-Wissenschaft zu etablieren. Dafür gründete er einen »Freundeskreis Reichsführer-SS«, der aus Einzelpersonen und führenden Vertretern der deutschen Wirtschaft bestand.[153] Von diesen erhielt Himmler größere Spenden, bis 1945 insgesamt etwa acht Millionen Reichsmark, dazu Anregungen für Versuche. Himmler selbst entschied, ob ein Experiment genehmigt wurde. So unterstützte er etwa Tuberkuloseversuche in Dachau und Sachsenhausen mit Spendengeldern.[154] Die ausgewählten Konzentrationslager mussten Räumlichkeiten bereitstellen und notwendige Medikamente und Geräte beschaffen.[155]

Auch im KZ Neuengamme und seinen Außenlagern führten Chemiker und Mediziner Versuche an Menschen durch. Einer von ihnen war der Arzt Kurt Heißmeyer.

Heißmeyer, geboren 1905, arbeitete von 1938 bis 1945 als Oberarzt im Auguste-Viktoria-Sanatorium Hohenlychen.[156] Die alte Lungenheilanstalt lag am Großen Lychensee in der Uckermark, 120 Kilometer nördlich von Berlin. Hohenlychen war während des Krieges ein ruhiger Ort, der nicht von Bombenangriffen heimgesucht wurde. Hier erholten sich die SS-Führer aus dem nahen Konzentrationslager Ravensbrück. Hier trafen sich auch hohe SS-Offiziere mit Politikern aus Berlin. Rudolf Heß, Stellvertreter des Führers, war oftmals hier, ebenso Hitlers Architekt Albert Speer, Propagandaminister Joseph Goebbels, der Obergruppenführer und General der Waffen-SS Oswald Pohl und vor allem Heinrich Himmler. Auch Adolf Hitler gehörte mehrmals zu den Besuchern.[157]

Kurt Heißmeyer leitete die Abteilung für lungenkranke Frauen in Hohenlychen. Er war praktischer Arzt, wollte jedoch Professor werden. Dafür fehlte ihm allerdings eine anerkannte wissenschaftliche Arbeit. Nur zwei kleinere Studien, die Fachwissenschaftler als laienhaft bewertet hatten, konnte Heißmeyer bislang vorweisen. Die von ihm entwickelte »Erschöpfungstheorie«, wonach Tuberkulose keine reine Infektionskrankheit sei, da nur »erschöpfte« oder »minderwertige« Organismen durch Tuberkelbazillen infiziert werden könnten, wurde von Kollegen als ungenügend zurückgewiesen.[158]

Rassenlehre hatte für Heißmeyer den Status einer Wissenschaft. Er war überzeugt, dass zwischen »Rassenzugehörigkeit« und Tuberkuloseerkrankungen ein Zusammenhang bestand. »Rassisch minderwertige« Menschen, so seine These, seien anfälliger für die Schwindsucht. Daher müsse ein Arzt, wenn er entscheide, welchen Patienten er überhaupt in einem Krankenhaus behandeln wolle, zweierlei Kriterien berücksichtigen: »... den rassischen Wert einerseits und den Organbefund andererseits«.[159] »In Zukunft darf eine unbegrenzte Kurdauer nur dem Kranken zugesprochen werden, der die Forderungen rassischer Art erfüllt.«[160]

Heißmeyer hoffte, eine Behandlungsmethode gegen die Tuberkulose zu finden. Die dafür notwendigen Experimente sollten aber nicht an Tieren, sondern an Menschen durchgeführt werden. Heißmeyer wollte herausfinden, ob eine bereits bestehende Tuberkulose durch einen zweiten, künstlich gesetzten Infektionsherd geheilt werden könne.[161] Da er seine These an KZ-Häftlingen überprüfen wollte, musste er Himmler von seiner Idee überzeugen.

Heißmeyer besaß zwar kein Ansehen als Wissenschaftler, dafür aber gute Beziehungen. Als Arzt in Hohenlychen hatte er Kontakte zu höchsten SS-Kreisen. Er war mit Oswald Pohl befreundet, der als Chef des SS-Wirtschafts- und Verwaltungshauptamtes in Berlin für alle Konzentrationslager zuständig war. Pohls Kinder behandelte Heißmeyer unentgeltlich. Und er hatte einen bekannten Onkel, August Heißmeyer, SS-Obergruppenführer und General der Waffen-SS und der Polizei, Inspekteur der »Napolas«, der Nationalpolitischen Erziehungsanstalten, verheiratet mit Gertrud Scholtz-Klink, der Reichsfrauenschaftsführerin.[162]

Obwohl Heißmeyers Thesen bereits wissenschaftlich widerlegt waren und damit, noch ehe er überhaupt mit den Versuchen begonnen hatte, das ganze Unterfangen zur Erfolglosigkeit verurteilt war, stimmte Himmler den geplanten Experimenten zu.[163] Oswald Pohl und Heißmeyer einigten sich auf das Konzentrationslager Neuengamme bei Hamburg.

Neuengamme war das größte Konzentrationslager Nordwestdeutschlands.[164] Mehr als 100 000 Menschen aus mehr als zwanzig europäischen Nationen waren im Hauptlager oder in seinen mehr als 85 Nebenlagern inhaftiert – aus politischen oder rassischen Gründen. Fast 25 Prozent der Häftlinge kamen aus den von der Wehrmacht besetzten Gebieten der Sowjetunion. Fast die Hälfte der Menschen hat die Haft in Neuengamme nicht überlebt. Bis Kriegsende starben hier mehr als 42 900 Häftlinge.

Im Juni 1944 begann Heißmeyer mit seinen Experimenten. Im KZ Neuengamme war für ihn eine Sonderabteilung eingerichtet worden. Ein Teil der Krankenrevierbaracke IV wurde dafür abgetrennt und erhielt einen eigenen Eingang. Er war mit einem hohen Bretterzaun und Stacheldraht umgeben, sodass ein nicht einsehbarer Hof entstand. Etwa alle zehn Tage kam Heißmeyer von Hohenlychen nach Neuengamme. Beim ersten Mal brachte er eine Glasflasche mit, in der sich ein Stamm aktiver Tuberkulosebazillen befand. Aus ihnen wurden Injektionslösungen hergestellt.

Heißmeyer begann seine Versuche an erwachsenen Häftlingen, die vor allem aus der Sowjetunion und aus Polen kamen.[167] Die ersten zwanzig Männer der Testreihe waren bereits an Tuberkulose erkrankt. Bald suchte Heißmeyer weitere Versuchspersonen aus, die er auf unterschiedliche Weise mit virulenten Tuberkelbazillen infizierte. Darunter waren auch gesunde Häftlinge, die als Kontrollpersonen galten.

Wahrscheinlich führte Heißmeyer seine Versuche an etwa hundert Häftlingen durch. Einem Teil der Männer führte er dafür einen Gummischlauch durch die Luftröhre in die Lunge ein, was sehr schmerzhaft war und einen starken Hustenreiz hervorrief. Manchmal verletzte Heißmeyer dabei die Luftröhre. Durch die Sonde spritzte er die Bakterienlösung direkt in die Lunge. Bei anderen Häftlingen injizierte er sie auch unter die Haut oder rieb ihnen tuberkulöses Sputum in aufgeritzte Hautstellen.[168]

Den Versuchspersonen ging es immer schlechter, viele starben. Damit war offenkundig, dass die Impfung mit lebenden Tuberkelbazillen die Tuberkulose nicht heilen konnte, sondern ihren Verlauf nur beschleunigte. Spätestens jetzt musste Heißmeyer die Sinnlosigkeit seiner Experimente bewusst sein.[169] Trotzdem forderte er im Herbst 1944 weitere Menschen an. Für seine Habilitationsschrift fehlte ihm noch eine Versuchsgruppe: Kinder.[170]

Oswald Pohl versprach Heißmeyer zwanzig jüdische Kinder für seine Tuberkuloseexperimente. Sie sollten aus Auschwitz kommen.

Die zehn Mädchen und zehn Jungen, die schließlich ausgewählt werden sollten, waren zwischen fünf und 12 Jahre alt.[171] 14 stammten aus Polen, die sechs anderen kamen aus den Niederlanden, Frankreich, Jugoslawien und Italien. Alle waren gemeinsam mit ihren Eltern deportiert worden. Zwischen April und August 1944 trafen sie mit ihren Familien in Auschwitz ein. Zuerst kamen die Kinder mit ihren Müttern ins Frauenlager, später wurden sie von ihnen getrennt und im »Kinderblock 11« untergebracht. Hierher kamen Kinder, die der leitende Lagerarzt von Auschwitz, Josef Mengele, für medizinische Versuche ausgewählt hatte.

Die zwanzig Kinder, die für die Sonderabteilung Heißmeyers vorgesehen waren, wurden gut versorgt, ihre Baracke war geheizt, ihre Ernährung besser als die anderer Häftlinge. Heißmeyer wollte gesunde Kinder für seine Experimente.[170]

Als die Kinder in Auschwitz eintrafen, schien Rettung nahe. Im Juli 1944 hatten sowjetische Soldaten das Konzentrationslager Majdanek bei Lublin befreit. Es lag nur 300 Kilometer von Auschwitz entfernt. Ende Oktober stand die Rote Armee am Stadtrand von Krakau, nur noch 60 Kilometer östlich.

In Auschwitz hörten auf einmal die Vergasungen auf. Die Krematorien wurden abgerissen, die Gaskammern gesprengt. Das Ende des Vernichtungslagers schien bevorzustehen.

Da kam der Befehl aus Berlin: Heißmeyer wollte, dass die Kinder nach Neuengamme gebracht werden.[171]

Am 26. November 1944 wurden die zwanzig Kinder, begleitet von vier weiblichen Häftlingen, einer Ärztin und drei Krankenschwestern, bewacht von einem SS-Mann, in einen Waggon gesperrt, der an einen regulären Zug nach Hamburg angehängt war. Um die Bevölkerung fernzuhalten, wurde der Wagen als Typhustransport gekennzeichnet.[172]

Zwei Tage dauerte die Fahrt, dann erreichte die Gruppe am 28. November 1944 Neuengamme. Die vier weiblichen Häftlinge wurden in die »Sonderbaracke« gebracht, das Lagerbordell des KZs. Um Weihnachten 1944 wurden die drei Krankenschwestern im sogenannten Arrestbunker exekutiert.[173]

Für die Kinder war ein Teil der Baracke IV im Krankenrevier vorbereitet worden.

Bald nachdem sie angekommen waren, begann Heißmeyer damit, ihnen lebende Tuberkulosebakterien entlang der Axillarlinien etwa im Brustbereich einzuspritzen.[174] Dies bezeichnete er als »Impfung«. Bei manchen Kindern führte Heißmeyer die Erreger auch durch eine Sonde in die Lunge ein. Alle Kinder erhielten Hautschnitte, in die Tuberkelkulturen gerieben wurden. Sie wurden schwer krank, bekamen hohes Fieber, husteten, magerten ab, wurden schwach. Einige litten bald an akuter Lungentuberkulose.

Mitte Januar 1945 begann für die Kinder die nächste Tortur.[175] Heißmeyer wollte feststellen, ob sich in ihren Lymphdrüsen Abwehrstoffe gegen Tuberkulose gebildet hätten. Häftlingsärzte mussten

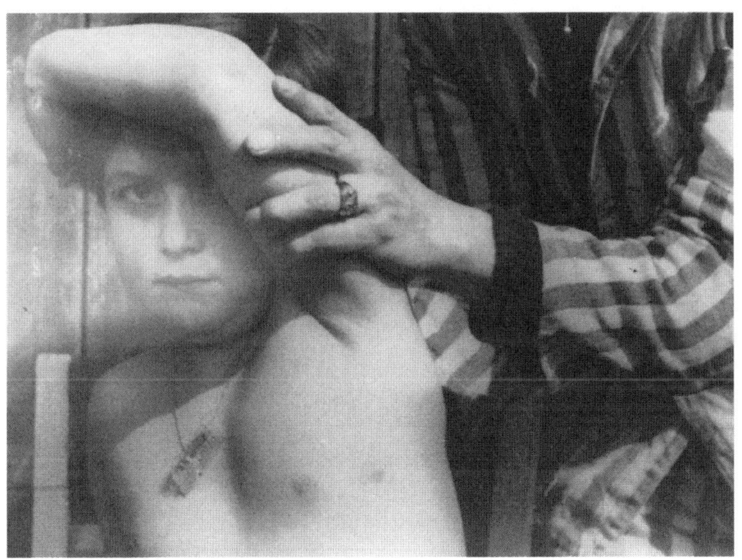

Kinderversuche in Neuengamme: Lea Klygermann wurden 1944 die Lymphdrüsen unter den Achseln entfernt.

den Kindern unter örtlicher Betäubung die Lymphknoten unter den Armen herausoperieren. Die Drüsen nahm Heißmeyer, der bei den meisten Operationen und »Impfungen« dabei war, mit. Oder sie wurden an die pathologische Abteilung in Hohenlychen geschickt, wo sie auf Antikörper untersucht wurden.

In den letzten Wochen des Krieges wurde das KZ Neuengamme als letztes der großen Konzentrationslager aufgelöst. Die meisten schriftlichen Unterlagen und Dokumente hatte die SS bereits in den Wochen davor vernichtet. Ab dem 14. April 1945 wurden die Häftlinge auf Todesmärsche geschickt und in andere Lager abtransportiert. Willkürliche Gewalt und Grausamkeit begleiteten die Räumung.[176]

Am 20. April 1945, an dem Hitler seinen 56. Geburtstag im Bunker der Berliner Reichskanzlei feierte, waren die englischen Truppen nur noch wenige Kilometer von Hamburg entfernt. Zwei Wochen sollte der Krieg noch dauern.

Im Laufe des Tages kam von einer Dienststelle in Berlin der Befehl, die »Abteilung Heißmeyer« aufzulösen. Bis dahin stand nicht fest, was aus den Kindern werden sollte. Sicher war nur, sie sollten auf keinen Fall als Zeugen und Opfer der Experimente den Alliierten in die Hände fallen.[177]

Am Abend dieses Tages wurden die Jungen und Mädchen geweckt und mussten sich anziehen. Ihnen wurde erzählt, sie würden zu ihren Eltern gebracht. [178]

Die Kinder und ihre vier Betreuer, zwei Krankenpfleger und zwei Häftlingsärzte, Professoren aus Frankreich, mussten in einen Lastwagen steigen. Dort saßen bereits sechs sowjetische Häftlinge. Mehrere SS-Männer begleiteten den Transport. Nun stand das Ziel fest.

Gegen 22 Uhr erreichte der Laster Hamburg und hielt auf einem Schulhof am Bullenhuser Damm im ausgebombten Billwerder Ausschlag, dem heutigen Stadtteil Rothenburgsort, 25 Kilometer entfernt von Neuengamme.[179] Die früheren Schüler waren längst im Rahmen der Kinderlandverschickung aus der heimgesuchten Stadt gebracht worden. Das einstige Arbeiterviertel war zerstört. Auch die Schule, ein roter Klinkerbau, war bei einem Bombenangriff beschädigt worden und hatte keinen Dachstuhl mehr. Das Gebäude selbst war unversehrt geblieben.

Von November 1944 bis April 1945 war die Schule als eines von vielen Außenlagern des KZ Neuengamme in Hamburg genutzt worden. Etwa 600 Häftlinge waren in dieser Zeit dort untergebracht, sie mussten nach Bombenangriffen Trümmer wegräumen und Leichen bergen.

Zwischen dem 17. und dem 20. April hatte die SS das Lager Bullenhuser Damm geräumt. Nun stand das Gebäude leer. Die Häuser ringsum waren zerstört, hier wohnte kein Mensch mehr. Ein idealer Ort für ein Verbrechen.

Die SS-Männer brachten zuerst die erwachsenen Häftlinge, darunter die Pfleger und Ärzte, in den Heizungskeller des Gebäudes und erhängten sie.[180]

Die ahnungslosen Kinder wurden die Treppe hinunter in den früheren Umkleideraum der Schulturnhalle geführt. Hier mussten sie sich ausziehen. Ihnen wurde erklärt, sie würden gegen Typhus geimpft werden, stattdessen erhielten sie Morphiumspritzen. Diejenigen, die danach noch lebten, wurden in den angrenzenden Raum des Kellers getragen. Dort hingen zwei Haken, an denen Schlingen befestigt waren. In diese Schlingen hängte der SS-Rottenführer Johann Frahm, wahrscheinlich gemeinsam mit anderen SS-Männern, die schlafenden Kinder. Dann hängte er sich mit seinem ganzen Körpergewicht daran, damit die Schlaufe sich zuzog. Frahm sagte später aus, sie hätten die Kinder »an Haken wie Bilder an der Wand aufgehängt«.[181]

Am folgenden Tag verwischten die Täter ihre Spuren. Die Leichen wurden nach Neuengamme gebracht, um sie dort im Krematorium zu verbrennen. Die Kleider der Kinder wurden im Heizkessel der Duschen neben dem Umkleideraum entsorgt.[182]

Von 1946 bis 1948 fanden vor einem britischen Militärgericht in Hamburg insgesamt 38 Prozesse gegen SS-Angehörige statt, die wegen Verbrechen im KZ Neuengamme angeklagt waren.[183] Diese Prozesse werden meist nach dem Verhandlungsort, dem in der Rothenbaumchaussee gelegenen Curiohaus, benannt. Die Morde an den Kindern am Bullenhuser Damm gehörten zu den grauenvollsten, die während der Ermittlungen aufgedeckt und im Rahmen der Curiohaus-Hauptprozesse verhandelt wurden. Die daran beteiligten SS-Männer wurden zum Tode verurteilt und erhängt.

Der Arzt Kurt Heißmeyer, der die Versuche verantwortet hatte, war 1945 untergetaucht. Und begann ein neues Leben. Ab 1946 praktizierte er unter seinem richtigen Namen als Lungenfacharzt in der Sowjetischen Besatzungszone und späteren DDR. Die Staatssicherheit beobachtete ihn jahrelang, verhaftete ihn aber nicht. Zwar nahm die DDR für sich in Anspruch, anders als die BRD, NS-Täter konsequent zu verfolgen und zu verurteilen, Heißmeyer aber blieb unbehelligt. Da die DDR an Ärztemangel litt, wurde von einer Verhaftung »im Interesse einer ausreichenden medizinischen Versorgung unserer Bevölkerung« abgesehen.[184]

Heißmeyer kam schnell zu Wohlstand und Ansehen. Er hatte eine große Praxis und besaß die einzige Tuberkulose-Privatklinik der DDR.[186] Erst 1963, fast zwanzig Jahre nach Kriegsende, wurde er verhaftet. Erst stritt Heißmeyer alle Vorwürfe ab. Dann gab er aber doch zu, im KZ Neuengamme medizinische Versuche an erwachsenen Häftlingen und jüdischen Kindern durchgeführt zu haben.

Am 16. März 1964 verriet er das Versteck einer Kiste, die er im Garten des Sanatoriums Hohenlychen vergraben hatte.[186] Diese Kiste enthielt neben persönlichen Gegenständen wie einem Wandteller, den Heißmeyer von SS-General Oswald Pohl geschenkt bekommen hatte, Familienfotos und einem Album mit Aufnahmen von Kollegen im Sanatorium auch wichtige Beweismittel: Krankenakten, Röntgenbilder sowie Fotos der Kinder und der Erwachsenen, an denen er Experimente durchgeführt hatte. Heißmeyer hatte geglaubt, die Unterlagen würden ihn entlasten. Das Gegenteil war der Fall. Sie bewiesen, wie entsetzlich seine Verbrechen waren.

Am 30. Juni 1966 verurteilte das Bezirksgericht Magdeburg Heißmeyer »wegen fortgesetzten Verbrechens gegen die Menschlichkeit« zu lebenslanger Haft.[187] Kurt Heißmeyer war damals sechzig Jahre alt. Er starb 1967 in der Haftanstalt Bautzen an einem Herzinfarkt.

Der SS-Hauptsturmführer und KZ-Wächter Arnold Strippel, der sich am Kindermord beteiligt hatte, war im Chaos des deutschen Zusammenbruchs zunächst spurlos verschwunden und konnte nicht im Curiohaus-Prozess angeklagt werden. Er hatte in zahlreichen KZs Dienst getan und war wegen seiner brutalen Misshandlungen und Schikanen berüchtigt. Im Juli 1949 wurde Strippel schließlich wegen Mordes an 21 Häftlingen in Buchenwald in Frankfurt zu mehrfacher lebenslanger Haft verurteilt. Die Morde am Bullenhuser Damm aber wurden nicht verhandelt.[188] Weil seine Taten in Buchenwald später nur noch als Beihilfe galten, wurde Strippel 1969 aus der Haft entlassen. Er erhielt eine Haftentschädigung von 121 500 Mark.

Ein Ermittlungsverfahren wegen des Kindermordes am Bullenhuser Damm war 1967 eingestellt worden. Die Begründung des ermittelnden Staatsanwaltes lautete folgendermaßen: Die Kinder seien zwar »aus niedrigen Beweggründen« und »zur Verdeckung einer anderen Straftat« getötet worden. Aber: »Die Ermittlungen haben nicht mit der erforderlichen Sicherheit ergeben, daß sich die Kinder über Gebühr lange quälen mußten, bevor sie starben. Im Gegenteil spricht manches dafür, daß sämtliche Kinder gleich nach

Empfang der ersten Spritze das Bewußtsein verloren und aus diesem Grunde alles weitere, was mit ihnen geschah, nicht wahrgenommen haben. Ihnen ist also über die Vernichtung ihres Lebens hinaus kein weiteres Übel zugefügt worden, sie hatten insbesondere nicht besonders lange seelisch oder körperlich zu leiden.«[189] Arnold Strippel starb am 1. Mai 1994 in Frankfurt am Main.

In den Kellerräumen der ehemaligen Schule am Bullenhuser Damm befinden sich heute Ausstellungsräume der Gedenkstätte Neuengamme, die an die ermordeten Kinder und Häftlinge erinnern.

Schwindsucht – ein Ausblick

Im Jahr 1944 gelang es den Amerikanern Selman Abraham Waksman und Albert Schatz, aus dem Stoffwechselprodukt eines Pilzes das Antibiotikum Streptomyzin zu entwickeln. Das Medikament erwies sich als hochwirksam, es heilte Tuberkulose selbst dann, wenn die Krankheit bereits fortgeschritten war. Allerdings führte es rasch zu Resistenzen. Erst die Kombination von mehreren solcher Tuberkulostatika minimierte diese Gefahr.[1] Erstmals konnte der Erreger nun direkt bekämpft werden – auch ohne wochen- oder monatelange Behandlung in einem Sanatorium oder in einer Heilstätte. Die Erfolge waren beeindruckend: Die Diagnose Tuberkulose war von da an kein Todesurteil mehr.

Bei Kriegsende war die Zahl der Erkrankungen in Deutschland wegen der schlechten Lebensbedingungen wieder deutlich angestiegen.[2] Doch bald schon sorgten steigender Wohlstand, bessere Ernährung, Lebens- und Wohnbedingungen und in Folge bessere körperliche Abwehrkräfte dafür, dass sich weniger Menschen infizierten. Die Zahl der Neuerkrankungen, die vor 1950 bei jährlich mehr als 100 000 Fällen lag, sank in den Achtzigerjahren auf unter 26 000 und 1985 auf weniger als 17 000 Fälle.[3] Es starben nicht nur immer weniger Menschen, sie starben auch im deutlich späteren Alter.[4] In der Medizin herrschte weltweit ein nahezu euphorischer Optimismus. Die Infektionskrankheiten und mit ihnen die Tuberkulose schienen überwunden. Begeistert von der Wirksamkeit neuer Antibiotika und Chemotherapeutika verkündete der Leiter der amerikanischen Gesundheitsbehörde 1969, das Buch der Infektionskrankheiten werde nun zugeschlagen, der Krieg gegen die Mikroben sei gewonnen.[5]

Ein neues Kapitel schien zu beginnen: Auf die Zeit der akuten Krankheiten folgte die Zeit der chronischen, der Wohlstandsleiden: Krebs, massives Übergewicht, Erkrankungen der Herzkranzgefäße, Bluthochdruck, Diabetes, die sich in allen reicheren, alternden Nationen ausbreiteten.

Als die Tuberkulose begann, ihren Schrecken zu verlieren, schwand sie auch aus der Literatur. Andere Leiden, Schizophrenie, Depressionen, Sucht- und Krebserkrankungen bewegten nun die Autoren. Die Schwindsucht, dieses über so lange Zeit bestimmende Krankheitsmotiv, war von da an kaum noch präsent. »Mit der kollektiven Angst vor dieser medizinisch ›bewältigten‹ Krankheit entfällt auch das Verlangen, über sie in der Öffentlichkeit exzessiv zu reden«, resümiert der Literaturwissenschaftler Thomas Anz.[6]

Einer der wenigen Autoren, der die Schwindsucht aus eigener leidvoller Betroffenheit dennoch zum Thema seines Schreibens machte, war Thomas Bernhard. In *Die Kälte. Eine Isolation*, dem 1981 erschienenen vierten Teil seines autobiografischen Zyklus, schildert der Österreicher, wie ihn mit 18 Jahren in der Nachkriegszeit ein »Schatten«[7] auf der Lunge in die Klinik Grafenhof im Salzburger Land zwang, eine öffentliche Lungenheilanstalt für Minderbemittelte.[8]

Auch diese Heilstätte ist, ähnlich wie in Thomas Manns *Zauberberg*, noch immer ein weltabgewandter Ort mit seinen eigenen Ritualen, Regeln, Zwängen und Insignien.

»Die Gänge waren von diesem feierlichen Ziehen an Dutzenden und Aberdutzenden von zerfressenen Lungenflügeln und vom Schlurfen der Filzpantoffeln auf dem karbolgetränkten Linoleum erfüllt. Eine Prozession fand hier statt, die auf der Liegehalle endete, in einer Feierlichkeit, wie ich sie bis dahin nur bei katholischen Begräbnissen konstatiert hatte, jeder Teilnehmer an dieser Prozession trug seine eigene Monstranz vor sich her, die braune Glasspuckflasche.«[9]

Auch in Grafenhof unterwerfen sich die Patienten einer strengen Hierarchie, an deren Spitze die schwer Erkrankten stehen. Da Bernhards Infektion zunächst nicht ansteckend, nicht »offen« war, blieb er ein Ausgestoßener innerhalb der Krankengesellschaft: »Ich war lungenkrank, also hatte ich auszuspucken! Aber ich war nicht *positiv*, ich durfte mich nicht als vollwertiges Mitglied dieser Verschwörung fühlen. Die Verachtung traf mich zutiefst.«[10]

Aber was ist das für eine elende Verschwörung! Es ist die »scheußlichste und entsetzlichste Gemeinschaft«,[11] die sich denken lässt.

Eine Gesellschaft nichtswürdiger Kreaturen. Bernhard ist in einem Zimmer mit 12 Betten untergebracht, es gibt zwei Toiletten für ungefähr achtzig Männer und einen einzigen Waschraum, in dem sich die Kranken wie die »Schweine an den Trog drängten«.[12] Der Chefarzt ist ein alter Nationalsozialist, der die Klinik wie eine Strafanstalt führt. Das Heilmittel Streptomyzin wird, weil es so teuer ist, in so geringen Dosen verabreicht, dass es wirkungslos bleibt. Die Anstalt ist ein »Totenhaus«,[13] eine »Dependance der Hölle«,[14] grau, voll dumpfer Trostlosigkeit, Lethargie und Fäulnis. Ein Ort, schäbig, verkommen, stinkend.

Bernhards Werk ist wie ein düsteres, böses Nachspiel zu Thomas Manns *Zauberberg*, eine armselige, erbarmungslose Gegenwelt zur mondän glänzenden Krankengesellschaft in den Privatsanatorien der Jahrhundertwende. Ein Ort, viel eher verschwistert mit dem nationalsozialistischen Stadtroda.

Als die demütigenden Krankenerfahrungen Bernhards 1981 erschienen, mussten sie wie ein historischer Nachtrag aus den Nachkriegsjahren wirken,wie ein abgeschlossenes Kapitel aus einer anderen Zeit.

Doch der Triumph über die Infektionskrankheiten, die selbstgewisse Zuversicht der Medizin, die die Tuberkulose für besiegt hielt oder zumindest auf dem Rückzug wähnte, war verfrüht. Mitte der Achtzigerjahre kehrte die Krankheit zurück.

Denn die Schwindsucht fand einen mächtigen Verbündeten: Aids.[15] Da die Krankheit das Immunsystem der Erkrankten schwächt, sind die Betroffenen besonders anfällig für opportunistische Krankheiten wie die Tuberkulose. Aids verhalf dem Tuberkelbazillus zu einem dramatischen Comeback.

Von 1985 bis 1991 nahm die Tuberkulose in den USA um zwölf, in Europa um 30 Prozent zu. In jenen Regionen Afrikas, wo Schwindsucht und Aids oft zusammen auftreten, stieg die Zahl der Kranken um 300 Prozent.[16] Arzneimittelresistente Tuberkulose-Stämme erschweren die Therapie.

Heute zählt Tuberkulose zu den zehn häufigsten Todesursachen weltweit. 1,7 Millionen Menschen starben im Jahr 2016 an der Krankheit. Keine andere bakterielle Infektionskrankheit tötet mehr Menschen. 10,4 Millionen Menschen haben sich in dem Jahr mit *Mycobacterium tuberculosis* angesteckt. Zwei Drittel der neu Infizierten leben in den Armutsregionen Afrikas, Osteuropas und Zentralasiens.

Dennoch zeigt die Bekämpfung langfristig Erfolge. Weltweit sank die Sterblichkeit zwischen dem Jahr 2000 und 2016 um 37 Prozent.[17]

In Deutschland ist die Zahl der Erkrankten, nachdem sie lange Zeit stagnierte, mit der Flüchtlingskrise im Jahr 2015 wieder deutlich angestiegen. Nach Auskunft des Robert Koch Instituts waren in dem Jahr 5865 Tuberkulosekranke registriert, 29 Prozent mehr als im Vorjahr. Knapp drei Viertel aller registrierten Erkrankten, 72,1 Prozent, sind im Ausland geboren. Die meisten von ihnen kamen aus Somalia, Eritrea und Afghanistan nach Deutschland.[18]

So dramatisch die Zahlen zunächst klingen mögen, in Deutschland bleibt die Tuberkulose eine seltene Krankheit, mit der die meisten Menschen niemals in Kontakt kommen.

Flucht und Migration, Armut, unzumutbare Lebensumstände und Hoffnungslosigkeit, aber auch Drogen und Obdachlosigkeit – die »Schwindsucht« bleibt eine »soziale Krankheit«[19], sie ist zur »Krankheit der Randgruppen« geworden.[20] Das macht es eher unwahrscheinlich, dass die Schwindsucht noch einmal zum literarischen oder künstlerischen Sujet wird.

Jede Zeit hat ihre Pest, ihre signifikanten Krankheiten. Noch immer gibt es Krankheiten, die eher positiv gedeutet werden, und Leiden, die uns nur mit nackter Angst erfüllen. Aber keine Krankheit steht wie die Schwindsucht für beide Extreme. Keine hat in der Wahrnehmung einen so steilen Abstieg erfahren, von der Überhöhung und Verklärung zur völligen Abwertung bis hin zur Vernichtung der Kranken.

Burn-out etwa darf, so erschreckend die Erfahrung für Betroffene ist, als gesellschaftlich respektierte Krankheit gelten. Mit der Diagnose ist eine deutlich geringere Stigmatisierung verbunden als etwa mit der einer Depression, auch wenn Erstere diese oft bemäntelt.

Burn-out ist eine Krankheit, die vermeintlich durch überdurchschnittliche Leistungsbereitschaft erworben wird. In der öffentlichen Wahrnehmung ist sie eher eine Managerkrankheit, die man sich gleichsam erarbeitet hat. Die Depression dagegen sucht einen heim, sie wird, so das Vorurteil, mit traumatischen Erlebnissen oder mangelnder Belastbarkeit gleichgesetzt. Burn-out wird demnach im Kampf mit der Außenwelt erworben, Depression gilt als Beschädigung der Innenwelt.

Wahrscheinlich aber nährt kein anderes Leiden die Ängste unserer Zeit so sehr wie die Demenzerkrankungen, allen voran Alzheimer. Sie sind der Preis für ein längeres Leben und längere Gesundheit.

Alzheimer entzieht sich jeder Verklärung. Nicht Erhöhung, Vergeistigung, gesteigerte Individualität, wie sie die Romantik der Schwindsucht zugesprochen hat, zeichnen sie aus. Alzheimer ist die Krankheit des Verlustes: dem von Zeit und Raum, der Selbstwahrnehmung, des Gedächtnisses. Mehr noch als der Körper schwindet der Geist.

Der Blick ins Innenleben der Erkrankten bleibt verwehrt. Es ist der hilflose Blick von außen, derer, die einen vertrauten Menschen verlieren, keinen Zugang mehr finden, ihn nicht wiedererkennen, nicht wiedererkannt werden.

Je älter unsere Gesellschaft wird, umso drängender stellt sich die Frage, wie wir mit den Kranken umgehen, wie wir sie versorgen, welchen Platz wir ihnen einräumen. Werden wir in ihnen vor allem Kostenverursacher sehen, die Krankenkassen und Angehörige über Gebühr beanspruchen, werden die Kranken und Alten sich selbst als Last oder als gesellschaftliche Zumutung empfinden? Oder wird es uns, allen Belastungen zum Trotz, gelingen, Krankheit als selbstverständlichen Teil des Lebens zu akzeptieren, deren Opfer, ganz gleich welcher Herkunft, wie alt oder wie wohlhabend sie sind, Anspruch auf Fürsorge und auf fortschrittliche Behandlung haben?

Wie wir mit Kranken umgehen, wie wir Krankheit betrachten, wie wir sie in Kunst, Film und Literatur darstellen, wird einmal viel über unsere Zeit erzählen.

ANMERKUNGEN

EINLEITUNG

1 Tuberkulose, Schwindsucht und Phthise werden in diesem Text synonym für die Lungentuberkulose verwandt. Der Krankheitsname Tuberkulose geht auf den Mediziner Johann Lukas Schönlein zurück. Er nannte die schon zuvor als Knötchen erkannten krankhaften Veränderungen der Lunge »Tubercula«, Diminuitiv von »tuber« (dt. Beule oder Schwellung) und leitete daraus 1834 den Namen »Tuberkulose« ab. Die Ursache der Erkrankung erkannte er allerdings nicht. In der zeitgenössischen Fachliteratur und in literarischen Texten des späten 19. Jahrhunderts wurden die Begriffe gleichgesetzt. Nachdem Robert Koch im Jahr 1882 den Erreger der Krankheit entdeckt hatte, löste der Begriff Tuberkulose bald den älteren der Schwindsucht ab. Die traditionellen Bezeichnungen wie Phthisis, Schwindsucht und Abzehrung wurden aber weiterhin verwendet. Selbst Robert Koch nutzte immer wieder den Begriff Schwindsucht. Der Begriff Phthisis wird sogar noch bis 1938 neben Tuberkulose verwendet. Siehe hierzu Elisabeth Dietrich-Daum, *Die »Wiener Krankheit«. Eine Sozialgeschichte der Tuberkulose in Österreich,* Wien, München 2007, S. 31 f., S. 39 f.

2 Zitiert in Heinrich Schipperges, *Krankheit und Kranksein im Spiegel der Geschichte*, Berlin, Heidelberg 1999, S. 166.

3 Bei Heinrich Schipperges, *Krankheit und Kranksein*, S. 22.

4 Susan Sontag, *Krankheit als Metapher*, Frankfurt/M. 2012, S. 9.

5 Bei Heinrich Schipperges, *Krankheit und Kranksein*, S. 7.

6 Zitiert in Dietrich von Engelhardt, »Tuberkulose und Kultur um 1900. Arzt, Patient und Sanatorium in Thomas Manns »Zauberberg« aus medizinhistorischer Sicht«, in: Thomas Sprecher (Hg.), *Auf dem Weg zum »Zauberberg«. Die Davoser Literaturtage 1996*, Frankfurt/M. 1997, S. 323–345, hier S. 329.

7 Verwendet wurde die Fischer-Taschenbuchausgabe; Thomas Mann, *Der Zauberberg. In der Fassung der Großen kommentierten Frankfurter Ausgabe,* Frankfurt/M. 2015, hier S. 899.

8 Siehe hierzu Vera Pohland, *Das Sanatorium als literarischer Ort. Medizinische Institution und Krankheit als Medien der Gesellschaftskritik und Existenzanalyse*, Frankfurt/M. 1984, S. 26.

9 Susan Sontag, *Krankheit als Metapher*, S. 32.

10 Zitiert in Karl-Heinz Leven, *Die Geschichte der Infektionskrankheiten. Von der Antike bis ins 20. Jahrhundert*, Landsberg/Lech 1997, S. 141.

11 Siehe Roy Porter, *Geschröpft und zur Ader gelassen. Eine kurze Kulturgeschichte der Medizin,* Zürich 2004, S. 27.

12 Siehe Karl-Heinz Leven, *Die Geschichte der Infektionskrankheiten*, S. 59.

13 Bei einer Endemie ist die Krankheit innerhalb einer Bevölkerung latent vorhanden und erfasst einzelne Mitglieder, die Epidemie dagegen dringt explosionsartig vor und befällt in kurzer Zeit eine große Zahl von Menschen.

14 Vgl. Karl-Heinz Leven, *Geschichte der Medizin. Von der Antike bis zur Gegenwart*, München 2008, S. 43.

15 Siehe Brigitta Schader, *Schwindsucht – Zur Darstellung einer tödlichen Krankheit in der deutschen Literatur vom poetischen Realismus bis zur Moderne*, Bern, Frankfurt/M. 1987, S. 2.

16 Siehe Friedrich Lenger, *Metropolen der Moderne. Eine europäische Stadtgeschichte seit 1850*, München 2013, S. 56.

17 Siehe Jacques Ruffié und Jean-Charles Sournia, *Die Seuchen in der Geschichte der Menschheit*, München 1992, S. 91.

18 Siehe Jacques Ruffié und Jean-Charles Sournia, *Die Seuchen*, S. 186.

19 Vgl. Anja Schonlau, *Syphilis in der Literatur. Über Ästhetik, Moral, Genie und Medizin (1880–2000)*, Würzburg 2005, S. 13.

20 Siehe Sylvelyn Hähner-Rombach, »Künstlerlos und Armenschicksal. Von den unterschiedlichen Wahrnehmungen der Tuberkulose«, in: Hans Wilderotter (Hg.), *Das große Sterben. Seuchen machen Geschichte*, Berlin 1995, S. 278–297, hier S. 278.

21 Susan Sontag, *Krankheit als Metapher*, S. 35.

22 Günther Landsteiner und Wolfgang Neurath, »Krankheit als Auszeichnung eines geheimen Lebens. Krankheitskonstruktion und Sexualität anhand der Lungentuberkulose um 1900«, in: Österreichische Zeitschrift für Geschichtswissenschaft (ÖZG), 5. Jahrgang 1994, S. 358–387, hier S. 382 f.

23 Michel Foucault, *Die Geburt der Klinik. Eine Archäologie des ärztlichen Blicks*, Frankfurt/M. 2011, S. 185.

24 Siehe hierzu Jacques Ruffié und Jean-Charles Sournia, *Die Seuchen*, S. 90.

25 Siehe Roy Porter, *Die Kunst des Heilens*, S. 167.

26 Zitiert in Claudine Herzlich und Janine Pierret, *Kranke gestern, Kranke heute. Die Gesellschaft und das Leiden*, München 1991, S. 102.

27 Susan Sontag, *Aids und seine Metaphern*, Frankfurt/M. 2012, S. 107.

28 Zitiert in Vera Pohland, *Das Sanatorium*, S. 59.

29 Hierzu Günther Landsteiner und Wolfgang Neurath, »Krankheit als Auszeichnung«, S. 386.

30 Siehe Brigitta Schader, *Schwindsucht*, S. 5.

31 Siehe Roy Porter, *Die Kunst des Heilens*, S. 125.

32 Vgl. Claudine Herzlich und Janine Pierret, *Kranke gestern, Kranke heute*, S. 187 f.

33 Siehe Brigitta Schader, *Schwindsucht*, S. 4.

34 Siehe Nadine Dietl, *Die Schwindsucht auf der Opernbühne. Verdi, Puccini und Offenbach als musikalische Bearbeiter einer stilisierten Krankheit im 19. Jahrhundert*, Saarbrücken 2008, S. 49.

35 Vgl. Stefan Winkle, *Geißeln der Menschheit. Kulturgeschichte der Seuchen*, Düsseldorf 2005, S. 136.

36 Bei der Einteilung in verschiedene Phasen und ihrer Benennung folge ich Sylvelyn Hähner-Rombach, *Sozialgeschichte der Tuberkulose. Vom Kaiserreich bis zum Ende des Zweiten Weltkriegs unter besonderer Berücksichtigung Württembergs*, Stuttgart 2000, S. 30.

37 Dirk Blasius, »Tuberkulose: Signalkrankheit deutscher Geschichte«, in: *Geschichte in Wissenschaft und Unterricht*, Bd. 47, 1996, S. 320–332, hier S. 320.

TEIL I: MYCOBACTERIUM TUBERCULOSIS

1 Siehe Sylvelyn Hähner-Rombach, *Sozialgeschichte der Tuberkulose*, S. 22.

2 Siehe Thomas Rohkrämer, »Lebensreform als Reaktion auf den technisch-zivilisatorischen Prozeß«, in: Kai Buchholz u. a. (Hg.), *Die Lebensreform. Entwürfe zur Neugestaltung von Leben und Kunst um 1900*, Bd. 1, Darmstadt 2001, S. 73.

3 Zitiert in Armin Hermann, »›Auf eine höhere Stufe des Daseins erheben‹ – Naturwissenschaft und Technik. ›Die Weltenergien unserer Tage‹«, in: August Nitschke u. a., *Jahrhundertwende. Der Aufbruch in die Moderne 1880–1930*, Bd. 1, Reinbek 1990, S. 312–336, hier S. 312 f.

4 Zu Rudolf Virchow siehe Karl-Heinz Leven, *Geschichte der Medizin*, S. 51, außerdem Rolf Winau, »Der verbesserte Mensch«, in: August Nitschke u. a., *Jahrhundertwende*, Bd. 1, S. 286–311, hier S. 286–288.

5 Siehe Rolf Winau, »Der verbesserte Mensch«, S. 288.

6 Karl-Heinz Leven, *Die Geschichte der Infektionskrankheiten*, S. 83.

7 Siehe Karl-Heinz Leven, *Geschichte der Medizin*, S. 51 f.

8 Zitiert in Dirk Blasius, »Tuberkulose: Signalkrankheit«, S. 322.

9 Zitiert in Barbara Elkeles, »Robert Koch (1843–1910)«, in: Dietrich von Engelhardt und Fritz Hartmann (Hg.), *Klassiker der Medizin. Zweiter Band. Von Philippe Pinel bis Viktor von Weizsäcker*, München 1991, S. 247–271, hier S. 255.

10 Zitiert in Karl-Heinz Leven, *Die Geschichte der Infektionskrankheiten*, S. 113.

11 Siehe ebd., S. 100.

12 Siehe Karl-Heinz Leven, *Geschichte der Medizin*, S. 53 f.

13 Siehe Karl-Heinz Leven, *Die Geschichte der Infektionskrankheiten*, S. 119.

14 Ebd., S. 124.

15 Ebd., S. 121.

16 Zitiert in Alfons Labisch, *Homo Hygienicus: Gesundheit und Medizin in der Neuzeit*, Frankfurt/M. 1992, S. 253.

17 Siehe Klaus Bergdolt, *Leib und Seele. Eine Kulturgeschichte des gesunden Lebens*, München 1999, S. 305.

18 Siehe Flurin Condrau, *Lungenheilanstalt und Patientenschicksal. Sozialgeschichte der Tuberkulose in Deutschland und England im späten 19. und frühen 20. Jahrhundert*, Göttingen 2000, S. 24.

19 Vgl. Sylvelyn Hähner-Rombach, *Sozialgeschichte der Tuberkulose*, S. 74.

20 Siehe Elisabeth Dietrich-Daum, Die »Wiener Krankheit«, S. 108 und Katrin Max, *Liegekur und Bakterienrausch. Literarische Deutungen der Tuberkulose im »Zauberberg« und anderswo*, Würzburg 2013, S. 39.

21 Siehe vor allem Deutsches Zentralkomitee zur Bekämpfung der Tuberkulose (DZK), *Was man über Tuberkulose wissen sollte. Eine Informationsschrift für Patienten und ihre Angehörigen*, Berlin 2014, S. 8–12; außerdem Sylvelyn Hähner-Rombach, *Sozialgeschichte der Tuberkulose*, S. 20.

22 Eine besondere Form ist die Skrofulose, die Tuberkulose der Lymphknoten, die vornehmlich Kinder befiel. Charakteristisch sind enorme Schwellungen der Halslymphknoten, eine geschwollene Nase wegen des chronischen Schnupfens, eine vorspringende Oberlippe, die an einen Schweinerüssel erinnerte. Daher leitet sich der Name von lateinisch *scrofulus* (Ferkel) ab. Jahrhundertelang glaubte man in Frankreich und England, der König könne die Krankheit durch Handauflegen heilen. Dieser Brauch wurde in Frankreich kurz vor der Revolution aufgegeben, 1824 aber von Karl X. noch einmal für kurze Zeit eingeführt. Siehe Stefan Winkle, *Geißeln der Menschheit*, S. 101 und Manfred Vasold, *Pest, Not und schwere Plagen*, S. 256.

23 Früher war durch den Verzehr roher Milch auch eine Infektion über den Darm möglich. Die so übertragene Rindertuberkulose kommt allerdings nur noch selten vor.

24 Siehe Sylvelyn Hähner-Rombach, »Künstlerlos und Armenschicksal«, S. 279.

25 Vgl. Katrin Max, *Liegekur und Bakterienrausch*, S. 25.

26 Ebd., S. 25 f.

27 Vgl. DZK, *Was man über Tuberkulose wissen sollte*, S. 7.

28 Vgl. Stefan Winkle, *Geißeln der Menschheit*, S. 87 f. Die Pott'sche Krankheit wurde nach Percival Pott benannt, der als erster Wissenschaftler 1779 die Symptome der Wirbelsäulen-Tuberkulose beschrieb.

29 Siehe Rudolf Ferlinz, »Die Tuberkulose in Deutschland und das Deutsche Zentralkomitee zur Bekämpfung der Tuberkulose«, in: N. Konietzko (Hg.), *100 Jahre Deutsches Zentralkomitee zur Bekämpfung der Tuberkulose (DZK). Der Kampf gegen die Tuberkulose*, Frankfurt/M. 1996, S. 9–50, hier S. 9.

30 Stefan Winkle, *Geißeln der Menschheit*, S. 91.

31 Über das Spucken siehe ebd., S. 94.

32 Ebd., S. 95.

33 Ebd., S. 109.

34 Ebd.. S. 106.

35 Siehe Jacques Ruffié und Jean-Charles Sournia, *Die Seuchen*, S. 99.

36 Zu den Valois und den englischen Tudor siehe außerdem Stefan Winkle, *Geißeln der Menschheit*, S. 103 und S. 113.

37 Siehe hierzu Franz Redeker, »Epidemiologie und Statistik der Tuberkulose«, in: Joachim Hein (Hg.), *Handbuch der Tuberkulose in fünf Bänden, Band I, Allgemeine Grundlage*, Stuttgart 1958, S. 407–495, hier S. 416.

38 Vgl. Stefan Winkle, *Geißeln der Menschheit*, S. 110.

39 Zu Rembrandt siehe Stefan Winkle, *Geißeln der Menschheit*, S. 114 f.

40 Ebd., S. 118–120.

41 Zu Watteau siehe Stefan Winkle, *Geißeln der Menschheit*, S. 120 f. und Ernst H. Gombrich, *Die Geschichte der Kunst. Erweiterte, überarbeitete und neu gestaltete 16. Ausgabe*, Frankfurt/M. 1996, S. 454 f.

42 Egon Friedell, *Kulturgeschichte der Neuzeit. Die Krisis der Europäischen Seele von der Schwarzen Pest bis zum Ersten Weltkrieg*, München 2008, S. 565 f.

TEIL II: ROMANTISCHES FIEBER

1 Siehe Elisabeth Dietrich-Daum, *Die »Wiener Krankheit«*, S. 41.

2 Flurin Condrau, *Lungenheilanstalt und Patientenschicksal*, S. 43. Während für Männer die Gefahr an Tuberkulose zu sterben mit 30 Jahren am höchsten war, hatten Frauen das größte Sterberisiko als 20-Jährige. Ebd., S. 46.

3 So Jacques Ruffié und Jean-Charles Sournia, *Die Seuchen*, S. 100.

4 Zitiert in Katrin Max, *Liegekur und Bakterienrausch*, S. 105.

5 Siehe Claudine Herzlich und Janine Pierret, *Kranke gestern, Kranke heute*, S. 40.

6 Siehe Wolfgang Beutin u. a., *Deutsche Literaturgeschichte. Von den Anfängen bis zur Gegenwart*, Stuttgart und Weimar 1994, S. 173 ff. Außerdem Ute Frevert, »Der Künstler«, in: dieselbe und Heinz-Gerhard Haupt (Hg.), *Der Mensch des 19. Jahrhunderts*, Essen 2004, S. 292–323, hier S. 298 f.

7 Zitiert in Dietrich von Engelhardt, *Krankheit, Schmerz und Lebenskunst. Eine Kulturgeschichte der Körpererfahrung*, München 1999, S. 67.

8 Philippe Ariès, *Geschichte des Todes*, München 1995, S. 521.

9 Ebd., S. 601.

10 Siehe Thomas Anz, »Der schöne und der häßliche Tod. Klassische und moderne Normen literarischer Diskurse über den Tod«, in: Karl Richter und Jörg Schönert (Hg.), *Klassik und Moderne. Die Weimarer Klassik als historisches Ereignis und Herausforderung im kulturgeschichtlichen Prozeß*, Stuttgart 1983, S. 409–432, hier S. 420.

11 Zu Novalis siehe Windfried Freund, *Novalis*, München 2001; Wolfgang Hädecke, *Novalis. Biographie*, München 2011; Gerhard Schulz, *Novalis*, Reinbek bei Hamburg 1969.

12 Winfried Freund, *Novalis*, S. 153 f.

13 Zu Sophie von Kühn siehe Alexandra Lavizzari, *Lolita, Lulu und Alice. Das Leben berühmter Kindsmusen*, Berlin 2005, S. 11 f., S. 49, S. 51, S. 65 f.

14 Zitiert in Gerhard Schulz, *Novalis*, S. 70.

15 Vgl. Wolfgang Hädecke, *Novalis*, S. 11.

16 Siehe Gerhard Schulz, *Novalis*, S. 156 f.

17 Siehe zum Folgenden Heinrich Schipperges, »Krankwerden und Gesundsein bei Novalis«, in: Richard Brinkmann (Hg.), *Romantik in Deutschland. Ein interdisziplinäres Symposion. Sonderband der »Deutschen Vierteljahrsschrift für Literaturwissenschaft und Geistesgeschichte«*, Stuttgart 1978, S. 226–242.

18 Vgl. Vera Pohland, *Das Sanatorium*, S. 13.

19 Bei Heinrich Schipperges, »Krankwerden und Gesundsein«, S. 232.

20 Siehe Heinrich Schipperges, »Krankwerden und Gesundsein«, S. 228.

21 Zitiert in Winfried Freund, *Novalis*, S. 152.

22 Zitiert in Dietrich von Engelhardt, *Krankheit, Schmerz und Lebenskunst*, S. 66.

23 Zitiert in Wolfgang Hädecke, *Novalis*, S. 354.

24 Bei Gerhard Schulz, *Novalis*, S. 160 f.

25 Ebd., S. 162.

26 Siehe Winfried Freund, *Novalis*, S. 153.

27 Zitiert in Wolfgang Hädecke, *Novalis*, S. 362.

28 Vgl. Elisabeth Dietrich-Daum, *Die »Wiener Krankheit«*, S. 45, S. 47.

29 Siehe Karl-Heinz Leven, *Die Geschichte der Infektionskrankheiten*, S. 21–23.

30 Zitiert in Stefan Winkle, *Geißeln der Menschheit*, S. 111.

31 Vgl. Franz Redeker, »Epidemiologie und Statistik«, S. 419.

32 Vgl. Stefan Winkle, *Geißeln der Menschheit*, S. 125 f.

33 Zum Folgenden ebd., S. 126.

34 Zitiert in Susan Sontag, *Krankheit als Metapher*, S. 35.

35 Zu Chopin siehe vor allem Eva Gesine Baur, *Chopin oder Die Sehnsucht*, München 2012; zum Aufenthalt auf Mallorca siehe S. 280–297. Außerdem Stefan Winkle, *Geißeln der Menschheit*, S. 127 f. und Dieter Kerner, *Große Musiker. Leben und Leiden. Neu bearbeitet von Hans Schadewaldt*, Stuttgart 1998, S. 317–335.

36 Zitiert in Stefan Winkle, *Geißeln der Menschheit*, S. 127.

37 Ebd., S. 127.
38 Zitiert in Eva Gesine Baur, *Chopin*, S. 295.
39 Zitat ebd., S. 296.
40 Zitiert in Stefan Winkle, *Geißeln der Menschheit*, S. 133.
41 Ebd., S. 134.
42 Siehe Eva Gesine Baur, *Chopin*, S. 523–528.
43 Ebd., S. 524.
44 Siehe Elisabeth Dietrich-Daum, *Die »Wiener Krankheit«*, S. 79.
45 Siehe Roy Porter, *Die Kunst des Heilens*, S. 56.
46 Ebd., S. 58.
47 Vgl. Katrin Max, *Liegekur und Bakterienrausch*, S. 34 f.
48 Ebd., S. 167 f.
49 Ebd., S. 36.
50 Zitiert in Elisabeth Dietrich-Daum, *Die »Wiener Krankheit«*, S. 49 f.
51 Siehe Susan Sontag, *Krankheit als Metapher*, S. 29.
52 Ebd., S. 30.
53 Vgl. dazu Katrin Max, *Liegekur und Bakterienrausch*, S. 34.
54 Siehe Susan Sontag, *Krankheit als Metapher*, S. 16.
55 Vgl. Katrin Max, *Liegekur und Bakterienrausch*, S. 34.
56 Siehe Susan Sontag, *Krankheit als Metapher*, S. 21.
57 Siehe Claudine Herzlich und Janine Pierret, *Kranke gestern, Kranke heute*, S. 41.
58 Zitiert in Katrin Max, *Liegekur und Bakterienrausch*, S. 35.
59 Sylvelyn Hähner-Rombach, *Sozialgeschichte der Tuberkulose*, S. 31.
60 Siehe hierzu Michael Sonntag, *»Das Verborgene des Herzens«. Zur Geschichte der Individualität*, Reinbek bei Hamburg, 1999, S. 199–216.
61 Laënnec erkannte außerdem den Zusammenhang zwischen Tuberkeln in der Lunge und dem Krankheitsbild der Schwindsucht.
62 Zitiert in Claudine Herzlich und Janine Pierret, *Kranke gestern, Kranke heute*, S. 289. Laënnec hielt die Schwindsucht für ein Tumorleiden gleich dem Krebs, siehe Rudolf Ferlinz, »Die Tuberkulose in Deutschland«, S. 12.
63 Siehe Claudine Herzlich und Janine Pierret, *Kranke gestern, Kranke heute*, S. 40.
64 Zitiert in Susan Sontag, *Krankheit als Metapher*, S. 40.
65 Ebd., S. 49.
66 Zitiert in Klaus Bergdolt, *Leib und Seele*, S. 303.
67 Claudine Herzlich und Janine Pierret, *Kranke gestern, Kranke heute*, S. 41.
68 Zitat nach Eckhard Neumann, Künstlermythen. Eine psycho-historische Studie über Kreativität, Frankfurt/M. und New York 1986, S. 62 f.
69 Siehe ebd., S. 64.
70 Zitiert in Katrin Max, *Liegekur und Bakterienrausch*, S. 40.
71 Siehe Claudine Herzlich und Janine Pierret, *Kranke gestern, Kranke heute*, S. 289.
72 Susan Sontag, *Aids und seine Metaphern*, S. 85.
73 Siehe Susan Sontag, *Krankheit als Metapher*, S. 27 f.
74 Bei Klaus Bergdolt, *Leib und Seele*, S. 302 f.
75 Zitiert in Gerhard Schulz, *Novalis*, S. 7.
76 Ebd., S. 7 f.
77 Siehe Eva Gesine Baur, *Chopin*, S. 60 und S. 153; zu Paganini außerdem Dieter Kerner, *Große Musiker*, S. 198 f.
78 Zitiert in Eva Gesine Baur, *Chopin*, S. 207.
79 Ebd., S. 229.
80 Ebd., S. 61 und S. 67; außerdem Dietrich Reimers, »Phthise und Kunst. Über die Wechselbeziehungen zwischen der Tuberkulose und Kunst und Künstlern der Vergangenheit«, in: N. Konietzko (Hg.), *100 Jahre Deutsches Zentralkomitee zur Bekämpfung der Tuberkulose (DZK). Der Kampf gegen Tuberkulose*, Frankfurt/M. 1996, S. 87–119, hier S. 108.
81 Zitiert in Dietrich Reimers, »Phthise und Kunst«, S. 109.

82 Gottfried M. Daiber (Hg.), *Tagebuch der Maria Bashkirtseff*, Frankfurt/M., Berlin, Wien 1983, S. 412.
83 Zitiert in Katrin Max, *Liegekur und Bakterienrausch*, S. 35.
84 Zitiert in Wolfgang Hädecke, *Novalis*, S. 360.
85 Siehe Dieter Kerner, *Große Musiker*, S. 229.
86 Zitiert in Claudine Herzlich und Janine Pierret, *Kranke gestern, Kranke heute*, S. 41.
87 Ebd., S. 50.
88 Ebd., S. 52.
89 Zitiert in Eva Gesine Baur, *Chopin*, S. 334.
90 Siehe ebd., S. 342.
91 Ebd., S. 453.
92 Ebd., S. 477.
93 Ebd., S. 519.
94 Ebd., S. 520.
95 Ebd., S. 527.
96 Zitiert in Dieter Kerner, *Große Musiker*, S. 210.
97 Zu Marie Bashkirtseff siehe Colette Cosnier, *Marie Bashkirtseff. Ich will alles sein. Ein Leben zwischen Aristokratie und Atelier*, Berlin 1994, sowie Gottfried M. Daiber, Nachwort, in: derselbe (Hg.), *Tagebuch der Maria Bashkirtseff*, Frankfurt/M., Berlin, Wien 1983, S. 454–478. Außerdem Hilde Spiel, »Die leuchtende Seele: Eine Russin. Marie Bashkirtseff«, in: dieselbe, *In meinem Garten schlendernd. Essays*, Frankfurt/M., Berlin 1991, S. 291–299. Zitate von Marie Bashkirtseff wurden überwiegend der Tagebuch-Edition von Gottfried M. Daiber entnommen. Da das Buch aber nur eine Auswahl ihrer Einträge darstellt, wurden ergänzend Zitate aus dem Band von Colette Cosnier herangezogen. Sie konnte auch unveröffentlichte Passagen aus den Originalaufzeichnungen, die in der Pariser Nationabibliothek aufbewahrt werden, verwenden.
98 Zitiert in Gottfried M. Daiber, Nachwort, S. 454.
99 Bei Colette Cosnier, *Marie Bashkirtseff*, S. 9; aus dem Entwurf einer Einleitung zum Tagebuch vom Januar 1881.
100 Hierzu und zum Folgenden siehe Hilde Spiel, »Die leuchtende Seele«, S. 293 f.
101 Vgl. Gottfried M. Daiber, Nachwort, S. 456.
102 Ebd., S. 457.
103 Siehe Colette Cosnier, *Marie Bashkirtseff*, S. 15; Tagebucheintrag vom 23. Januar 1874.
104 Bei Gottfried M. Daiber, Nachwort, S. 460.
105 Gottfried M. Daiber (Hg.), *Tagebuch der Maria Bashkirtseff*, Eintrag vom 13. April 1878, S. 225.
106 Gottfried M. Daiber, Nachwort, S. 458.
107 Gottfried M. Daiber (Hg.), *Tagebuch der Maria Bashkirtseff*, Januar 1873, S. 6.
108 Ebd., Eintrag vom 17. Januar 1880, S. 274.
109 Ebd., Eintrag vom 9. Mai 1878, S. 227.
110 Vgl. Gottfried M. Daiber, Nachwort, S. 467.
111 Zitiert in Colette Cosnier, *Marie Bashkirtseff*, S. 85.
112 Siehe ebd., S. 147.
113 Gottfried M. Daiber (Hg.), *Tagebuch der Maria Bashirtseff*, S. 273.
114 Ebd., S. 293.
115 Ebd., Tagebucheintrag vom 28. Dezember 1882, S. 374.
116 Ebd., Tagebucheintrag vom 5. Mai 1884, S. 428.
117 Ebd., Tagebucheintrag vom 27. Juli 1881, S. 325.
118 Ebd., Eintrag vom 5. Mai 1884, S. 427.
119 Ebd., Tagebucheintrag vom 30. August 1884, S. 448.
120 Ebd., Tagebucheintrag vom 3. September 1884, S. 448.
121 Ebd., Tagebucheintrag vom 1. Oktober 1884, S. 451.
122 Ebd., Tagebucheintrag vom 9. Oktober 1884, S. 451.
123 Ebd., S. 453.
124 Siehe Colette Cosnier, *Marie Bashkirtseff*, S. 325.
125 Bei Gottfried M. Daiber, Nachwort, S. 454.
126 Siehe Jens Malte Fischer, *Jahrhundertdämmerung. Ansichten eines anderen Fin de siècle*, Wien 2000, S. 285 f.

127 Ebd., S. 286.

128 Beim Thema Schwindsucht und Geschlecht folge ich vor allem Elisabeth Dietrich-Daum, *Die »Wiener Krankheit«*, S. 53–61. Tatsächlich ist die Schwindsucht-Sterblichkeit junger Frauen im Alter von 15 bis 20 Jahren höher als die gleichaltriger junger Männer. Zwischen 20 und 40 Jahren beginnt ihre Übersterblichkeit zu schwinden. In den höheren Altersgruppen ist die Mortalität bei den Männern höher. Siehe Franz Redeker, »Epidemiologie und Statistik«, S. 448 f. und S. 464.

129 Zitiert in Elisabeth Dietrich-Daum, *Die »Wiener Krankheit«*, S. 53.

130 Zitiert in Elfriede Wiltschnigg, »Das Rätsel Weib«. Das Bild der Frau in Wien um 1900, Berlin 2001, S. 121.

131 Vgl. Elisabeth Dietrich-Daum: *Die »Wiener Krankheit«*, S. 54.

132 Siehe Esther Fischer-Homberger, *Krankheit Frau. Zur Geschichte der Einbildungen*, Darmstadt und Neuwied 1984, S. 34.

133 Siehe Elisabeth Dietrich-Daum, *Die »Wiener Krankheit«*, S. 56.

134 Ebd., S. 57, S. 60.

135 Siehe Elfriede Wiltschnigg, »Das Rätsel Weib«, S. 122.

136 Zitiert in Ernst Klee, *Deutsche Medizin im Dritten Reich. Karrieren vor und nach 1945*, Frankfurt/M. 2001, S. 18 f.

137 Zitiert in Elisabeth Dietrich-Daum, *Die »Wiener Krankheit«*, S. 59.

138 Ebd., S. 59.

139 Siehe Elisabeth Bronfen, *Nur über ihre Leiche. Tod, Weiblichkeit und Ästhetik*, München 1994, S. 89 und S. 107. Poe hatte selbst seine abgöttisch geliebte Frau durch die Schwindsucht verloren.

140 Zitiert in Melanie Unseld, »Man töte dieses Weib!« Weiblichkeit und Tod in der Musik der Jahrhundertwende, Stuttgart 2001, S. 12.

141 Ebd., S. 23 f.

142 Zur Femme fatale, aber vor allem zur Femme fragile grundlegend: Ariane Thomalla, *Die femme fragile. Ein literarischer Frauentyp der Jahrhundertwende*, Düsseldorf 1972. Das Kapitel folgt im Wesentlichen, wo nicht anders gekennzeichnet, ihrer Arbeit. Spätere Bearbeitungen dieses Themas beruhen auf diesem Buch und bieten allenfalls Ergänzungen. Siehe auch Isabelle Stauffer, *Weibliche Dandys, blickmächtige Femmes fragiles. Ironische Inszenierung des Geschlechts im Fin de Siècle*, Köln, Weimar, Wien, 2008.

143 Zur Dekadenz vor allem Jens Malte Fischer, *Jahrhundertdämmerung*, S. 261–280.

144 Siehe Cornelia von Detten, *Aubrey Beardsley und die Kultur der Dekadenz*, Münster, Hamburg 1994, S. 10.

145 Siehe Ariane Thomalla, *Die femme fragile*, S. 29.

146 Zitiert in Melanie Unseld, »Man töte dieses Weib!«, S. 39.

147 Zur Femme fatale siehe Annegret Jürgens-Kirchhoff, »Wunschbilder vom unbeschädigten Leben. Zur bildenden Kunst in der Jahrhundertwende«, in: Georg Fülberth und Gabriele Dietz (Red.), *Fin de siècle. Hundert Jahre Jahrhundertwende*, Berlin 1988, S. 108–115, hier S. 112. Außerdem Isabelle Stauffer, *Weibliche Dandys, blickmächtige Femmes fragiles*, S. 83 f.

148 So wird sie in einem Gedicht von John Keats genannt. Zitiert in Jens Malte Fischer, *Jahrhundertdämmerung*, S. 293.

149 Zitiert in Melanie Unseld, »Man töte dieses Weib!«, S. 40.

150 Siehe Ariane Thomalla, *Die femme fragile*, S. 30.

151 Zu den Präraffaeliten siehe Günter Metken, *Die Präraffaeliten. Ethischer Realismus und Elfenbeinturm im 19. Jahrhundert*, Köln 1974, S. 10, 12, S. 83, S. 147 sowie Ariane Thomalla, *Die femme fragile*, S. 19.

152 Ebd., S. 44, S. 54.

153 Ebd., S. 49 f.

154 Zitat aus dem Libretto. In Attila Csampai und Dietmar Holland (Hg.), *Giacomo Puccini. La Bohème. Texte, Materialien, Kommentare*, Reinbek bei Hamburg 1981, S. 53.

155 Zitat aus dem Libretto, ebd., S. 83.

156 Siehe Ariane Thomalla, *Die femme fragile*, S. 29.

157 Zum Folgenden ebd., S. 18, S. 26, S. 61.

158 Verwendet wurde die Fischer-Taschenbuchausgabe Thomas Mann, *Frühe Erzählungen 1893–1912. In der Fassung der Großen kommentierten Frankfurter Ausgabe*, Frankfurt/M. 2014. Die Novelle *Tristan* findet sich auf den Seiten 319–371, beide Zitate S. 322.

159 Zur Novelle »Tristan« siehe Katrin Max, *Liegekur und Bakterienrausch*, S. 112–129.

160 Thomas Mann, *Tristan*, S. 328.

161 Ebd., S. 337.

162 Ebd., S. 323.

163 Zitiert in Ariane Thomalla, *Die femme fragile*, S. 32.

164 Ebd., S. 31.

165 Thomas Mann, *Tristan*, S. 326.

166 Ebd., S. 322.

167 Ebd., S. 356 f.

168 Zitat aus dem Libretto, siehe Attila Csampai und Dietmar Holland (Hg.), *Giacomo Puccini*, S. 81.

169 Ariane Thomalla, *Die femme fragile*, S. 14.

170 Ebd., S. 24.

171 Thomas Mann, *Tristan*, S. 325.

172 Ebd., S. 325.

173 Ebd., S. 361.

174 Siehe hierzu Nadine Dietl, *Die Schwindsucht auf der Opernbühne*, S. 95. Jacques Offenbachs Sohn starb in jungen Jahren an der Schwindsucht. Siehe ebd., S. 99.

175 Zitiert in Isabelle Stauffer, *Weibliche Dandys, blickmächtige Femmes fragiles*, S. 81.

176 Zitiert in Thomas Anz, *Gesund oder krank? Medizin, Moral und Ästhetik in der deutschen Gegenwartsliteratur*, Stuttgart 1989, S. 46.

177 So in seinem Werk *Geschlecht und Entartung*. Vgl. Thomas Rütten, »Krankheit und Genie. Annäherungen an Frühformen einer Mannschen Denkfigur«, in: Thomas Sprecher (Hg.), *Literatur und Krankheit im Fin-de-Siècle. Thomas Mann im europäischen Kontext. Die Davoser Literaturtage 2000*, Frankfurt/M. 2002, S. 131–170, hier S. 158.

178 Zitiert in Franz Herre, *Jahrhundertwende 1900. Untergangsstimmung und Fortschrittsglauben*, Stuttgart 1998, S. 65.

179 Siehe Klaus Wolbert, »Das Erscheinen des reformerischen Körpertypus in der Malerei und Bildhauerei um 1900«, in: Kai Buchholz u. a., *Die Lebensreform. Entwürfe zur Neugestaltung von Leben und Kunst um 1900*, Bd. 1, Darmstadt 2001, S.215–222, hier S. 215.

180 Zitiert in Ulrich Linse, »Das ›natürliche‹ Leben: Die Lebensreform«, in: Richard van Dülmen (Hg.), *Entdeckung des Ich. Die Geschichte der Individualisierung vom Mittelalter bis zur Gegenwart*, Köln, Weimar, Wien 2001, S. 435–456, hier S. 449.

181 Ihre große Zeit hatte die *Femme fragile* zwischen 1890 und 1906. Vorher tauchten diese schwindenden Frauen nur vereinzelt auf, später fast nur noch in der Trivialliteratur. Siehe Ulrich Schreiber, »Kikeriki und Beefsteak oder Der Alltagsmythos als Kleinkunst. Zu Text, Musik und Dramaturgie in Puccinis ›La Bohème‹«, in: Attila Csampai und Dietmar Holland (Hg.), *Giacomo Puccini*, S. 9–41, hier S. 16.

182 Zum neuen Körperideal siehe Sabine Merta, *Schlank! Ein Körperkult der Moderne*, Stuttgart 2008, S. 50–54.

183 Siehe Ariane Thomalla, *Die femme fragile*, S. 96.

184 Zum Folgenden siehe Elisabeth Dietrich-Daum, *Die »Wiener Krankheit«*, S. 71 f.

185 Ebd., S. 72.

186 Ebd., S. 73.

187 Siehe Eva Gesine Baur, *Chopin*, S. 49, zu Emilia S. 48 f.

188 Siehe Elisabeth Dietrich-Daum, *Die »Wiener Krankheit«*, S. 70.

189 Siehe Gerhard Schulz, *Novalis*, S. 161.

190 Vgl. Katrin Max, *Liegekur und Bakterienrausch*, S. 109 f.

191 Dietrich von Engelhardt, *Krankheit, Schmerz und Lebenskunst*, S. 155.

192 Siehe Gerhard Schulz, *Novalis*, S. 156.

193 Zitiert in Wolfgang Hädecke, *Novalis*, S. 352.

194 Siehe Roy Porter, *Geschröpft und zur Ader gelassen*, S. 149, S. 61.

195 Siehe Stefan Winkle, *Geißeln der Menschheit*, S. 95.

196 Siehe Susan Sontag, *Krankheit als Metapher*, S. 31.

197 Vgl. Vera Pohland, *Das Sanatorium*, S. 30.

198 Hierzu vor allem Ingeborg Langerbeins, *Lungenheilanstalten in Deutschland (1854–1945)* (Dissertation), Köln 1979, S. 4–13 und Flurin Condrau, *Lungenheilanstalt und Patientenschicksal*, S. 119.

199 Vgl. Vera Pohland, *Das Sanatorium*, S. 32.

200 Zitiert in Brigitta Schader, *Schwindsucht*, S. 8.

201 Siehe Ingeborg Langerbeins, *Lungenheilanstalten*, S. 9.

202 Ebd., S. 6.

203 Siehe Elisabeth Dietrich-Daum, *Die »Wiener Krankheit«*, S. 52, S. 84 und S. 193 f.

204 Zitiert in Ingeborg Langerbeins, *Lungenheilanstalten*, S. 5 f. und Jürgen Voigt, *Tuberkulose. Geschichte einer Krankheit*, Köln 1994, S. 111.

205 Zum Folgenden vgl. Jürgen Voigt, »Zur Sozialgeschichte der Tuberkulose«, in: N. Konietzko (Hg.), *100 Jahre Deutsches Zentralkomitee zur Bekämpfung der Tuberkulose (DZK). Der Kampf gegen die Tuberkulose*, Frankfurt/M. 1996, S. 51–75, hier S. 66.

206 Elisabeth Dietrich-Daum, *Die »Wiener Krankheit«*, S. 194.

207 Bei Thomas Gorsboth und Bernd Wagner, »Die Unmöglichkeit der Therapie. Am Beispiel der Tuberkulose«, in: Hans Magnus Enzensberger (Hg.), *Kursbuch 94: Die Seuche*, November 1988, S. 123–146, hier S. 135.

208 Siehe Elisabeth Dietrich-Daum, *Die »Wiener Krankheit«*, S. 194.

209 Hierzu Ingeborg Langerbeins, *Lungenheilanstalten*, S. 11.

210 Zitiert in Katrin Max, *Liegekur und Bakterienrausch*, S. 232.

211 Siehe Flurin Condrau, *Lungenheilanstalt und Patientenschicksal*, S. 119.

212 Vgl. Ingeborg Langerbeins, *Lungenheilanstalten*, S. 12.

213 Zitiert in Thomas Gorsboth und Bernd Wagner, »Die Unmöglichkeit der Therapie«, S. 135.

214 Vgl. Ingeborg Langerbeins, *Lungenheilanstalten*, S. 15.

215 Siehe Rudolf Ferlinz, »Die Tuberkulose in Deutschland«, S. 15.

216 Siehe Ingeborg Langerbeins, *Lungenheilanstalten*, S. 18.

217 Siehe Elisabeth Dietrich-Daum, *Die »Wiener Krankheit«*, S. 194.

218 Zitiert in Ingeborg Langerbeins, *Lungenheilanstalten*, S. 12.

219 Vgl. Sylvelyn Hähner-Rombach, »Künstlerlos und Armenschicksal«, S. 287 sowie Unda Hörner, *Hoch oben in der guten Luft. Die literarische Bohème in Davos*, Berlin 2010, S. 29 f.

220 Vgl. Vera Pohland, *Das Sanatorium*, S. 29.

221 Siehe Ingeborg Langerbeins, *Lungenheilanstalten*, S. 19 f.

222 Siehe Elisabeth Dietrich-Daum, *Die »Wiener Krankheit«*, S. 194.

223 Siehe Christian Schmid, »Von der Neuzeit ins 19. Jahrhundert«, in: Ernst Halter, *Davos. Profil eines Phänomens*, Zürich 1994, S. 16–18, hier S. 17 f. Sämtliche Aufsätze aus diesem Buch werden im Literaturverzeichnis unter Ernst Halter aufgeführt.

224 Zu Alexander Spengler siehe Beat Rüttimann, »Die Lungentuberkulose im Zauberberg«, in: Thomas Sprecher (Hg.), *Auf dem Weg zum »Zauberberg«. Die Davoser Literaturtage 1996*, S. 95–109, hier S. 102; außerdem Quintus Miller, *Das Sanatorium. Entstehung eines Prototyps der modernen Architektur*, École Polytechnique Fédérale de Lausanne Départment d'Architecture und Eidgenössische Technische Hochschule Zürich, Institut GTA 1992, S. 9 f. und 18; sowie Medizinmuseum Davos, *Die Anfänge des Kurortes Davos. Aufstieg und Schicksal der Davoser Heilstätten*, S. 2–4; {www.medizinmuseum-davos.ch/aktuelles/Leitfaden1.pdf}, letzter Zugriff 05.01.2018.

225 Siehe Medizinmuseum Davos, *Die Anfänge des Kurortes Davos*, S. 2 f.

226 Ebd., S. 3.

227 Hierzu Felix Suter, »Davos als Tuberkulose-Kurort«, in: Ernst Halter, *Davos*, S. 29–38, hier S. 29.

228 Diese und die folgenden Gästezahlen in Medizinmuseum Davos, *Die Anfänge des Kurortes Davos*, S. 4.

229 Siehe Beat Rüttimann, »Die Lungentuberkulose im Zauberberg«, S. 102 und Felix Suter, »Davos als Tuberkulose-Kurort«, S. 30.

230 Siehe Medizinmuseum Davos, *Die Anfänge des Kurortes Davos*, S. 7, Quintus Miller, *Das Sanatorium*, S. 22; außerdem Felix Suter, »Davos als Tuberkulose-Kurort«, S. 30 f.

231 Siehe Quintus Miller, *Das Sanatorium*, S. 18.

232 Siehe Unda Hörner, *Hoch oben*, S. 11.

233 Zitiert in Thomas Sprecher, »Davos, Ort des Heils«, in: Andrea Bartl u. a. (Hg.), »In Spuren gehen …«. Festschrift für Helmut Koopmann, Tübingen 1998, S. 323–337, hier S. 333.

234 Siehe Unda Hörner: *Hoch oben*, S. 13; außerdem Felix Suter, *Davos als Tuberkulose-Kurort*, S. 31.

235 Zitiert in Christof Kübler, »Licht und Luft zur Form verdichtet. Moderne Architektur in Davos«, in: Ernst Halter, *Davos*, S. 145–158, hier S. 150.

236 Zu Karl Turban siehe Medizinmuseum Davos, *Die Anfänge des Kurortes Davos*, S. 12 f. außerdem Felix Suter, Davos als Tuberkulose-Kurort, S. 32 f.

237 Siehe Medizinmuseum Davos, *Die Anfänge des Kurortes Davos*, S. 12.

238 Siehe Brigitta Schader, *Schwindsucht*, S. 116.

239 Zitiert in Felix Suter, »Davos als Tuberkulose-Kurort«, S. 32.

240 Siehe Quintus Miller, *Das Sanatorium*, S. 23 f.

241 Zum Sanatorium Schatzalp siehe Quintus Miller, *Das Sanatorium*, S. 18 sowie S. 24 f. und S. 27 f. außerdem Gunda Hörner, *Hoch oben*, S. 17.

242 Bis zur Jahrhundertwende entstanden in der Schweiz die Hälfte aller Privatsanatorien Mitteleuropas, die etwa 8 000 Therapieplätze für wohlhabende Patienten anboten. Siehe Elisabeth Dietrich-Daum, *Die »Wiener Krankheit«*, S. 207.

243 Siehe Ingeborg Langerbeins, *Lungenheilanstalten*, S. 95.

244 Siehe Beat Rüttimann, »Die Lungentuberkulose im Zauberberg«, S. 103.

245 Siehe außerdem Thomas Sprecher, *Davos im »Zauberberg«. Thomas Manns Roman und sein Schauplatz*, Zürich 1996, S. 93 f.

246 Zitat ebd., S. 78.

247 Siehe hierzu Christof Kübler, »Licht und Luft«, S. 145.

248 Siehe Quintus Miller, *Das Sanatorium*, S. 7, S. 17.

249 Siehe Nils Aschenbeck, »Architektonische Laboratorien der Moderne. Von den Licht-Luft-Hütten am Monte Verità zum neuen Wohnungsbau«, in: *Neue Zürcher Zeitung*, 16. August 2014, S. 57.

250 Vgl. Christian Virchow, »Das Sanatorium als Lebensform. Über einschlägige Erfahrungen bei Thomas Mann«, in: Thomas Sprecher (Hg.), *Literatur und Krankheit im Fin-de-Siècle (1890–1914). Thomas Mann im Europäischen Kontext. Die Davoser Literaturtage 2000*, S. 171–197, hier S. 172.

251 Zum Folgenden siehe Jochen Schimmang, *Christian Morgenstern. Eine Biografie*, St. Pölten – Salzburg – Wien 2013, S. 225–227; außerdem Jürgen Voigt, *Tuberkulose*, S. 151–154.

252 Zitiert in Jochen Schimmang, *Christian Morgenstern*, S. 225.

253 Vgl. Christian Virchow, »Das Sanatorium als Lebensform«, S. 172.

254 Flurin Condrau schreibt, dass im Fall der Tuberkulose von Fehldiagnosen bis nach dem Ersten Weltkrieg auszugehen ist. Siehe Condrau, *Lungenheilanstalt und Patientenschicksal*, S. 39.

255 Siehe Sylvelyn Hähner-Rombach, »Künstlerlos und Armenschicksal«, S. 290.

256 Zitiert in Unda Hörner, *Hoch oben*, S. 9.

257 Ebd., S. 80.

258 Zitiert in Paul Raabe, *Klabund in Davos. Texte, Bilder, Dokumente*; Zürich 1990, S. 69.

259 Zitiert in Unda Hörner, *Hoch oben*, S. 31.

260 Ebd., S. 87.

261 Siehe Thomas Sprecher, *Davos im »Zauberberg«*, S. 124 f.

262 Zitat ebd., S. 125.

263 So die Davoser Blätter vom 14. April 1917; zitiert in Thomas Sprecher, *Davos im »Zauberberg«*, S. 128.

264 Beatrice Haardens *Ships that pass the Night* ist der Titel des ersten Sanatoriumromans und geht auf Davoser Kurerfahrungen der Autorin zurück.

265 Siehe Beat Rüttimann, »Die Lungentuberkulose im Zauberberg«, S. 104.

266 Zitat in der Quellensammlung von Paul Raabe, *Klabund in Davos*, S. 41.

267 Zu Musik, Theater und Bibliotheken in Davos siehe Bruno Gerber, »Ein Ort auf den Spuren seiner kulturellen Vergangenheit«, in: Ernst Halter: *Davos*, S. 205–213, hier S. 207–209; außerdem Unda Hörner, *Hoch oben*, S. 45 f.

268 Siehe Stefan Bodo Würffel, »Zeitkrankheit – Zeitdiagnose aus der Sicht des Zauberbergs. Die Vorgeschichte des Ersten Weltkrieges – in Davos erlebt«, in: Thomas Sprecher (Hg.), *Das »Zauberberg«-Symposium 1994 in Davos*, S.197–223, hier S. 201.

269 Zum Folgenden vor allem Marguerite Siegrist, »Die Engländer in Davos«, in: Ernst Halter, *Davos*, S. 39–45.

270 Zur Geschichte der russischen Gäste siehe: Petra Bischof, »Russen in Davos – Die russische Kolonie von 1900 bis 1918«, in: Ernst Halter, *Davos*, S. 47–53.

271 Ebd., S. 47.

272 Zitat ebd., S. 50.

273 Ebd., S. 51.

274 Siehe Christine Wolters, *Tuberkulose und Menschenversuche im Nationalsozialismus. Das Netzwerk hinter den Tbc-Experimenten im Konzentrationslager Sachsenhausen*, Stuttgart 2011, S. 30 f. Wirklich effektiv war die Methode wohl nicht. Der Erfolg entsprach in etwa der sogenannten Spontanheilungsrate, siehe Rudolf Ferlinz, »Die Tuberkulose in Deutschland«, S. 37.

275 Hierzu Thomas Sprecher, *Davos im »Zauberberg«*, S. 147.

276 Siehe Marguerite Siegrist, Die Engländer in Davos, S. 40 f.

277 Ebd., S. 41 f.

278 Ebd., S. 42.

279 Zu den prominenten Davos-Besuchern siehe: Artur Brückmann, »Schreiben und Beschriebenwerden«, in: Ernst Halter, *Davos*, S. 54–60, hier S. 55 sowie Sylvelyn Hähner-Rombach, »Künstlerlos und Armenschicksal«, S. 289 f.

280 Siehe Marguerite Siegrist, Die Engländer in Davos, S. 44.

281 Dieses und das Folgende zitiert in Stefan Bodo Würffel, »Zeitkrankheit – Zeitdiagnose«, S. 219.

282 Ebd., S. 221.

283 Zu den Soldaten in Davos siehe Arnulf Moser, »Die Austauschstation Konstanz. Austausch und Internierung von schwerverwundeten Kriegsgefangenen im Ersten Weltkrieg (1915–1920)«, in: *Zeitschrift für die Geschichte des Oberrheins*, Bd. 162/2014, S. 379–401, hier S. 389.

284 Zitiert in Stefan Bodo Würffel, »Mitbewohner des ›Zauberbergs‹. Davoser Sanatoriumsgeschichten vor 1924«, in: Thomas Sprecher, *Auf dem Weg zum »Zauberberg«. Die Davoser Literaturtage 1996*, S. 49–75, hier S. 61 f.

285 Richard Woltereck, *Merkbuch für die deutschen Internierten in der Schweiz*, Bern 1918, S. 56.

286 Zitiert in Bodo Würffel, »Zeitkrankheit – Zeitdiagnose«, S. 63.

287 Siehe Paul Raabe, *Klabund in Davos*, S. 119.

288 Siehe Christof Kübler, Licht und Luft, S. 145 f.

289 Bei Quintus Miller, *Das Sanatorium*, S. 20 f.

290 Zitiert in Unda Hörner, *Hoch oben*, S. 11.

291 Zu diesem Thema Marguerite Siegrist, »Die Davoser Hochschulkurse 1928–1931«, in: Ernst Halter, *Davos*, S. 161–166; außerdem Unda Hörner, *Hoch oben*, S. 43.

292 Hierzu Peter Bollier, »Der Kur- und Fremdenort in schwieriger Zeit 1929–1945«, in: Ernst Halter, *Davos*, S. 167–176, hier S. 167 f.

293 Ebd., S. 175.

294 Zu den architektonischen und funktionellen Veränderungen siehe Unda Hörner, *Hoch oben*, S. 14–17.

295 Siehe Thomas Sprecher, *Davos im »Zauberberg«*, S. 78.

296 Siehe Günther Schwarberg, *Es war einmal ein Zauberberg. Thomas Mann in Davos – Eine Spurensuche*, Göttingen 2001, S. 41, sowie Dietmar Grieser, »Der desinfizierte Zauberberg. Thomas Mann und Davos: Stationen einer Annäherung«, in: *Akzente. Zeitschrift für Literatur*, 22. Jahrgang, München 1975, S. 321–334, hier S. 322 f.

297 Zitiert in Thomas Sprecher, »Davos in der Weltliteratur. Zur Entstehung des ›Zauberbergs‹«, in: derselbe (Hg.), *Das »Zauberberg«-Symposium 1994 in Davos*, Frankfurt/M. 1995, S. 9–42, hier S. 9. Katia Mann wollte diese Memoiren nicht schreiben und hat sie nicht geschrieben. Ihr Sohn Michael Mann hat sie aus den Mitschriften einer Serie von Fernsehinterviews mit Katia Mann zusammengestellt.

298 Dieses und das Folgende zitiert in Thomas Sprecher, *Davos im »Zauberberg«*, S. 26. Clavadel ist ein Ortsteil von Davos.

299 Zitiert in Günther Schwarberg, *Es war einmal ein Zauberberg*, S. 14.

300 Die leitenden Ärzte in den Sanatorien und Heilstätten bezeichneten sich selbst als »Dirigenten«. Siehe Günther Landsteiner und Wolfgang Neurath, »Krankheit als Auszeichnung«, S. 381.

301 Siehe Christian Virchow, »Das Sanatorium als Lebensform«, S. 192 f.

302 Zitiert in Günther Schwarberg, *Es war einmal ein Zauberberg*, S. 108.

303 So Thomas Mann in seinem »Lebensabriss«, zitiert in Günther Schwarberg, *Es war einmal ein Zauberberg*, S. 15.

304 Zu den Sanatoriumsaufenthalten von Thomas Mann siehe vor allem Christian Virchow, »Das Sanatorium als Lebensform«, S. 183–192.

305 Siehe Thomas Sprecher, »Davos in der Weltliteratur«, S. 23.

306 Zu Thomas Mann und der Krankheit Neurasthenie siehe Manfred Dierks, »Krankheit und Tod im frühen Werk Thomas Manns«, in: Thomas Sprecher (Hg.), *Auf dem Weg zum »Zauberberg«. Die Davoser Literaturtage 1996*, S. 11–32, hier S. 12–15.

307 So der Titel des Buches von Joachim Radkau, *Das Zeitalter der Nervosität. Deutschland zwischen Bismarck und Hitler*, München 1998.

308 Tagebucheintrag vom 19. September 1919; zitiert bei Thomas Sprecher, »Davos in der Weltliteratur«, S. 24.

309 Siehe Manfred Dierks, »Krankheit und Tod«, S. 16.

310 Zitate bei Thomas Sprecher, *Davos im »Zauberberg«*, S. 27.

311 Bei Thomas Sprecher, »Davos in der Weltliteratur«, S. 14, S. 23.

312 *Der Zauberberg* erschien in zwei Bänden und einer Auflage von zehntausend Exemplaren im S. Fischer Verlag. Zu Weihnachten 1924 musste Fischer das dreißigste Tausend drucken. Vier Jahre nach seinem Erscheinen, 1928, waren es hunderttausend. Siehe Günter Schwarberg, *Es war einmal ein Zauberberg*, S. 170 f.

313 Ebd., S. 54.

314 Verwendet wurde die Fischer-Taschenbuchausgabe Thomas Mann, *Der Zauberberg. In der Fassung der Großen kommentierten Frankfurter Ausgabe*, Frankfurt / M. 2013, Zitat S. 250.

315 Ebd., S. 276 f.

316 Zum Folgenden vgl. Hans Mayer, »Das bürgerliche Sanatorium. (Die Kranken und ihre Krankheit)«, in: derselbe, *Thomas Mann*, Frankfurt / M. 1980, S. 132–146, hier S. 134 f.

317 Thomas Mann, *Der Zauberberg*, S. 449.

318 Ebd., S. 925.

319 Zur Deutung des »Zauberbergs« unter dem Gesichtspunkt romantischer Schwindsuchtmotive siehe Katrin Max, *Liegekur und Bakterienrausch*, S. 129–163 und Brigitta Schader, *Schwindsucht*, S. 127–156.

320 Thomas Mann, *Der Zauberberg*, S. 74.

321 Ebd., S. 278.

322 Ebd., S. 360.

323 Ebd., S. 63.

324 Ebd., S. 821.

325 Ebd., S. 120.

326 Ebd., S. 545.

327 Ebd., S. 154.

328 Ebd., S. 473.

329 Ebd., S. 651.

330 Ebd., S. 70.

331 Ebd., S. 551.

332 Ebd., S. 149.

333 Ebd., S. 642.

334 Ebd., S. 413.

335 Ebd., S. 632 f.

336 Ebd., S. 654.

337 Ebd., S. 1034.

338 Ebd., S. 1075.

339 So Thomas Mann schon in einem Brief aus dem Jahr 1913, zitiert bei Günther Schwarberg, *Es war einmal ein Zauberberg*, S. 178.

340 Zur Krise des Bürgertums siehe vor allem Lothar Gall, *Bürgertum in Deutschland*, Berlin 1996, S. 443–465.

341 Zu den Angestellten siehe Gunilla Budde, *Blütezeit des Bürgertums. Bürgerlichkeit im 19. Jahrhundert*, Darmstadt 2009, S. 103–107.

342 Ebd., S. 92.

343 Zitiert in Katrin Max, *Liegekur und Bakterienrausch*, S. 130.

344 Zitiert in Stefan Bodo Würffel, »Zeitkrankheit – Zeitdiagnose«, S. 212.

345 Hans Mayer, »Das bürgerliche Sanatorium«, S. 146.

TEIL III: KRANKHEIT DER PROLETARIER

1 Siehe Sylvelyn Hähner-Rombach, *Sozialgeschichte der Tuberkulose*, S. 32 f.

2 Zum Folgenden Stefan Winkle, *Geißeln der Menschheit*, S. 128–130.

3 Ebd., S. 128.

4 Siehe Jürgen Voigt, »Zur Sozialgeschichte der Tuberkulose«, S. 54.

5 Friedrich Lenger, *Metropolen der Moderne*, S. 98.

6 Siehe Hermann Glaser, *Industriekultur und Alltagsleben. Vom Biedermeier zur Postmoderne*, Frankfurt/M. 1994, S. 83.

7 Hierzu Klaus Strohmeyer, »›Der Kumpel liebt Berlin nicht …‹. Metropole und Industrielandschaft«; in: August Nitschke, Gerhard A. Ritter u. a. (Hg.), *Jahrhundertwende. Der Aufbruch in die Moderne 1880–1930*, Band 1; Reinbek bei Hamburg 1990, S. 25–55, hier S. 33 f. zur Entwicklung Berlins zur Metropole außerdem David Clay Large, *Berlin. Biographie einer Stadt*, München 2002, S. 12, S. 21, S. 28.

8 Zur Wohnungssituation der Proletarier siehe Adelheid von Saldern, »›Daheim an meinem Herd …‹. Die Kultur des Wohnens«, in: August Nitschke u. a. (Hg.), *Jahrhundertwende*, Bd. 2, S. 34–42.

9 Klaus Strohmeyer, »›Der Kumpel liebt Berlin nicht …‹«, S. 49.

10 Siehe Thomas Nipperdey, *Deutsche Geschichte 1866–1918. Bd. 1. Arbeitswelt und Bürgergeist*, München 1998, S. 147.

11 Siehe Friedrich Lenger, *Metropolen der Moderne*, S. 124.

12 Siehe Hermann Glaser, *Industriekultur*, S. 85.

13 Thomas Nipperdey, *Deutsche Geschichte 1866–1918*, S. 142.

14 Adelheid von Saldern, »›Daheim an meinem Herd …‹«, S. 38.

15 Friedrich Lenger, *Metropolen der Moderne*, S. 126.

16 Thomas Nipperdey, *Deutsche Geschichte 1866–1918*, S. 144.

17 Zitiert in Hermann Glaser, *Industriekultur*, S. 87.

18 Siehe Ulrike Moser, »Berlin, 1908: Gesichter der Großstadt«, in: *GEO Epoche: Deutschland um 1900. Von Bismarck bis Wilhelm II.: Aufstieg und Fall des Kaiserreichs*, Heft 12/2004, S. 154–167, hier S. 160.

19 Thomas Nipperdey, *Deutsche Geschichte 1866–1918*, S. 145.

20 Siehe Ute Frevert, *Krankheit als politisches Problem 1770–1880. Soziale Unterschichten in Preußen zwischen medizinischer Polizei und staatlicher Sozialversicherung*, Göttingen 1984, S. 125 f. Zitat S. 126.

21 Ute Frevert, »›Fürsorgliche Belagerung‹: Hygienebewegung und Arbeiterfrauen im 19. und frühen 20. Jahrhundert«, in: *Geschichte und Gesellschaft. Zeitschrift für Historische Sozialwissenschaft*, 1985, S. 420–446, hier S. 424.

22 So der Titel eines Buches des Historikers Reinhard Spree, *Soziale Ungleichheit vor Krankheit und Tod. Zur Sozialgeschichte des Gesundheitsbereichs im Deutschen Kaiserreich*, Göttingen 1981.

23 Siehe Ute Frevert, *Krankheit als politisches Problem*, S. 224.

24 Siehe Manfred Vasold, *Pest, Not und schwere Plagen*, S. 244.

25 Ute Frevert, *Krankheit als politisches Problem*, S. 126 f.

26 Siehe Elisabeth Dietrich-Daum, *Die »Wiener Krankheit«*, S. 16, außerdem Manfred Vasold, *Pest, Not und schwere Plagen*, S. 207.

27 Siehe Elisabeth Dietrich-Daum, *Die »Wiener Krankheit«*, S. 27.

28 Siehe Günther Landsteiner und Wolfgang Neurath, »Krankheit als Auszeichnung«, S. 360.

29 Siehe Beat Rüttimann, »Die Lungentuberkulose im Zauberberg«, S. 99.

30 Vgl. Sylvelyn Hähner-Rombach, *Sozialgeschichte der Tuberkulose*, S. 43.

31 Siehe Thomas Nipperdey, *Deutsche Geschichte 1866–1918*, S. 13, außerdem Dirk Blasius, »Tuberkulose: Signalkrankheit«, S. 323.

32 Flurin Condrau, *Lungenheilanstalt und Patientenschicksal*, S. 40.

33 Siehe Felix Suter, »Davos als Tuberkulose-Kurort«, S. 34.

34 Zur Darstellung von Elend und Armut in der Kunst siehe Carmen Flum, *Armeleutemalerei. Darstellungen der Armut im deutschsprachigen Raum 1830–1914*, Merzhausen 2013.

35 Zitiert in Stefan Winkle, *Geißeln der Menschheit*, S. 1225, Fußnote 155.

36 Siehe Carmen Flum, *Armeleutemalerei*, S. 13.

37 Ebd., S. 185.

38 Zitiert in Franz Herre, *Jahrhundertwende 1900*, S. 45.

39 Zitiert in Ute Frevert, »Der Künstler«, S. 321.

40 Siehe Carmen Flum, *Armeleutemalerei*, S. 197.

41 Siehe Sylvelyn Hähner-Rombach, »Künstlerlos und Armenschicksal«, S. 283.

42 Zu Heinrich Zille siehe vor allem Ulrike Moser, Berlin, »Berlin 1908: Gesichter der Großstadt«, S. 154–167; außerdem Nicole Bröhan, *Heinrich Zille. Eine Biographie*, Berlin 2014 sowie Michael Freitag, »Zille und die Secession«, in: Matthias Flügge und Hans Joachim Neyer, *Heinrich Zille. Zeichner der Großstadt* (Ausstellungskatalog), Dresden 1997, S. 21–34.

43 Zitiert in Ulrike Moser, »Berlin 1908: Gesichter der Großstadt«, S. 159.

44 »S' dunkle Berlin« ist Titel einer Radierung von Zille aus dem Jahr 1898.

45 Vgl. Michael Freitag, »Zille und die Secession«, S. 25.

46 Zitiert in Nicole Bröhan, *Heinrich Zille*, S. 13.

47 Ebd., S. 63

48 Ebd., S. 142.

49 Siehe Ute Daniel, »Der unaufhaltsame Aufstieg des sauberen Individuums. Seifen und Waschmittelwerbung im historischen Kontext«, in: Imbke Behnken (Hg.), *Stadtgesellschaft und Kindheit im Prozeß der Zivilisation. Konfigurationen städtischer Lebensweise zu Beginn des 20. Jahrhunderts*, Opladen 1990, S. 43–60, hier S. 44.

50 Zum Folgenden Franz-Josef Brüggemeier, »Auf Kosten der Natur. Zu einer Geschichte der Umwelt 1880–1930«, in: August Nitschke, Gerhard Ritter u. a. (Hg.), *Jahrhundertwende*, Bd. 1, S. 75–91, hier S. 79 f.

51 David Clay Large, *Berlin*, S. 38.

52 Siehe Jürgen Reulecke, »Die Politik der Hygienisierung. Wandlungen im Bereich der kommunalen Daseinsvorsorge als Element fortschreitender Urbanisierung«, in: Imbke Behnken (Hg.), *Stadtgesellschaft und Kindheit*, S. 13–25, hier S. 22.

53 Siehe Jan Tabor, »An dieser Blume gehst du zugrunde. Bleich, purpurrot, weiß – Krankheit als Inspiration«, in: Hubert Ch. Ehalt, Gernot Heiß u. a. (Hg.), *Glücklich ist, wer vergißt ...? Das andere Wien um 1900*, Wien, Köln, Graz 1986, S. 215–243, hier S. 236.

54 Zur Cholera siehe Adelheid Gräfin zu Castell Rüdenhausen, »Die ›gewonnenen Jahre‹. Lebensverlängerung und soziale Hygiene. Die Hamburger Cholera-Epidemie von 1892«, in: August Nitschke, Gerhard Ritter u. a. (Hg.), *Jahrhundertwende*, Bd. 1, S. 147–175, hier S. 147–149; außerdem Alfons Labisch, *Homo Hygienicus*, S. 114 f.

55 Siehe Ute Frevert, *Krankheit als politisches Problem*, S. 130.

56 Karl-Heinz Leven, *Die Geschichte der Infektionskrankheiten*, S. 111.

57 Vgl. Jürgen Reulecke, »Die Politik der Hygienisierung«, S. 18 f.

58 Siehe Ute Frevert, *Krankheit als politisches Problem*, S. 135.

59 Vgl. Ute Daniel, »Der unaufhaltsame Aufstieg«, S. 45.

60 Ebd., S. 48.

61 Siehe Stefan Fisch, »Die zweifache Intervention der Städte. Stadtplanerische Zukunftsgestaltung und Kontrolle der Wohnverhältnisse um 1900«, in: Jürgen Reulecke und Adelheid Gräfin zu Castell Rüdenhausen, *Stadt und Gesundheit. Zum Wandel von »Volksgesundheit« und kommunaler Gesundheitspolitik im 19. und frühen 20. Jahrhundert*, Stuttgart 1991, S. 91–104, hier S. 100.

62 Siehe Jürgen Reulecke, »Die Politik der Hygienisierung«, S. 20.

63 Grundsätzlich zur Durchdringung von Körperlichkeit, Reinlichkeit, Moral und Gesundheit siehe Ulrike Döcker, *Die Ordnung der bürgerlichen Welt. Verhaltensideale und soziale Praktiken im 19. Jahrhundert*, Frankfurt/M., New York 1994, S. 77–119; Alfons Labisch, *Homo Hygienicus*, S. 96–123, hier auch S. 98.

64 Siehe Ute Frevert, »Fürsorgliche Belagerung«, S. 420–446, hier S. 422.
65 Vgl. Thomas Nipperdey, *Deutsche Geschichte 1866–1918*, S. 155.
66 Zitiert in Alfons Labisch, *Homo Hygienicus*, S. 103.
67 Siehe Ute Frevert, *Krankheit als politisches Problem*, S. 232.
68 Siehe Ulrike Döcker, *Die Ordnung der bürgerlichen Welt*, S. 110.
69 Siehe Ute Daniel, »Der unaufhaltsame Aufstieg«, S. 45 f.
70 Vgl. Thomas Anz, *Gesund oder krank? Medizin, Moral und Ästhetik in der deutschen Gegenwartsliteratur*, Stuttgart 1989, S. 27.
71 Siehe Ulrike Döcker, *Die Ordnung der bürgerlichen Welt*, S. 106.
72 Ebd., S. 105.
73 Ebd., S. 118.
74 Zur Erziehung der Arbeiter, insbesondere der Arbeiterfrauen, zu Sauberkeit und Hygiene siehe vor allem Ute Frevert, »Fürsorgliche Belagerung«, S. 420–446.
75 Ebd., S. 421.
76 Siehe Ute Daniel, »Der unaufhaltsame Aufstieg«, S. 46.
77 Siehe Ute Frevert, »Fürsorgliche Belagerung«, S. 424 f.
78 Siehe Adelheid Gräfin zu Castell Rüdenhausen, »Die ›gewonnenen Jahre‹«, in: August Nitschke u. a. (Hg.), *Jahrhundertwende*, Bd. 1, S. 147–175, hier S. 164.
79 Siehe Ute Frevert, *Krankheit als politisches Problem*, S. 138–141 und Alfons Labisch, *Homo Hygienicus*, S. 113.
80 Zitiert in Ute Frevert, *Krankheit als politisches Problem*, S. 136.
81 Ebd., S. 139.
82 Siehe Gerde Göckenjan, »Über den Schmutz. Überlegungen zur Konzeptionierung von Gesundheitsgefahren«, in: Jürgen Reulecke und Adelheid Gräfin zu Castell Rüdenhausen, *Stadt und Gesundheit*, S. 115–128, hier S. 116.
83 Hierzu Alfons Labisch, *Homo Hygienicus*, S. 112.
84 Siehe Ute Frevert, »Fürsorgliche Belagerung«, S. 425.
85 Ebd., S. 425.
86 Siehe David Clay Large, *Berlin*, S. 112.
87 Siehe Ute Frevert, »Fürsorgliche Belagerung«, S. 421 und S. 429.
88 Siehe Gunilla Budde, *Blütezeit*, S. 103.
89 Ebd., S. 424 und 426.
90 Siehe Ute Frevert, *Krankheit als politisches Problem*, S. 127.
91 Siehe Alfons Labisch, *Homo Hygienicus*, S. 300.
92 Siehe Jürgen Reulecke, »Gesundtheitsfür- und -vorsorge in den deutschen Städten seit dem 19. Jahrhundert«, in: Dittmar Maschule, Olaf Mischer u. a. (Hg.), *Macht Stadt krank? Vom Umgang mit Gesundheit und Krankheit*, Hamburg 1996, S. 70–83, hier S. 75.
93 Siehe Alfons Labisch, *Homo Hygienicus*, S. 169.
94 Zitiert in Ingeborg Langerbeins, *Lungenheilanstalten*, S. 22.
95 Siehe Flurin Condrau, *Lungenheilanstalt und Patientenschicksal*, S. 121.
96 Zitiert in Rolf Winau, »Der verbesserte Mensch«, S. 293.
97 Zitiert in Barbara Elkeles, »Robert Koch«, S. 260.
98 Dieses und das Folgende zitiert in Thomas Gorsboth und Bernd Wagner, »Die Unmöglichkeit der Therapie«, S. 130 f.
99 Siehe Barbara Elkeles, »Der ›Tuberkulinrausch‹ von 1890«, in: *Deutsche medizinische Wochenschrift* (DMW) 1990, Heft 115, S. 1729–1732, hier S. 1729. Zum Thema Tuberkulin außerdem Christoph Gradmann, *Krankheit im Labor. Robert Koch und die Medizinische Bakteriologie*, Göttingen 2005, S. 184–229 sowie Thomas Gorsboth und Bernd Wagner, »Die Unmöglichkeit der Therapie«, S. 123–146.
100 Bei Thomas Gorsboth und Bernd Wagner, »Die Unmöglichkeit der Therapie«, S. 131.
101 Vgl. Christoph Gradmann, *Krankheit im Labor*, S. 151.
102 So bezeichnet Barbara Elkeles die beispiellose Euphorie.
103 Siehe Brigitta Schader, *Schwindsucht*, S. 48.
104 Zitiert in Christoph Gradmann, *Krankheit im Labor*, S. 189.
105 Vgl. Thomas Gorsboth und Bernd Wagner, »Die Unmöglichkeit der Therapie«, S. 131.

106 Siehe Christoph Gradmann, *Krankheit im Labor*, S. 189.

107 Ebd., S. 189 f.

108 Ebd., S. 190.

109 Ebd., S. 191 f.

110 Siehe Karl-Heinz Leven, *Die Geschichte der Infektionskrankheiten*, S. 121.

111 Ebd., S. 122.

112 Zitiert in Sylvelyn Hähner-Rombach, »Künstlerlos und Armenschicksal«, S. 292.

113 Siehe Barbara Elkeles, »Der ›Tuberkulinrausch‹«, S. 1730.

114 Ebd., S. 1730.

115 Menschenversuche waren im 19. Jahrhundert übliche Praxis in der medizinischen Forschung. Versuchspersonen waren Diener, Soldaten, soziale Randgruppen wie Waisenkinder, Prostituierte oder Strafgefangene. Aufklärung und Einverständnis der Probanden fehlten. Erst im ersten Drittel des 20. Jahrhunderts begannen die Forscher umzudenken und das Thema Aufklärung und Einwilligung von Patienten zu diskutieren. 1931 veröffentlichte das Reichsinnenministerium »Richtlinien«, die das Selbstbestimmungsrecht von Patienten stärkten. Die Richtlinien gingen in ihrem Schutz der Patienten sogar über den Nürnberger Kodex von 1947 hinaus. Damit besaß Deutschland Anfang der Dreißigerjahre den fortschrittlichsten ethischen Kodex zur Regelung von Menschenversuchen. Siehe Karl-Heinz Leven, *Geschichte der Medizin*, S. 101–105; derselbe, *Die Geschichte der Infektionskrankheiten*, S. 137 und Christine Wolters, *Tuberkulose und Menschenversuche*, S. 202 f.

116 Siehe Christoph Gradmann, *Krankheit im Labor*, S. 198.

117 Zitiert in Stefan Winkle, *Geißeln der Menscheit*, S. 143.

118 Siehe Christoph Gradmann, *Krankheit im Labor*, S. 203.

119 Das Tuberkulin sollte sich allerdings als Mittel der Diagnose bewähren. Injizierte man die Flüssigkeit in die Haut, bildete sich, bei einem positiven Ergebnis, nach zwei bis drei Tagen eine tastbare Verhärtung. Das bedeutete allerdings nur, dass der Untersuchte möglicherweise Kontakt mit Tuberkuloseerregern hatte, nicht aber dass er tatsächlich erkrankt war. Siehe DZK, *Was man über Tuberkulose wissen sollte*, S. 13.

120 Zitiert in Flurin Condrau, *Lungenheilanstalt und Patientenschicksal*, S. 122.

121 Zitiert in Sylvelyn Hähner-Rombach, *Sozialgeschichte der Tuberkulose*, S. 162.

122 Ebd., S. 161.

123 Siehe Flurin Condrau, *Lungenheilanstalt und Patientenschicksal*, S. 86, S. 278.

124 Siehe Sylvelyn Hähner-Rombach, *Sozialgeschichte der Tuberkulose*, S. 164.

125 Siehe Ingeborg Langerbeins, *Lungenheilanstalten*, S. 85.

126 Siehe Flurin Condrau, *Lungenheilanstalt und Patientenschicksal*, S. 179.

127 Siehe Sylvelyn Hähner-Rombach, *Sozialgeschichte der Tuberkulose*, S. 162.

128 Siehe Thomas Gorsboth und Bernd Wagner, »Die Unmöglichkeit der Therapie«, S. 136.

129 Flurin Condrau, *Lungenheilanstalt und Patientenschicksal*, S. 210.

130 Siehe Flurin Condrau, »Tuberkulose und Geschlecht: Heilbehandlungen für Lungenkranke zwischen 1890 und 1914«, in: Christoph Meinel und Monika Renneberg, *Geschlechterverhältnisse in Medizin, Naturwisenschaft und Technik*, Bassum 1996, S. 159–169; hier S. 162. Condrau zeigt auch, dass die kranken Männer im Hinblick auf Essen, Pflege und Personalausstattung sehr viel besser versorgt waren. Ebd., S. 167.

131 Flurin Condrau, *Lungenheilanstalt und Patientenschicksal*, S. 173 f.

132 Siehe den Nachdruck der 1905 erschienenen Autobiografie von Moritz Theodor William Bromme, *Lebensgeschichte eines modernen Fabrikarbeiters*, Berlin 2014, S. 220.

133 Ebd., S. 222.

134 Zitiert in Flurin Condrau, *Lungenheilanstalt und Patientenschicksal*, S. 126.

135 Ebd., S. 127.

136 Moritz Bromme, *Lebensgeschichte*, S. 226.

137 Ebd., S. 227.

138 Siehe Alfons Labisch, *Homo Hygienicus*, S. 186; Sylvelyn Hähner-Rombach, *Sozialgeschichte der Tuberkulose*, S. 335.

139 Moritz Bromme, *Lebensgeschichte*, S. 226.

140 Zum Folgenden Sylvelyn Hähner-Rombach, *Sozialgeschichte der Tuberkulose*, S. 319 f.

141 Zitat ebd., S. 323.

142 Ebd., S. 331.

143 Moritz Bromme, *Lebensgeschichte*, S. 230.

144 Siehe Sylvelyn Hähner-Rombach, *Sozialgeschichte der Tuberkulose*, S. 327.

145 Ebd., S. 317.

146 Zur Kritik an den Heilstätten siehe Flurin Condrau, *Lungenheilanstalt und Patientenschicksal*, S. 143 f.

147 Zitat ebd., S. 143. Um zu beweisen, dass die Klimatherapie unwirksam ist, schickte George Cornet sogar drei infizierte Meerschweinchen nach Davos. Siehe Christoph Gradmann, *Krankheit im Labor*, S. 139.

148 Flurin Condrau, *Lungenheilanstalt und Patientenschicksal*, S. 257 f.

149 Siehe Thomas Gorsboth und Bernd Wagner, »Die Unmöglichkeit der Therapie«, S. 141.

150 Zitiert in Sylvelyn Hähner-Rombach, *Sozialgeschichte der Tuberkulose*, S. 334.

151 Zitiert in Thomas Gorsboth und Bernd Wagner, »Die Unmöglichkeit der Therapie«, S. 140.

152 Zitiert in Elisabeth Dietrich-Daum, *Die »Wiener Krankheit«*, S. 214, Fußnote 122.

153 Siehe Flurin Condrau, *Lungenheilanstalt und Patientenschicksal*, S. 144.

154 Zitiert in Ingeborg Langerbeins, *Lungenheilanstalten*, S. 41.

155 Siehe Flurin Condrau, *Lungenheilanstalt und Patientenschicksal*, S. 226.

156 Die Auswertung der Statistik findet sich ebendort, S. 148.

157 Moritz Bromme, *Lebensgeschichte*, S. 244.

158 Flurin Condrau, *Lungenheilanstalt und Patientenschicksal*, S. 148.

159 Ebd., S. 280.

160 Ebd., S. 158, 162.

161 Ebd., S. 154 f, S. 277.

162 Zitiert in Thomas Gosborth und Bernd Wagner, »Die Unmöglichkeit der Therapie«, S. 140.

163 Zitat ebd., S. 138.

164 Moritz Bromme, *Lebensgeschichte*, S. 232 f.

165 Zitiert nach Beat Rüttimann, »Die Lungentuberkulose im Zauberberg«, S. 104

166 Siehe hierzu Elisabeth Dietrich-Daum, *Die »Wiener Krankheit«*, S. 86 sowie Flurin Condrau, *Lungenheilanstalt und Patientenschicksal*, S. 156.

167 Zitat in Flurin Condrau, *Lungenheilanstalt und Patientenschicksal*, S. 156.

168 Zum Spucken siehe Elisabeth Dietrich-Daum, *Die »Wiener Krankheit«*, S. 87.

169 Vgl. Sylvelyn Hähner-Rombach, *Sozialgeschichte der Tuberkulose*, S. 223 und Gerd Göckenjan, »Über den Schmutz. Überlegungen zur Konzeptionierung von Gesundheitsgefahren«, in: Jürgen Reulecke und Adelheid Gräfin zu Castell Rüdenhausen, *Stadt und Gesundheit*, S. 115–128, hier S. 124.

170 Siehe Sylvelyn Hähner-Rombach, *Sozialgeschichte der Tuberkulose*, S. 223 f.

171 Zitiert in Gerd Göckenjan, »Über den Schmutz«, S. 125 f.

172 Zitiert in Sylvelyn Hähner-Rombach, *Sozialgeschichte der Tuberkulose*, S. 336.

173 Siehe Gerd Göckenjan, »Über den Schmutz«, S. 122.

174 Ebenda, S. 125.

175 Siehe zum Folgenden den grundlegenden Aufsatz von Thomas Anz, »Der schöne und der häßliche Tod«, S. 409–432, hier S. 413 und 420.

176 Zitat ebd., S. 414.

177 Ebd., S. 421 f.

178 Zitat ebd., S. 422.

179 Zu Schnitzlers Novelle siehe Brigitta Schader, *Schwindsucht*, S. 46–106 sowie Hee-Ju Kim, »Nachwort«, in: Arthur Schnitzler, *Sterben. Novelle*, Stuttgart 2014, S. 117–139.

180 Zitiert in Hee-Ju Kim, »Nachwort«, S. 117.

181 Zitiert in Brigitta Schader, *Schwindsucht*, S. 57.

182 Zu Meran als Kurort der jüdischen Gesellschaft siehe Elisabeth Dietrich-Daum, *Die »Wiener Krankheit«*, S. 39 und S. 228–230.

183 Zitiert in Brigitta Schader, *Schwindsucht*, S. 58.

184 Ebd., S. 72.

185 Verwendet wurde die Reclam-Ausgabe von Arthur Schnitzler, *Sterben. Novelle*, Hee-Ju Kim (Hg.), Stuttgart 2014, hier S. 9.

186 Arthur Schnitzler, *Sterben*, S. 13.
187 Ebd., S. 20.
188 Ebd., S. 28.
189 Ebd., S. 31.
190 Ebd., S. 32.
191 Ebd., S. 37.
192 Siehe Brigitta Schader, *Schwindsucht*, S. 72 f.
193 Vgl. Joachim Pfeiffer, *Tod und Erzählen. Wege der literarischen Moderne um 1900*, Tübingen 1997, S. 148 f.
194 Ebd., S. 151.
195 Arthur Schnitzler, *Sterben*, S. 38.
196 Ebd., S. 40.
197 Ebd., S. 55.
198 Siehe Brigitta Schader, *Schwindsucht*, S. 80.
199 Ebd., S. 101.
200 Ebd., S. 102 f.
201 Ebd., S. 106.
202 Siehe Brigitta Schader, *Schwindsucht*, S. 63.
203 Arthur Schnitzler, *Sterben*, S. 108.
204 Vgl. Joachim Pfeiffer, *Tod und Erzählen*, S. 151.
205 So die Lyrikerin und Essayistin Margarete Susmann 1918, Zitiert in Thomas Anz, *Literatur des Expressionismus*, Stuttgart 2010, S. 166.
206 Ebd., S. 170.
207 Zu Klabund siehe vor allem Matthias Wegner, *Klabund und Carola Neher. Eine Geschichte von Liebe und Tod*, Reinbek bei Hamburg, 1998. Zahlreiche Werk- und Briefzitate sind außerdem dem sorgsam edierten und kommentierten Quellenband von Paul Raabe, *Klabund in Davos. Texte, Bilder, Dokumente*, Zürich 1990 entnommen. Siehe außerdem das Kapitel »Klabund. Ein kerngesunder Moribunder«, in: Unda Hörner, *Hoch oben*, S. 97–120.
208 Siehe Matthias Wegner, *Klabund*, S. 65.
209 Zitat ebd., S. 33.
210 Zitat ebd., S. 37.
211 Zitat ebd., S. 46.
212 Zitat ebd., S. 32.
213 Zitat ebd., S. 57.
214 Siehe Paul Raabe, *Klabund in Davos*, S. 41.
215 Ebd., S. 50.
216 Ebd., S. 70 f.
217 Ebd., S. 23.
218 Ebd., S. 20.
219 Bei Unda Hörner, *Hoch oben*, S. 101.
220 Zitiert in Matthias Wegner, *Klabund*, S. 49 f.
221 Siehe Stefan Bodo Würffel, »Mitbewohner des ›Zauberbergs‹«, S. 63.
222 Siehe Paul Raabe, *Klabund in Davos*, S. 121.
223 Ebd., S. 125.
224 Zitiert in Unda Hörner, *Hoch oben*, S. 113.
225 Ebd., S. 113.
226 Zitiert in Matthias Wegner, Klabund, S. 85.
227 Zitat ebd., S. 89.
228 Siehe Paul Raabe, *Klabund in Davos*, S. 184.
229 Ebd., S. 189.
230 Ebd., S. 190.
231 Ebd., S. 193 f.
232 Zitiert in Matthias Wegner, *Klabund*, S. 150.
233 Bei Paul Raabe, *Klabund in Davos*, S. 203.

234 Traurig ist auch das Schicksal von Carola Neher. Nach dem Tod von Klabund setzte sie zunächst ihre Karriere fort, spielte etwa mit gewaltigem Erfolg die Polly in Bertolt Brechts *Dreigroschenoper*. Schließlich heiratete sie den Ingenieur Anatol Becker, einen begeisterten Anhänger des Sowjetkommunismus. Mit ihm emigrierte sie 1933 nach Moskau. Das Land der Hoffnung wurde für sie wie für viele andere Emigranten zur Falle. Anatol Becker wurde 1936 verhaftet und bald danach erschossen. Auch Carola Neher wurde, unter dem Vorwand der Spionage, festgenommen. Ihr in Russland geborener Sohn wurde ihr weggenommen und wuchs in verschiedenen Waisenhäusern auf. Carola Neher wurde zu zehn Jahren Arbeitslager verurteilt. Sie gehörte zu den beinahe vier Millionen Menschen, die zwischen 1930 und 1953 wegen »konterrevolutionärer Umtriebe« verurteilt wurden. Sie starb am 26. Juni 1942 im Lager Sol-Ilezk bei Orenburg an der Grenze zu Kasachstan an Typhus. Siehe hierzu Paul Raabe, *Klabund in Davos*, S. 218 f., Matthias Wegner, *Klabund*, S. 168–181, außerdem Günter Schwarberg, *Es war einmal ein Zauberberg*, S. 188.

235 Zitiert in Matthias Wegner, *Klabund*, S. 157.

236 Ebd., S. 144.

237 Zitiert in Uwe M. Schneede, *Edvard Munch. Das kranke Kind. Arbeit an der Erinnerung*, Frankfurt/M. 1984, S. 9.

238 Zur Geschichte und Interpretation des Werkes vor allem das großartige Buch von Uwe M. Schneede, *Edvard Munch. Das kranke Kind*. Zu Munchs Biografie Matthias Arnold, *Edvard Munch mit Selbstzeugnissen und Bilddokumenten*, Reinbek bei Hamburg 1986; Reinhold Heller, *Edvard Munch. Leben und Werk*, München 1993 sowie die Texte von Arne Eggum im Ausstellungskatalog der Kunsthalle Bielefeld, *Edvard Munch. Liebe – Angst – Tod. Themen und Variationen. Zeichnungen und Graphiken aus dem Munch-Museum Oslo*, Bielefeld 1980.

239 Siehe Matthias Arnold, *Edvard Munch*, S. 26.

240 Zur Bildbeschreibung siehe Uwe M. Schneede, *Edvard Munch. Das kranke Kind*, S. 24–29.

241 Ebd., S. 29.

242 Zitiert in Reinhold Heller, *Edvard Munch*, S. 14.

243 Zitiert in Matthias Arnold, *Edvard Munch*, S. 10.

244 Zitiert in Reinhold Heller, *Edvard Munch*, S. 14.

245 Zitiert nach Matthias Arnold, *Edvard Munch*, S. 15.

246 Zitat ebd., S. 16.

247 Siehe Uwe M. Schneede, *Edvard Munch. Das kranke Kind*, S. 12.

248 Zitiert in Reinhold Heller, *Edvard Munch*, S. 28.

249 Ebd., S. 29.

250 Zitiert in Arne Eggum, *Edvard Munch. Liebe – Angst – Tod*, S. 338.

251 Zitiert in Uwe M. Schneede, *Edvard Munch. Das kranke Kind*, S. 10.

252 Zur Machart des Bildes siehe ebd., S. 33–42.

253 Zu diesem Bild siehe Matthias Arnold, *Edvard Munch*, S. 52. Zum selben Werk und dem Bild *Am Totenbett* außerdem Arne Eggum, *Edvard Munch. Liebe – Angst – Tod*, S. 209 und 225.

254 Zu den Variationen des Bildes siehe Uwe M. Schneede, *Edvard Munch. Das kranke Kind*, S. 52–65.

255 Ebd., S. 62.

256 Siehe Matthias Arnold, *Edvard Munch*, S. 24.

257 Nach Uwe M. Schneede, *Edvard Munch. Das kranke Kind*, S. 42.

258 Siehe Uwe M. Schneede, *Die Geschichte der Kunst im 20. Jahrhundert. Von den Avantgarden bis zur Gegenwart*, München 2001, S. 7.

259 Zitiert in Matthias Arnold, *Edvard Munch*, S. 22.

260 Zitiert in Uwe M. Schneede, *Die Geschichte der Kunst*, S. 16.

261 Bei Uwe M. Schneede, *Edvard Munch. Das kranke Kind*, S. 69.

262 Siehe Reinhold Heller, *Edvard Munch*, S. 61 f.

263 Bei Uwe M. Schneede, *Edvard Munch. Das kranke Kind*, S. 67.

264 Siehe Reinhold Heller, *Edvard Munch*, S. 64.

265 Zitiert in Uwe M. Schneede, *Die Geschichte der Kunst*, S. 17.

266 Siehe Tobias G. Natter (Hg.), *Oskar Kokoschka. Das moderne Bildnis 1909 bis 1914*, Köln 2002, Bildbeschreibung des *Conte Verona, 1910*, S. 126.

267 Oskar Kokoschka, *Mein Leben*, München 1971, S. 96.

268 Siehe Elana Shapira, »Die Pioniere: Loos, Kokoschka und ihre gemeinsamen Auftraggeber«, in: Tobias G. Natter (Hg.), *Oskar Kokoschka*, S. 51–60, hier S. 54 f.

269 Zu Adolf Loos siehe ebd., S. 51–60.

270 Zitat ebd., S. 52.

271 Zitat ebd., S. 51.

272 Siehe Oskar Kokoschka, *Mein Leben*, S. 72.

273 Zur Gestaltung der Hände siehe Patrick Werkner, »Gestik in den frühen Bildnissen Oskar Kokoschkas«, in: Tobias G. Natter (Hg.), *Oskar Kokoschka*, S. 30–35; außerdem im selben Band Uwe M. Schneede, »Ähnlicher als man ist. Bildnisse der Moderne«, S. 12–18, hier S. 17.

274 Siehe Heinz Spielmann, *Oskar Kokoschka. Leben und Werk*, Köln 2003, S. 90.

275 Siehe Patrick Werkner, »Gestik«, S. 33.

276 Siehe hierzu Tobias G. Natter, »›Charakterbildnisse, nicht Gesichtsbildnisse‹. Zu Kokoschkas frühen Porträts«, in: derselbe (Hg.), *Oskar Kokoschka*, S. 88–97, hier S. 90 f.

277 Ebd., S. 91.

278 Oskar Kokoschka, *Mein Leben*, S. 72.

279 Zitiert in Tobias G. Natter, »Charakterbildnisse«, S. 92.

280 Oskar Kokoschka, *Mein Leben*, S. 72.

281 Zitiert in Uwe M. Schneede, »Ähnlicher als man ist«, S. 18.

282 Bei Tobias G. Natter, »Charakterbildnisse«, S. 93.

283 Zitiert in Uwe M. Schneede, »Ähnlicher als man ist«, S. 17.

284 Zitiert in Tobias G. Natter, »Charakterbildnisse«, S. 94.

285 Siehe Claude Cernuschi, »Anatomisches Sezieren und religiöse Identifikation. Eine Wittgensteinsche Antwort auf Oskar Kokoschkas Alternativparadigmen zur Wahrheit in seinen vor dem Ersten Weltkrieg entstandenen Selbstporträts«, in: Tobias G. Natter (Hg.), *Oskar Kokoschka*, S. 43–50, hier S. 43.

286 Siehe Uwe M. Schneede, »Ähnlicher als man ist«, S. 17.

287 Dieses und die folgenden Zitate siehe Uwe M. Schneede, »Ähnlicher als man ist«, S. 17.

288 Siehe Tobias G. Natter, »Charakterbildnisse«, S. 88.

289 Zu Kokoschkas Reise in die Schweiz siehe Heinz Spielmann, *Oskar Kokoschka*, S. 92–96.

290 Zu Bessie Bruce siehe Tobias G. Natter (Hg.), *Oskar Kokoschka*, Bildbeschreibung *Bessie Bruce, 1910*, S. 124.

291 Zitat ebd., S. 124.

292 Oskar Kokoschka, *Mein Leben*, S. 96.

293 Ebd., S. 95.

294 Ebd.

295 Zum Portrait der Bessie Bruce siehe Tobias G. Natter (Hg.), *Oskar Kokoschka*, Bildbeschreibung *Bessie Bruce, 1910*, S. 124; außerdem Heinz Spielmann, *Oskar Kokoschka*, S. 93. Bessie Bruce wurde trotz zahlreicher weiterer Kuren nicht gesund. Sie starb 1921 an den Folgen der Schwindsucht.

296 Zum Conte Verona siehe Patrick Werkner, »Gestik«, S. 33, außerdem Tobias G. Natter (Hg.), *Oskar Kokoschka*, Bildbeschreibung *Conte Verona, 1910*, S. 126.

297 Zitiert in Tobias G. Natter (Hg.), *Oskar Kokoschka*, Bildbeschreibung *Conte Verona, 1910*, S. 126.

298 Oskar Kokoschka, *Mein Leben*, S. 97.

299 Siehe Tobias G. Natter (Hg.), *Oskar Kokoschka*, Bildbeschreibung *Victoire de Montesquiou-Fezensac, 1910*, S. 128.

300 Oskar Kokoschka, *Mein Leben*, S. 97.

301 Zitiert in Tobias G. Natter (Hg.), *Oskar Kokoschka*, Bildbeschreibung *Joseph de Montesquiou-Fezensac, 1910*, S. 130.

302 Siehe Tobias G. Natter, »Charakterbildnisse«, S. 91.

303 Zitat ebd., S. 90.

304 Siehe hierzu Uwe M. Schneede, *Die Geschichte der Kunst*, S. 17–173.

TEIL IV: DISKRIMINIERT, VERFOLGT, GETÖTET: TUBERKULOSEKRANKE IM NATIONALSOZIALISMUS

1 Zitiert in Adelheid Gräfin zu Castell Rüdenhausen, »Die ›gewonnenen Jahre‹«, in: August Nitschke u. a. (Hg.), *Jahrhundertwende*, Bd. 1, S. 147–175, hier S. 160.

2 Zitiert in Doris Kaufmann, »Eugenik – Rassenhygiene – Humangenetik. Zur lebenswissenschaftlichen Neuordnung der Wirklichkeit in der ersten Hälfte des 20. Jahrhunderts«, in: Richard van Dülmen (Hg.), *Erfindung des Menschen. Schöpfungsträume und Körperbilder 1500–2000*, Wien, Köln, Weimar 1998, S. 347–365, hier S. 347.

3 Zitiert in Ernst Klee, »Euthanasie« im NS-Staat. Die »Vernichtung lebensunwerten Lebens«, Frankfurt/M. 1999, S. 15.

4 Siehe Alfons Labisch, *Homo Hygienicus*, S. 193.

5 Zitate bei Adelheid Gräfin zu Castell Rüdenhausen, »Die ›gewonnenen Jahre‹«, S. 163; außerdem Ursula Ferdinand und Christoph Wichtmann, »Vom Züchtungsgedanken und der Eugenik zur aktuellen Debatte um die Reproduktionstechnologie«, in: Kai Buchholz u. a. (Hg.), *Die Lebensreform*, S. 575–579, hier S. 575 und Ernst Klee, *Deutsche Medizin im Dritten Reich*, S. 26.

6 Siehe Doris Kaufmann, »Eugenik«, S. 351, sowie Adelheid Gräfin zu Castell Rüdenhausen, »Die ›gewonnenen Jahre‹«, S. 163.

7 Siehe Ernst Klee, »Euthanasie« im NS-Staat, S. 18 sowie derselbe, *Deutsche Medizin im Dritten Reich*, S. 25 f.

8 Zitate nach Doris Kaufmann, »Eugenik«, S. 351 f.

9 Siehe Ursula Ferdinand und Christoph Wichtmann, »Vom Züchtungsgedanken«, S. 576.

10 Siehe Christine Wolters, *Tuberkulose und Menschenversuche*, S. 46.

11 Vgl. Alfons Labisch, *Homo Hygienicus*, S. 192.

12 Siehe Ernst Klee, *Deutsche Medizin im Dritten Reich*, S. 26 f.

13 Zitiert in Doris Kaufmann, »Eugenik«, S. 351.

14 Zu Alfred Grotjahn siehe Adelheid Gräfin zu Castell Rüdenhausen, »Die ›gewonnenen Jahre‹«, S. 161–163.

15 Siehe Paul Weindling, »Soziale Hygiene: Eugenik und medizinische Praxis – Der Fall Alfred Grotjahn«, in: *Jahrbuch für Kritische Medizin 10: Krankheit und Ursachen*, Berlin 1984, S. 6–20, hier S. 15.

16 Zitiert in Doris Kaufmann, »Eugenik«, S. 355.

17 Zitiert in Alfons Labisch, *Homo Hygienicus*, S. 200.

18 Zitiert in Ernst Klee, *Deutsche Medizin im Dritten Reich*, S. 23.

19 Siehe Ernst Klee, »Euthanasie« im NS-Staat, S. 18 f.

20 Vgl. Alfons Labisch, *Homo Hygienicus*, S. 175.

21 Bei Thomas Nipperdey, *Deutsche Geschichte 1866–1918*, Bd. 1, S. 28.

22 Siehe Adelheid Gräfin zu Castell Rüdenhausen, »Die ›gewonnenen Jahre‹«, S. 158.

23 Siehe Karl-Heinz Leven, *Geschichte der Medizin*, S. 61.

24 Siehe Sylvelyn Hähner-Rombach, *Sozialgeschichte der Tuberkulose*, S. 260. Besonders dramatisch war die Sterblichkeit in Wien. Dort lag sie 1918 doppelt so hoch wie in Berlin. Zwischen 1914 und 1918 starben in Wien fast 40 000 Menschen an Tuberkulose. Siehe Elisabeth Dietrich-Daum, *Die »Wiener Krankheit«*, S. 234 f.

25 Zitiert in Christine Wolters, *Tuberkulose und Menschenversuche*, S. 47.

26 Zitat ebd., S. 47.

27 Siehe Paul Weindling, »Soziale Hygiene«, S. 8.

28 Siehe Elisabeth Dietrich-Daum, *Die »Wiener Krankheit«*, S. 295.

29 Siehe ebd., S. 296.

30 So der englische Physiologie John B. Haycraft, zitiert in Ernst Klee, »Euthanasie« im NS-Staat, S. 17; siehe auch Christine Wolters, *Tuberkulose und Menschenversuche*, S. 44.

31 Zitiert in Christine Wolters, *Tuberkulose und Menschenversuche*, S. 44.

32 Zu Karl Binding und Alfred E. Hoche siehe vor allem Ernst Klee, »Euthanasie« im NS-Staat, S. 19–25.

33 Zitate nach Alfons Labisch, *Homo Hygienicus*, S. 203, und Ernst Klee, »Euthanasie« im NS-Staat, S. 23 f.

34 Siehe Ernst Klee, »Euthanasie« im NS-Staat, S. 22.

35 1923 erhielt der Biologe Fritz Lenz in München den ersten Lehrstuhl für Rassenhygiene; siehe Ernst Klee, *Deutsche Medizin im Dritten Reich*, S. 33.

36 Zitat ebd., S. 34 f.

37 Zitat ebd., S. 36.

38 Siehe Doris Kaufmann, »Eugenik«, S. 347.

39 Siehe Gerhard A. Ritter, »Der Sozialstaat und seine Grenzen«; in: August Nitschke u. a. (Hg.), *Jahrhundertwende,* Bd. 2, S. 250.

40 Ebd., S. 270.

41 Siehe hierzu Alfons Labisch, »Experimentelle Hygiene, Bakteriologie, Soziale Hygiene: Konzeptionen, Interventionen, soziale Träger – eine idealtypische Übersicht«, in: Jürgen Reulecke und Adelheid Gräfin zu Castell Rüdenhausen (Hg.), *Stadt und Gesundheit,* S. 37–47, hier S. 42, sowie derselbe, *Homo Hygienicus*, S. 204.

42 Zitiert in Alfons Labisch, *Homo Hygienicus*, S. 204.

43 1923 starben rund 95 000 Menschen an Tuberkulose, was etwa dem Vorkriegsjahr 1913 entsprach. 1930 waren es noch etwa 50 000 Menschen. Siehe Christine Wolters, *Tuberkulose und Menschenversuche*, S. 62.

44 Zitiert in Adelheid Gräfin zu Castell Rüdenhausen, »Die ›gewonnenen Jahre‹«, S. 172.

45 Dieses und die folgenden Zitate bei Christine Wolters, *Tuberkulose und Menschenversuche*, S. 66.

46 Siehe hierzu Alfons Labisch, *Homo Hygienicus*, S. 41, S. 228 f.

47 Derselbe, »Gesundheit: die Überwindung von Krankheit, Alter und Tod in der Neuzeit«, in: Richard van Dülmen (Hg.), *Entdeckung des Ich. Die Geschichte der Individualisierung vom Mittelalter bis zur Gegenwart*, Köln, Weimar, Wien 2001, S. 507–536, hier S. 516.

48 Siehe derselbe, *Homo Hygienicus*, S. 287.

49 Zitiert in Renate Jäckle, »›Pflicht zur Gesundheit‹ und ›Ausmerze‹. Medizin im Dienst des Regimes«, in: Wolfgang Benz und Barbara Distel (Hg.), *Dachauer Hefte 4. Medizin im NS-Staat. Täter, Opfer, Handlanger*, München 1993, S. 59–77, hier S. 61.

50 Siehe Norbert Frei, »Einleitung«, in: derselbe (Hg.), *Medizin und Gesundheitspolitik in der NS-Zeit*, München 1991, S. 10 f.

51 Zitat siehe Renate Jäckle, »Pflicht zur Gesundheit«, S. 62.

52 Zitat aus Hitlers *Mein Kampf* bei Alfons Labisch, *Homo Hygienicus*, S. 225.

53 Siehe Karl-Heinz Leven, *Geschichte der Infektionskrankheiten*, S. 124 f.

54 Zitate nach Alfons Labisch, *Homo Hygienicus*, S. 221.

55 Zitiert in Dirk Blasius, »Tuberkulose: Signalkrankheit«, in: *Geschichte in Wissenschaft und Unterricht*, Bd. 47, 1996, S. 320–332, S. 327.

56 Zitat ebd., S. 328.

57 Siehe Karl-Heinz Leven, *Geschichte der Infektionskrankheiten*, S. 125.

58 Hierzu Ernst Klee, *Deutsche Medizin im Dritten Reich*, S. 59.

59 Zitat aus Hitlers *Mein Kampf* nach Alfons Labisch, *Homo Hygienicus*, S. 226.

60 Hierzu Alfons Labisch, *Homo Hygienicus*, S. 234; siehe auch Ernst Klee, »Euthanasie« im NS-Staat, S. 37 f.

61 Zitiert in Norbert Frei, *Medizin und Gesundheitspolitik in der NS-Zeit*, S. 8.

62 Siehe Ernst Klee, *Deutsche Medizin im Dritten Reich*, S. 65 und S. 70.

63 Siehe Norbert Frei, *Medizin und Gesundheitspolitik in der NS-Zeit*, S. 12.

64 Siehe Christine Wolters, *Tuberkulose und Menschenversuche*, S. 48–51; außerdem Ernst Klee, *Deutsche Medizin im Dritten Reich*, S. 130 f.

65 Siehe Christine Wolters, *Tuberkulose und Menschenversuche*, S. 41.

66 Ebd., S. 55.

67 Zitate nach Norbert Frei, *Medizin und Gesundheitspolitik in der NS-Zeit*, S. 10.

68 Siehe Dirk Blasius, »Tuberkulose: Signalkrankheit«, S. 329.

69 Zitiert in Sylvelyn Hähner-Rombach, *Sozialgeschichte der Tuberkulose*, S. 266 f.

70 Siehe Dirk Blasius, »Tuberkulose: Signalkrankheit«, S. 330.

71 Ebd., S. 331.

72 Siehe hierzu Christine Wolters, *Tuberkulose und Menschenversuche*, S. 80 f.

73 Runderlass des Reichsministers des Innern und des Reichsarbeitsministers vom 9. Juni 1941; zitiert bei Christine Wolters, *Tuberkulose und Menschenversuche*, S. 81.

74 Siehe Elisabeth Dietrich-Daum, *Die »Wiener Krankheit«*, S. 306.

75 Siehe Götz Aly, »Tuberkulose und Euthanasie«, in: Jürgen Pfeiffer, *Menschenverachtung und Opportunismus. Zur Medizin im Dritten Reich*, Tübingen 1992, S. 131–146, hier S. 142.

76 Hierzu Christine Wolters, *Tuberkulose und Menschenversuche*, S. 91.

77 Zitiert in Ernst Klee, *Deutsche Medizin im Dritten Reich*, S. 136.

78 Zitiert in Dirk Blasius, »Tuberkulose: Signalkrankheit«, S. 332.

79 Zitiert in Götz Aly, »Tuberkulose und Euthanasie«, S. 144.

80 Siehe Christine Wolters, *Tuberkulose und Menschenversuche*, S. 92.

81 Siehe Christine Wolters, *Tuberkulose und Menschenversuche*, S. 64.

82 Hans F. K. Günther, damals Hilfslehrer ohne feste Anstellung, schrieb auf Anregung des Verlegers Julius Friedrich Lehmann seine pseudowissenschaftliche Abhandlung *Rassenkunde des deutschen Volkes*. Im Herbst 1922 erschien sie erstmals mit einer Auflage von 3300 Exemplaren. Schon nach 34 Tagen musste eine zweite Auflage gedruckt werden. Es folgte Auflage auf Auflage. 1940 war das 113. Tausend erreicht, bei der kleinen Ausgabe, dem sogenannten Volks-Günther das 225. Tausend. Siehe Alfons Labisch, *Homo Hygienicus*, S. 206.

83 Zitiert in Sylvelyn Hähner-Rombach, *Sozialgeschichte der Tuberkulose*, S. 272.

84 Renate Renner, *Zur Geschichte der Thüringer Landesheilanstalten/des Thüringer Landeskrankenhauses Stadtroda 1933 bis 1945 unter besonderer Berücksichtigung der nationalsozialistischen »Euthanasie«* (Dissertation), Jena 2004, S. 32.

85 Ausführungsbestimmungen zum Reichsseuchengesetz und zur Landesseuchenordnung vom 8. September 1930, zitiert in Christine Wolters, *Tuberkulose und Menschenversuche*, S. 64.

86 Zitat aus Hitlers *Mein Kampf* nach Alfons Labisch, *Homo Hygienicus*, S. 225.

87 Siehe hierzu Götz Aly, »Tuberkulose und Euthanasie«, S. 131. Die Verordnung wurde am 1. Dezember 1938 beschlossen und trat am 1. Januar 1939 in Kraft.

88 Götz Aly, *Die Belasteten. »Euthanasie« 1939–1945. Eine Gesellschaftsgeschichte*, Frankfurt/M. 2013, S. 232.

89 Siehe Renate Renner, *Zur Geschichte der Thüringer Landesheilanstalten*, S. 34.

90 Zitate nach Götz Aly, »Tuberkulose und Euthanasie«, S. 131 f. siehe außerdem Sylvelyn Hähner-Rombach, *Sozialgeschichte der Tuberkulose*, S. 271 f.

91 Zitiert in Sylvelyn Hähner-Rombach, *Sozialgeschichte der Tuberkulose*, S. 273.

92 Siehe Götz Aly, »Tuberkulose und Euthanasie«, S. 132. Grundsätzlich zu Stadtroda siehe auch ders., *Die Belasteten*, S. 231–238, außerdem Götz Aly zusammen mit Karl Friedrich Masuhr, »Der diagnostische Blick des Gerhard Kloos«, in: *Reform und Gewissen. »Euthanasie« im Dienst des Fortschritts (Beiträge zur Nationalsozialistischen Gesundheits- und Sozialpolitik 2)*, Berlin 1985, S. 81–106, sowie Sylvelyn Hähner-Rombach, *Sozialgeschichte der Tuberkulose*, S. 271–279.

93 Siehe Christine Wolters, *Tuberkulose und Menschenversuche*, S. 66; siehe auch Sylvelyn Hähner-Rombach, *Sozialgeschichte der Tuberkulose*, S. 273.

94 Zitiert in Sylvelyn Hähner-Rombach, *Sozialgeschichte der Tuberkulose*, S. 272 f.

95 Zur Erkrankung von Gerhard Kloos siehe Friedrich Masur und Götz Aly, »Der diagnostische Blick«, S. 84–86.

96 Zitate ebd., S. 85.

97 Zitiert in Christine Wolters, *Tuberkulose und Menschenversuche*, S. 69.

98 Zitiert in Sylvelyn Hähner-Rombach, *Sozialgeschichte der Tuberkulose*, S. 273.

99 Siehe Christine Wolters, *Tuberkulose und Menschenversuche*, S. 71; siehe außerdem Sylvelyn Hähner-Rombach, *Sozialgeschichte der Tuberkulose*, S. 273.

100 Zitiert in Götz Aly, »Tuberkulose und Euthanasie«, S. 134.

101 Zitat bei Renate Renner, *Zur Geschichte der Thüringer Landesheilanstalten*, S. 34.

102 Zitat ebd., S. 134.

103 Zitat ebd., S. 134.

104 Zitiert in Sylvelyn Hähner-Rombach, *Sozialgeschichte der Tuberkulose*, S. 276.

105 Zitiert in Götz Aly, *Die Belasteten*, S. 234 f.

106 Siehe Sylvelyn Hähner-Rombach, *Sozialgeschichte der Tuberkulose*, S. 276 f. sowie Götz Aly, »Tuberkulose und Euthanasie«, S. 135.

107 Zitiert in Götz Aly, »Tuberkulose und Euthanasie«, S. 135 f.

108 Siehe Renate Renner, *Zur Geschichte der Thüringer Landesheilanstalten*, S. 85 f.

109 Siehe Götz Aly, *Die Belasteten*, S. 234 und derselbe, »Tuberkulose und Euthanasie«, S. 136; außerdem Sylvelyn Hähner-Rombach, *Sozialgeschichte der Tuberkulose*, S. 278.
110 Zitiert in Götz Aly, *Die Belasteten*, S. 235.
111 Zitiert in Götz Aly, »Tuberkulose und Euthanasie«, S. 137.
112 Zitiert in Götz Aly, *Die Belasteten*, S. 231.
113 Siehe Renate Renner, *Geschichte der Thüringer Landesheilanstalten*, S. 1.
114 Ebd., S. 70.
115 Zitat nach Götz Aly, »Tuberkulose und Euthanasie«, S. 135.
116 Siehe Renate Renner, *Zur Geschichte der Thüringer Landesheilanstalten*, S. 2.
117 Christine Wolters, *Tuberkulose und Menschenversuche*, S. 84.
118 Siehe Renate Renner, *Zur Geschichte der Thüringer Landesheilanstalten*, S. 2, S. 70, S. 72.
119 Ebd., S. 124.
120 Der »Reichsausschuß zur wissenschaftlichen Erfassung von erb- und anlagebedingten schweren Leiden« war die Tarnorganisation zur Ermordung behinderter Kinder, siehe Wolters, *Tuberkulose und Menschenversuche*, S. 26; außerdem Norbert Frei, *Medizin und Gesundheitspolitik in der NS-Zeit*, S. 13.
121 Siehe Renate Renner, *Zur Geschichte der Thüringer Landesheilanstalten*, S. 2.
122 Ebd., S. 124. Der »Kindereuthanasie« fielen insgesamt schätzungsweise 5 000 Kinder zum Opfer, meist in »Kinderfachabteilungen«. Etwa dreißig dieser Kinderfachabteilungen gab es. Ermordet wurden die Kinder mit Medikamenten oder durch Nahrungsentzug. Siehe Norbert Frei, *Medizin und Gesundheitspolitik in der NS-Zeit*, S. 13, außerdem Matthias Dahl, »›... deren Lebenserhaltung für die Nation keinen Vorteil bedeutet.‹ Behinderte Kinder als Versuchsobjekte und die Entwicklung der Tuberkulose-Schutzimpfung«, in: *Medizinhistorisches Journal* 37, 2002, S. 57–90, hier S. 59.
123 Zitiert in Götz Aly, *Die Belasteten*, S. 237.
124 Keine andere medizinische Fachrichtung hat sich so radikal in den Dienst des Nationalsozialismus gestellt wie die Psychiatrie. Lange bevor sie die Sterilisierung und Ermordung ihrer Kranken betrieb, noch vor 1933, hatten ihre Vertreter Geisteskranke als Minderwertige diskriminiert und ihre »Ausschaltung« gefordert. Siehe hierzu Ernst Klee, *Deutsche Medizin im Dritten Reich*, S. 78–83.
125 Ebd., S. 88.
126 Siehe Renate Renner, *Zur Geschichte der Thüringer Landesheilanstalten*, S. 85.
127 Ebd., S. 84.
128 Ebd., S. 50.
129 Siehe hierzu Götz Aly, »Tuberkulose und Euthanasie«, S. 141 f.
130 Siehe Renate Renner, *Zur Geschichte der Thüringer Landesheilanstalten*, S. 2.
131 Siehe Christine Wolters, *Tuberkulose und Menschenversuche*, S. 88.
132 Siehe Renate Renner, *Zur Geschichte der Thüringer Landesheilanstalten*, S. 19.
133 Siehe Renate Jäckle, »Pflicht zur Gesundheit «, S. 60.
134 Siehe Ralf Forsbach, »Das Gesundheitsideal des Nationalsozialismus«, in: Dietrich Grönemeyer u. a. (Hg.), *Gesundheit im Spiegel der Disziplinen, Epochen, Kulturen*, Tübingen 2008, S. 131–148, hier S. 134.
135 Siehe Alfons Labisch, *Homo Hygienicus*, S. 285.
136 Ebd., S. 235.
137 Ebd., S. 284 f.
138 Solche Versuche machte etwa der Arzt Karl Gebhardt; siehe Günther Schwarberg, *Der SS-Arzt und die Kinder vom Bullenhuser Damm*, Göttingen 1997, S. 100. Gebhardt war der Chef von Kurt Heißmeyer, dessen Tuberkuloseversuche an Kindern im folgenden Kapitel »Kindermord am Bullenhuser Damm« beschrieben werden.
139 Siehe Roy Porter, *Die Kunst des Heilens*, S. 648.
140 Siehe Christine Wolters, *Tuberkulose und Menschenversuche*, S. 11 f.
141 Zu den im Folgenden beschriebenen Versuchen von Georg Bessau, Georg Hensel und Elmar Türk an Kindern siehe Ernst Klee, *Deutsche Medizin im Dritten Reich*, S. 108–112; außerdem Matthias Dahl, »... deren Lebenserhaltung«, S. 57–90. Ergänzend zu den Versuchen von Georg Hensel siehe Petra Schweizer-Martinschek, »NS-Medizinversuche: ›Nicht gerade körperlich besonders wertvolle Kinder‹«, in: *Deutsches Ärzteblatt*, Jg. 105, Heft 26, 27. Juni 2008, A 1445 f.

142 Siehe Ernst Klee, *Deutsche Medizin im Dritten Reich*, S. 108 f. und Matthias Dahl, »... deren Lebenserhaltung«, S. 76 f.

143 Zitiert in Matthias Dahl, »... deren Lebenserhaltung«, S. 78.

144 Siehe Petra Schweizer-Martinschek, »NS-Medizinversuche«, A 1445.

145 Siehe Ernst Klee, *Deutsche Medizin im Dritten Reich*, S. 109.

146 Zitiert in Elisabeth Dietrich-Daum, *Die »Wiener Krankheit«*, S. 315.

147 Siehe Christine Wolters, *Tuberkulose und Menschenversuche*, S. 27.

148 Siehe Ernst Klee, *Deutsche Medizin im Dritten Reich*, S. 112. Die Kinder erhielten in der Regel das Schlaf- und Narkosemittel Luminal, eine scheinbar natürliche Todesursache wurde vorgetäuscht. Vgl. Matthias Dahl, »... deren Lebenserhaltung«, S. 71.

149 Siehe Matthias Dahl, »... deren Lebenserhaltung«, S. 73 f.

150 Siehe Christine Wolters, *Tuberkulose und Menschenversuche*, S. 14.

151 Siehe ebd., S. 14.

152 Zitiert in Günther Schwarberg, *Der SS-Arzt*, S. 12.

153 Zum sogenannten Freundeskreis Himmler siehe Christine Wolters, *Tuberkulose und Menschenversuche*, S. 94–102.

154 Spendengelder des »Freundeskreises« kamen außerdem etwa dem »Verein Lebensborn« oder der SS-Stiftung »Ahnenerbe« zugute; ebd. S. 102.

155 Ebd., S. 117.

156 Dass die Geschichte von Kurt Heißmeyer und dem Kindermord am Bullenhuser Damm bekannt wurde, ist wesentlich den Recherchen des Journalisten Günther Schwarberg zu verdanken. Dieses Kapitel folgt seiner Arbeit, festgehalten im Buch *Der SS-Arzt und die Kinder vom Bullenhuser Damm*, sowie dem Buch der Gedenkstätte Bullenhuser Damm von Iris Groschek und Kristina Vagt, »... dass du weißt, was hier passiert ist«. Medizinische Experimente im KZ Neuengamme und die Morde am Bullenhuser Damm, Bremen 2012.

157 Siehe Günther Schwarberg, *Der SS-Arzt*, S. 9 f.

158 Ebd., S. 100 f.

159 Zitat ebd., S. 12.

160 Zitiert in Ernst Klee, *Auschwitz, die NS-Medizin und ihre Opfer*, Frankfurt/M. 1997, S. 168 f.

161 Siehe Iris Groschek und Kristina Vagt, »... dass du weißt«, S. 30 f.

162 Siehe Günther Schwarberg, *Der SS-Arzt*, S. 13.

163 Siehe Matthias Dahl, »... deren Lebenserhaltung«, S. 82.

164 Zum KZ Neuengamme siehe Iris Groschek und Kristina Vagt, »... dass du weißt«, S. 26, S. 65.

165 Zu den Häftlingen ebd., S. 32 f., S. 66.

166 Siehe Günther Schwarberg, *Der SS-Arzt*, S. 35 f.

167 Ebd., S. 37, S. 104.

168 Ebd., S. 37.

169 Zum Folgenden siehe Iris Groschek und Kristina Vagt, »... dass du weißt«, S. 34–38.

170 Ebd., S. 39.

171 Siehe Günther Schwarberg, *Der SS-Arzt*, S. 32 f.

172 Ebd., S. 38.

173 Siehe Iris Groschek und Kristina Vagt, »... dass du weißt«, S. 39.

174 Zu den Versuchen siehe ebd., S. 40 f.; außerdem Günther Schwarberg, *Der SS-Arzt*, S. 41.

175 Siehe Günther Schwarberg, *Der SS-Arzt*, S. 43 f. sowie Iris Groschek und Kristina Vagt, »... dass du weißt«, S. 41.

176 Iris Groschek und Kristina Vagt, »... dass du weißt«, S. 68.

177 Ebd., S. 68 f.

178 Zum Abtransport der Kinder ebd., S. 70, außerdem Günther Schwarberg, *Der SS-Arzt*, S. 55 f.

179 Zur Vorgeschichte der Schule und ihrer Funktion als KZ-Außenlager siehe Iris Groschek und Kristina Vagt, »... dass du weißt«, S. 12–25.

180 Zum Folgenden ebd., S. 70 f. außerdem Günther Schwarberg, *Der SS-Arzt*, S. 58–61.

181 Zitiert in Günther Schwarberg, *Der SS-Arzt*, S. 82.

182 Siehe Iris Groschek und Kristina Vagt, »... dass du weißt«, S. 71.

183 Siehe ebd., S. 79, außerdem Günther Schwarberg, *Der SS-Arzt*, S. 90.

184 Hierzu Iris Groschek und Kristina Vagt, »... dass du weißt«, S. 81, dort auch das Zitat; außerdem S. 84.

185 Siehe Günther Schwarberg, *Der SS-Arzt*, S. 93.

186 Siehe ebd., S. 94 f. außerdem Iris Groschek und Kristina Vagt, »... dass du weißt«, S. 83 f.

187 Siehe ebd., S. 84.

188 Zu Arnold Strippel siehe ebd., S. 84 f., außerdem Günther Schwarberg, *Der SS-Arzt*, S. 111–120 und S. 129–133.

189 Zitiert in Iris Groschek und Kristina Vagt, »... dass du weißt«, S. 86 f.

SCHWINDSUCHT – EIN AUSBLICK

1 Siehe Elisabeth Dietrich-Daum, *Die »Wiener Krankheit«*, S. 352 f.

2 Vgl. Katrin Max, *Liegekur und Bakterienrausch*, S. 267.

3 Vgl. Manfred Vasold, *Pest, Not und schwere Plagen*, S. 281.

4 Siehe Elisabeth Dietrich-Daum, *Die »Wiener Krankheit«*, S. 322.

5 Siehe Roy Porter, *Geschröpft und zur Ader gelassen*, S. 37.

6 Thomas Anz, *Gesund oder krank?*, S. 58.

7 Thomas Bernhard, *Die Kälte. Eine Isolation*, München 2011, S. 7.

8 Auch Bernhards 1982 erschienener autobiografischer Text *Wittgensteins Neffe. Eine Freundschaft* spielt in einem Lungensanatorium in Wien.

9 Thomas Bernhard, *Die Kälte*, S. 8 f.

10 Ebd. S. 13.

11 Ebd., S. 15.

12 Ebd., S. 19.

13 Ebd., S. 40.

14 Ebd., S. 31.

15 In der medizinischen Öffentlichkeit fiel erstmals 1981 auf, dass homosexuelle Männer in Amerika an seltenen Krankheiten starben, die mit dem Zusammenbruch ihres Immunsystems verbunden waren. 1984 wurde das *human ummunodeficiency virus* (HIV) entdeckt. Seine Übertragung geschieht so gut wie ausschließlich über Sexualkontakte oder durch Übertragung von Blut oder Blutprodukten. Die Ansteckungsphobie bei Aids war ähnlich hysterisch wie bei der Schwindsucht, nachdem der Erreger entdeckt worden war.

16 Roy Porter, *Die Kunst des Heilens*, S. 492.

17 Vgl. {www.who.int/tb/publications/factsheet_global.pdf?ua=1}, Zugriff am 22.04.2018.

18 Vgl. {www.rki.de/DE/Content/InfAZ/T/Tuberkulose/Download/TB2015.pdf}, Zugriff am 23.04.2018. Im Folgejahr 2016 blieb die Zahl der Erkrankten annähernd gleich.

19 Vgl. Elisabeth Dietrich-Daum, *Die »Wiener Krankheit«*, S. 354.

20 Vgl. Sylvelyn Hähner-Rombach, »Künstlerlos und Armenschicksal«, S. 278.

LITERATURVERZEICHNIS

Aly, Götz, *Die Belasteten. »Euthanasie« 1939–1945. Eine Gesellschaftsgeschichte*, Frankfurt/M. 2013.

Aly, Götz, »Tuberkulose und ›Euthanasie‹«, in: Jürgen Pfeiffer (Hg.), *Menschenverachtung und Opportunismus. Zur Medizin im Dritten Reich*, Tübingen 1992, S. 131–146.

Anz, Thomas, *Literatur des Expressionismus*, Stuttgart 2010.

Anz, Thomas, *Gesund oder krank? Medizin, Moral und Ästhetik in der deutschen Gegenwartsliteratur*, Stuttgart 1989.

Anz, Thomas, »Der schöne und der häßliche Tod. Klassische und moderne Normen literarischer Diskurse über den Tod«, in: Richter, Karl und Schönert, Jörg (Hg.), *Klassik und Moderne. Die Weimarer Klassik als historisches Ereignis und Herausforderung im kulturgeschichtlichen Prozeß*, Stuttgart 1983, S. 409–432.

Ariès, Philippe, *Geschichte des Todes*, München 1995.

Arnold, Matthias, *Edvard Munch mit Selbstzeugnissen und Bilddokumenten*, Reinbek bei Hamburg 1986.

Aschenbeck, Nils, »Architektonische Laboratorien der Moderne. Von den Licht-Luft-Hütten am Monte Verità zum neuen Wohnungsbau«, in: *Neue Zürcher Zeitung*, 16. August 2014, S. 57.

Baur, Eva Gesine, *Chopin oder Die Sehnsucht*, München 2012.

Bergdolt, Klaus, *Leib und Seele. Eine Kulturgeschichte des gesunden Lebens*, München 1999.

Bernhard, Thomas, *Die Kälte. Eine Isolation*, München 2011.

Beutin, Wolfgang u. a., *Deutsche Literaturgeschichte. Von den Anfängen bis zur Gegenwart*, Stuttgart, Weimar 1994.

Blasius, Dirk, »Tuberkulose: Signalkrankheit deutscher Geschichte«, in: *Geschichte in Wissenschaft und Unterricht*, Bd. 47, 1996, S. 320–332.

Bröhan, Nicole, *Heinrich Zille. Eine Biographie*, Berlin 2014.

Bromme, Moritz T. W., *Lebensgeschichte eines modernen Fabrikarbeiters*, Berlin 2014.

Bronfen, Elisabeth, *Nur über ihre Leiche. Tod, Weiblichkeit und Ästhetik*, München 1994.

Brüggemeier, Franz-Josef, »Auf Kosten der Natur. Zu einer Geschichte der Umwelt 1880–1930«, in: Nitschke, August u. a., *Jahrhundertwende. Der Aufbruch in die Moderne 1880–1930*, Bd. 1, Reinbek bei Hamburg 1990, S. 75–91.

Budde, Gunilla, *Blütezeit des Bürgertums. Bürgerlichkeit im 19. Jahrhundert*, Darmstadt 2009.

Castell Rüdenhausen, Adelheid Gräfin zu, »Die ›gewonnenen Jahre‹. Lebensverlängerung und soziale Hygiene. Die Hamburger Cholera-Epidemie von 1892«, in: August Nitschke u. a. (Hg.), *Jahrhundertwende. Der Aufbruch in die Moderne 1880–1930*, Bd. 1., Reinbek bei Hamburg 1990, S. 147–175.

Cernuschi, Claude, »Anatomisches Sezieren und religiöse Identifikation. Eine Wittgensteinsche Antwort auf Oskar Kokoschkas Alternativparadigmen zur Wahrheit in seinen vor dem Ersten Weltkrieg entstandenen Selbstporträts«, in: Natter, Tobias G. (Hg.), *Oskar Kokoschka. Das moderne Bildnis 1909 bis 1914*, Köln 2002, S. 43–50.

Condrau, Flurin, *Lungenheilanstalt und Patientenschicksal. Sozialgeschichte der Tuberkulose in Deutschland und England im späten 19. und frühen 20. Jahrhundert*, Göttingen 2000.

Condrau, Flurin, »Tuberkulose und Geschlecht: Heilbehandlungen für Lungenkranke zwischen 1890 und 1914«, in: Meinel, Christoph und Renneberg, Monika (Hg.), *Geschlechterverhältnis in Medizin, Naturwissenschaft und Technik*, Bassum 1996.

Cosnier, Colette, *Marie Bashkirtseff. Ich will alles. Ein Leben zwischen Aristokratie und Atelier*, Berlin 1994.

Csampai, Attila und Holland, Dietmar (Hg.), *Giacomo Puccini. La Bohème. Texte, Materialien, Kommentare*, Reinbek bei Hamburg 1981.

Dahl, Matthias, »›... deren Lebenserhaltung für die Nation keinen Vorteil bedeutet.‹ Behinderte Kinder als Versuchsobjekte und die Entwicklung der Tuberkulose-Schutzimpfung«, in: *Medizinhistorisches Journal* 37, 2002, S. 57–90.

Daiber, Gottfried M. (Hg.), *Tagebuch der Maria Bashkirtseff*, Frankfurt/M., Berlin, Wien 1983.

Daiber, Gottfried M., »Nachwort«, in: derselbe (Hg.), *Tagebuch der Maria Bashkirtseff*, S. 454–478.

Daniel, Ute, »Der unaufhaltsame Aufstieg des sauberen Individuums. Seifen- und Waschmittelwerbung im historischen Kontext«, in: Behnken, Imbke (Hg.), *Stadtgesellschaft und Kindheit im Prozeß der Zivilisation. Konfigurationen städtischer Lebensweise zu Beginn des 20. Jahrhunderts*, Opladen 1990, S. 43–60.

Detten von, Cornelia, *Aubrey Beardsley und die Kultur der Dekadenz*, Münster, Hamburg 1994.

Deutsches Zentralkomitee zur Bekämpfung der Tuberkulose (DZK), *Was man über Tuberkulose wissen sollte. Eine Informationsschrift für Patienten und ihre Angehörigen*, Berlin 2014.

Dietl, Nadine, *Die Schwindsucht auf der Opernbühne. Verdi, Puccini und Offenbach als musikalische Bearbeiter einer stilisierten Krankheit im 19. Jahrhundert*, Saarbrücken 2008.

Dierks, Manfred, »Krankheit und Tod im frühen Werk Thomas Manns«, in: Sprecher, Thomas (Hg.), *Auf dem Weg zum »Zauberberg«. Die Davoser Literaturtage 1996*, Frankfurt/M. 1997, S. 11–32.

Dietrich-Daum, Elisabeth, *Die »Wiener Krankheit«. Eine Sozialgeschichte der Tuberkulose in Österreich*, Wien, München 2007.

Döcker, Ulrike, *Die Ordnung der bürgerlichen Welt. Verhaltensideale und soziale Praktiken im 19. Jahrhundert*, Frankfurt/M., New York 1994.

Elkeles, Barbara, »Robert Koch (1843–1910)«, in: Engelhardt von, Dietrich und Hartmann, Fritz (Hg.), *Klassiker der Medizin. Zweiter Band. Von Philippe Pinel bis Viktor von Weizsäcker*, München 1991, S. 247–271.

Elkeles, Barbara, »Der ›Tuberkulinrausch‹ von 1890«, in: *Deutsche medizinische Wochenschrift (DMW)* 1990, Heft 115, S. 1729–1732.

Engelhardt von, Dietrich, *Krankheit, Schmerz und Lebenskunst. Eine Kulturgeschichte der Körpererfahrung*, München 1999.

Engelhardt von, Dietrich, »Tuberkulose und Kultur um 1900. Arzt, Patient und Sanatorium in Thomas Manns *Zauberberg* aus medizinhistorischer Sicht«, in: Sprecher, Thomas (Hg.), *Auf dem Weg zum »Zauberberg«. Die Davoser Literaturtage 1996*, Frankfurt/M. 1997, S. 323–345.

Ferdinand, Ursula und Wichtmann, Christoph, »Vom Züchtungsgedanken und der Eugenik zur aktuellen Debatte um die Reproduktionstechnologie«, in: Kai Buchholz u. a. (Hg.), *Die Lebensreform. Entwürfe zur Neugestaltung von Leben und Kunst um 1900*, Bd. 1, Darmstadt 2001, S. 575–579.

Ferlinz, Rudolf, »Die Tuberkulose in Deutschland und das Deutsche Zentralkomitee zur Bekämpfung der Tuberkulose«, in: Konietzko, F. (Hg.), *100 Jahre Deutsches Zentralkomitee zur Bekämpfung der Tuberkulose (DZK). Der Kampf gegen die Tuberkulose*, Frankfurt/M. 1996, S. 9–50.

Fisch, Stefan, »Die zweifache Intervention der Städte. Stadtplanerische Zukunftsgestaltung und Kontrolle der Wohnverhältnisse um 1900«, in: Reulecke, Jürgen und Castell Rüdenhausen, Adelheid Gräfin zu, *Stadt und Gesundheit. Zum Wandel von »Volksgesundheit« und kommunaler Gesundheitspolitik im 19. und frühen 20. Jahrhundert*, Stuttgart 1991, S. 91–104.

Fischer, Jens Malte, *Jahrhundertdämmerung. Ansichten eines anderen Fin de siècle*, Wien 2000.

Fischer-Homberger, Esther, *Krankheit Frau. Zur Geschichte der Einbildungen*, Darmstadt, Neuwied 1984.

Flügge, Matthias und Neyer, Hans Joachim (Hg.), *Heinrich Zille. Zeichner der Großstadt*, Ausstellungskatalog, Dresden 1997.

Flum, Carmen, *Armeleutemalerei. Darstellung der Armut im deutschsprachigen Raum 1830–1914*, Merzhausen 2013.

Forsbach, Ralf, »Das Gesundheitsideal des Nationalsozialismus«, in: Grönemeyer, Dietrich u. a. (Hg.), *Gesundheit im Spiegel der Disziplinen, Epochen, Kulturen*, Tübingen 2008, S. 131–148.

Foucault, Michel, *Die Geburt der Klinik. Eine Archäologie des ärztlichen Blicks*, Frankfurt/M. 2011.

Frei, Norbert, »Einleitung«, in: derselbe (Hg.), *Medizin und Gesundheitspolitik in der NS-Zeit*, München 1991.

Freund, Winfried, *Novalis*, München 2001.

Frevert, Ute, »Der Künstler«, in: dieselbe und Heinz-Gerhard Haupt (Hg.), *Der Mensch des 19. Jahrhunderts*, Essen 2004, S. 292–323.

Frevert, Ute, »›Fürsorgliche Belagerung‹: Hygienebewegung und Arbeiterfrauen im 19. und frühen 20. Jahrhundert«, in: *Geschichte und Gesellschaft. Zeitschrift für Historische Sozialwissenschaft*, 11. Jahrgang, 1985; S. 420–446.

Frevert, Ute, *Krankheit als politisches Problem 1770–1880. Soziale Unterschichten in Preußen zwischen medizinischer Polizei und staatlicher Sozialversicherung*, Göttingen 1984.
Friedell, Egon, *Kulturgeschichte der Neuzeit. Die Krisis der europäischen Seele von der Schwarzen Pest bis zum Ersten Weltkrieg*, München 2008.
Gall, Lothar, *Bürgertum in Deutschland*, Berlin 1996.
Glaser, Hermann, *Industriekultur und Alltagsleben. Vom Biedermeier zur Postmoderne*, Frankfurt/M. 1994.
Göckenjan, Gerd, »Über den Schmutz. Überlegungen zur Konzeptionierung von Gesundheitsgefahren«, in: Reulecke, Jürgen und Castell Rüdenhausen, Adelheid Gräfin zu, *Stadt und Gesundheit. Zum Wandel von »Volksgesundheit« und kommunaler Gesundheitspolitik im 19. und frühen 20. Jahrhundert*, Stuttgart 1991, S. 115–128.
Gombrich, Ernst H., *Die Geschichte der Kunst. Erweiterte, überarbeitete und neu gestaltete 16. Ausgabe*, Frankfurt/M. 1996.
Gorsboth, Thomas und Wagner, Bernd, »Die Unmöglichkeit der Therapie. Am Beispiel der Tuberkulose«, in: Kursbuch 94, *Die Seuche*, November 1988, S. 123–146.
Gradmann, Christoph, *Krankheit im Labor. Robert Koch und die medizinische Bakteriologie*, Göttingen 2005.
Grieser, Dietmar, »Der desinfizierte Zauberberg. Thomas Mann und Davos: Stationen einer Annäherung«, in: *Akzente. Zeitschrift für Literatur*, 22. Jahrgang, München 1975, S. 321–334.
Groschek, Iris und Vagt, Kristina, »… dass du weißt, was hier passiert ist«. Medizinische Experimente im KZ Neuengamme und die Morde am Bullenhuser Damm, Bremen 2012.
Hädecke, Wolfgang, *Novalis. Biographie*, München 2011.
Hähner-Rombach, Sylvelyn, *Sozialgeschichte der Tuberkulose. Vom Kaiserreich bis zum Ende des Zweiten Weltkriegs unter besonderer Berücksichtigung Württembergs*, Stuttgart 2000.
Hähner-Rombach, Sylvelyn, »Künstlerlos und Armenschicksal. Von den unterschiedlichen Wahrnehmungen der Tuberkulose«, in: Wilderotter, Hans und Dorrmann, Michael (Hg.), *Das große Sterben. Seuchen machen Geschichte*, Berlin 1995, S. 278–297.
Halter, Ernst (Hg.), *Davos. Profil eines Phänomens*, Zürich 1994.
Heller, Reinhold, *Edvard Munch. Leben und Werk*, München 1993.
Hermann, Armin, »›Auf eine höhere Stufe des Daseins erheben‹ – Naturwissenschaft und Technik. ›Die Weltenergien unserer Tage‹«, in: Nitschke, August u. a. (Hg.), *Jahrhundertwende. Der Aufbruch in die Moderne 1880–1930*, Bd. 1, Reinbek bei Hamburg 1990, S. 312–336.
Herre, Franz, *Jahrhundertwende 1900. Untergangsstimmung und Fortschrittsglauben*, Stuttgart 1998.
Herzlich, Claudine und Pierret, Janine, *Kranke gestern, Kranke heute. Die Gesellschaft und das Leiden*, München 1991.
Hörner, Unda, *Hoch oben in der guten Luft. Die literarische Bohème in Davos*, Berlin 2010.
Jäckle, Renate, »›Pflicht zur Gesundheit‹ und ›Ausmerze‹. Medizin im Dienst des Regimes«, in: Benz, **Wolfgang und Distel, Barbara (Hg.)**, *Dachauer Hefte, Heft 4, Medizin im NS-Staat. Täter, Opfer, Handlanger*, München 1993, S. 58–77.
Jürgens-Kirchhoff, Annegret, »Wunschbilder vom unbeschädigten Leben. Zur bildenden Kunst der Jahrhundertwende«, in: Fühlberth, Georg und Dietz, Gabriele (Red.), *Fin de siècle. Hundert Jahre Jahrhundertwende*, Berlin 1988, S. 108–115.
Kaufmann, Doris, »Eugenik – Rassenhygiene – Humangenetik. Zur lebenswissenschaftlichen Neuordnung der Wirklichkeit in der ersten Hälfte des 20. Jahrhunderts«, in: Dülmen, Richard van (Hg.), *Erfindung des Menschen. Schöpfungsträume und Körperbilder 1500–2000*, Wien, Köln, Weimar 1999, S. 347–365.
Kerner, Dieter, *Große Musiker. Leben und Leiden*. Neu bearbeitet von Hans Schadewaldt, Stuttgart 1998.
Kim, Hee-Ju, »Nachwort«, in: Arthur Schnitzler, *Sterben. Eine Novelle*, Stuttgart 2014.
Klee, Ernst, *Deutsche Medizin im Dritten Reich. Karrieren vor und nach 1945*, Frankfurt/M. 2001.
Klee, Ernst, »Euthanasie« im NS-Staat. Die »Vernichtung lebensunwerten Lebens«, Frankfurt/M. 1999.
Klee, Ernst, *Auschwitz, die NS-Medizin und ihre Opfer*, Frankfurt/M. 1997.
Kokoschka, Oskar, *Mein Leben*, München 1971.
Kunsthalle Bielefeld, *Edvard Munch. Liebe – Angst – Tod. Themen und Variationen. Zeichnungen und Graphiken aus dem Munch-Museum Oslo*, Ausstellungskatalog, Bielefeld 1980.
Langerbeins, Ingeborg, *Lungenheilanstalten in Deutschland (1854–1945)*, (Dissertation), Köln 1979.
Labisch, Alfons, »Gesundheit: die Überwindung von Krankheit, Alter und Tod in der Neuzeit«, in: Dülmen, Richard van (Hg.), *Entdeckung des Ich. Die Geschichte der Individualisierung vom Mittelalter bis zur Gegenwart*, Köln, Weimar, Wien 2001, S. 507–536.

Labisch, Alfons, »Experimentelle Hygiene, Bakteriologie, Soziale Hygiene: Konzeptionen, Interventionen, soziale Träger – eine idealtypische Übersicht«, in: Reulecke, Jürgen und Castell Rüdenhausen, Adelheid Gräfin zu (Hg.), *Stadt und Gesundheit. Zum Wandel von »Volksgesundheit« und kommunaler Gesundheitspolitik im 19. und frühen 20. Jahrhundert*, Stuttgart 1991, S. 37–47.
Labisch, Alfons, *Homo Hygienicus. Gesundheit und Medizin in der Neuzeit*, Frankfurt/M., New York 1992.
Landsteiner, Günther und Neurath, Wolfgang, »Krankheit als Auszeichnung eines geheimen Lebens. Krankheitskonstruktion und Sexualität anhand der Lungentuberkulose um 1900«, in: Österreichische Zeitschrift für Geschichtswissenschaften (ÖZG), 5. Jahrgang 1994, S. 358–387.
Large, David Clay, *Berlin. Biographie einer Stadt*, München, 2002.
Lavizzari, Alexandra, *Lolita, Lulu und Alice. Das Leben berühmter Kindsmusen*, Berlin 2005.
Lenger, Friedrich, *Metropolen der Moderne. Eine europäische Stadtgeschichte seit 1850*, München 2013.
Leven, Karl-Heinz, *Geschichte der Medizin. Von der Antike bis zur Gegenwart*, München 2008.
Leven, Karl-Heinz, *Die Geschichte der Infektionskrankheiten. Von der Antike bis ins 20. Jahrhundert*, Landsberg/Lech 1997.
Linse, Ulrich, »Das ›natürliche‹ Leben: Die Lebensreform«, in: Dülmen, Richard van, *Erfindung des Menschen. Schöpfungsträume und Körperbilder 1500–2000*, Wien, Köln, Weimar 1998, S. 435–456.
Mann, Thomas, »Tristan«, in: derselbe, *Frühe Erzählungen 1893–1912. In der Fassung der Großen kommentierten Frankfurter Ausgabe*, Frankfurt/M. 2014, S. 319–371.
Mann, Thomas, *Der Zauberberg. In der Fassung der Großen kommentierten Frankfurter Ausgabe*, Frankfurt/M. 2015.
Masuhr, Karl Friedrich und Aly, Götz, »Der diagnostische Blick des Gerhard Kloos«, in: *Reform und Gewissen. »Euthanasie« im Dienst des Fortschritts (Beiträge zur Nationalsozialistischen Gesundheits- und Sozialpolitik 2)*, Berlin 1985, S. 81–106.
Max, Katrin, *Liegekur und Bakterienrausch. Literarische Deutungen der Tuberkulose im Zauberberg und anderswo*, Würzburg 2013.
Mayer, Hans, »Das bürgerliche Sanatorium. (Die Kranken und ihre Krankheit)«, in: derselbe, *Thomas Mann*, Frankfurt/M. 1980, S. 132–146.
Medizinmuseum Davos, *Die Anfänge des Kurortes Davos. Aufstieg und Schicksal der Davoser Heilstätten*, {www.medizinmuseum-davos.ch/aktuelles/Leitfaden1.pdf}, letzter Zugriff 30.01.2018.
Meinel, Christoph und Renneberg, Monika (Hg.), *Geschlechterverhältnisse in Medizin, Naturwissenschaft und Technik*, Stuttgart 1996.
Merta, Sabine, *Schlank! Ein Körperkult der Moderne*, Stuttgart 2008.
Metken, Günter, *Die Präraffaeliten. Ethischer Realismus und Elfenbeinturm im 19. Jahrhundert*, Köln 1974.
Miller, Quintus, *Das Sanatorium. Entstehung eines Prototyps der modernen Architektur*, École Polytechnique Fédérale de Lausanne, Département d'Architecture u. a., Lausanne 1992.
Mönkemeyer, Klaus, »Schmutz und Sauberkeit. Figurationen eines Diskurses im Deutschen Kaiserreich«, in: Behnken, Imbke (Hg.), *Stadtgesellschaft und Kindheit im Prozeß der Zivilisation. Konfigurationen städtischer Lebensweise zu Beginn des 20. Jahrhunderts*, Opladen 1990, S. 61–76.
Moser, Arnulf, »Die Austauschstation Konstanz. Austausch und Internierung von schwerverwundeten Kriegsgefangenen im Ersten Weltkrieg (1915–1920)«, in: *Zeitschrift für die Geschichte des Oberrheins (ZGO)*, 162/2014, S. 379–401.
Moser, Ulrike, »Berlin, 1908: Gesichter der Großstadt«, in: *GEO Epoche: Deutschland um 1900. Von Bismarck bis Wilhelm II.: Aufstieg und Fall des Kaiserreichs*, Heft 12/2004, S. 154–167.
Natter, Tobias G., »›Charakterbildnisse, nicht Gesichtsbildnisse‹. Zu Kokoschkas frühen Porträts«; in: derselbe (Hg.), *Oskar Kokoschka. Das moderne Bildnis 1900 bis 1914*, Köln 2002, S. 88–97.
Neumann, Eckhard, *Künstlermythen. Eine psycho-historische Studie über Kreativität*, Frankfurt/M., New York 1986.
Nipperdey, Thomas, *Deutsche Geschichte 1866–1918, Bd. 1. Arbeitswelt und Bürgergeist*, München 1998.
Pfeiffer, Joachim, *Tod und Erzählen. Wege der literarischen Moderne um 1900*, Tübingen 1997.
Pohland, Vera, *Das Sanatorium als literarischer Ort. Medizinische Institution und Krankheit als Medien der Gesellschaftskritik und Existenzanalyse*, Frankfurt/M. u. a. 1984.
Porter, Roy, *Geschröpft und zur Ader gelassen. Eine kurze Kulturgeschichte der Medizin*, Zürich 2004.
Porter, Roy, *Die Kunst des Heilens. Eine medizinische Geschichte der Menschheit von der Antike bis heute*, Berlin 2003.

Raabe, Paul, *Klabund in Davos. Texte, Bilder, Dokumente*, Zürich 1990.
Redeker, Franz, »Epidemiologie und Statistik der Tuberkulose«, in: Joachim Hein u. a. (Hg.), *Handbuch der Tuberkulose in fünf Bänden, Bd. I, Allgemeine Grundlagen*, Stuttgart 1958, S. 407–495.
Reimers, Dietrich, »Phthise und Kunst. Über die Wechselbeziehungen zwischen der Tuberkulose und Kunst und Künstlern der Vergangenheit«, in: Konietzko, N. (Hg.), *100 Jahre Deutsches Zentralkomitee zur Bekämpfung der Tuberkulose (DZK). Der Kampf gegen die Tuberkulose*, Frankfurt/M. 1996, S. 87–119.
Renner, Renate, *Zur Geschichte der Thüringer Landesheilanstalten des Thüringer Landeskrankenhauses Stadtroda 1933 bis 1945 unter besonderer Berücksichtigung der nationalsozialistischen »Euthanasie«* (Dissertation), Jena 2004.
Reulecke, Jürgen, »Gesundheitsfür- und -vorsorge in den deutschen Städten seit dem 19. Jahrhundert«, in: Machule, Dittmar u. a. (Hg.), *Macht Stadt krank? Vom Umgang mit Gesundheit und Krankheit*, Hamburg 1996, S. 70–83.
Reulecke, Jürgen, »Die Politik der Hygienisierung. Wandlungen im Bereich kommunaler Daseinsvorsorge als Element fortschreitender Urbanisierung«, in: Behnken, Imbke (Hg.), *Stadtgesellschaft und Kindheit im Prozeß der Zivilisation. Konfigurationen städtischer Lebensweise zu Beginn des 20. Jahrhunderts*, Opladen 1990, S. 13–25.
Ritter, Gerhard A., »Der Sozialstaat und seine Grenzen«, in: Nitschke, August u. a. (Hg.), *Jahrhundertwende. Der Aufbruch in die Moderne 1880–1930*, Bd. 2, Reinbek bei Hamburg, 1990, S. 249–275.
Rohkrämer, Thomas, »Lebensreform als Reaktion auf den technisch-zivilisatorischen Prozeß«, in: Buchholz, Kai u. a., Die *Lebensreform. Entwürfe zur Neugestaltung von Leben und Kunst um 1900*, Bd. 1, Darmstadt 2001, S. 71–73.
Rütten, Thomas, »Krankheit und Genie. Annäherungen an Frühformen einer Mannschen Denkfigur«, in: Sprecher, Thomas (Hg.), *Literatur und Krankheit im Fin-de-Siècle (1890–1914). Thomas Mann im europäischen Kontext. Die Davoser Literaturtage 2000*, Frankfurt/M. 2002, S. 131–170.
Rüttimann, Beat, »Die Lungentuberkulose im Zauberberg«, in: Thomas Sprecher (Hg.), *Auf dem Weg zum »Zauberberg«. Die Davoser Literaturtage 1996*, Frankfurt/M. 1997, S. 95–109.
Ruffié, Jacques und **Sournia, Jean-Charles**, *Die Seuchen in der Geschichte der Menschheit*, München 1992.
Saldern, Adelheid von, »›Daheim an meinem Herd …‹. Die Kultur des Wohnens«, in: Nitschke, August u. a. (Hg.), *Jahrhundertwende. Der Aufbruch in die Moderne 1880–1930*, Bd. 2, Reinbek bei Hamburg, 1990, S. 34–60.
Schader, Brigitta, *Schwindsucht – Zur Darstellung einer tödlichen Krankheit in der deutschen Literatur vom poetischen Realismus bis zur Moderne*, Frankfurt/M. 1987.
Schimmang, Jochen, *Christian Morgenstern. Eine Biografie*, St. Pölten, Salzburg, Wien 2013.
Schipperges, Heinrich, *Krankheit und Kranksein im Spiegel der Geschichte*, Berlin, Heidelberg, New York 1999.
Schipperges, Heinrich, »Krankwerden und Gesundsein bei Novalis«, in: Brinkmann, Richard (Hg.), *Romantik in Deutschland. Ein interdisziplinäres Symposion. Sonderband der »Deutschen Vierteljahrsschrift für Literaturwissenschaft und Geistesgeschichte«*, Stuttgart 1978, S. 226–242.
Schneede, Uwe M., »›Ähnlicher als man ist‹. Bildnisse in der Moderne«, in: Tobias G. Natter (Hg.), *Oskar Kokoschka. Das moderne Bildnis 1909 bis 1914*, Köln 2002, S. 12–18.
Schneede, Uwe M., *Die Geschichte der Kunst im 20. Jahrhundert. Von den Avantgarden bis zur Gegenwart*, München 2001.
Schneede, Uwe M., *Edvard Munch. Das kranke Kind. Arbeit an der Erinnerung*, Frankfurt/M. 1984.
Schnitzler, Arthur, *Sterben. Novelle*, Stuttgart 2014.
Schonlau, Anja, *Syphilis in der Literatur. Über Ästhetik, Moral, Genie und Medizin (1880–2000)*, Würzburg 2005.
Schulz, Gerhard, *Novalis*, Reinbek bei Hamburg, 1969.
Schwarberg, Günther, *Es war einmal ein Zauberberg. Thomas Mann in Davos – Eine Spurensuche*, Göttingen 2001.
Schwarberg, Günther, *Der SS-Arzt und die Kinder vom Bullenhuser Damm*, Göttingen 1997.
Shapira, Elana, »Die Pioniere: Loos, Kokoschka und ihre gemeinsamen Auftraggeber«, in Natter, Tobias G. (Hg.), *Oskar Kokoschka. Das moderne Bildnis 1909 bis 1914*, Köln 2002, S. 51–60.
Sontag, Susan, *Krankheit als Metapher*, Frankfurt/M. 2012.
Sontag, Susan, *Aids und seine Metaphern*, Frankfurt/M. 2012.

Schweizer-Martinschek, Petra, »NS-Medizinversuche: ›Nicht gerade körperlich besonders wertvolle Kinder‹«, in: *Deutsches Ärzteblatt*, Jg. 105, Heft 26, 27. Juni 2008, A1445 f.

Sonntag, Michael, »Das Verborgene des Herzens«. Zur Geschichte der Individualität, Reinbek bei Hamburg, 1999.

Spiel, Hilde, »Die Leuchtende Seele: Eine Russin. Marie Baschkirtseff«, in: dieselbe, *In meinem Garten schlendernd. Essays*, Frankfurt/M., Berlin 1991, S. 291–299.

Spielmann, Heinz, *Oskar Kokoschka. Leben und Werk*, Köln 2003.

Sprecher, Thomas, »Davos, Ort des Heils«, in: Bartl, Andrea u. a. (Hg.): »In Spuren gehen...«. Festschrift für Helmut Koopmann, Tübingen 1998, S. 323–337.

Sprecher, Thomas, *Davos im »Zauberberg«. Thomas Manns Roman und sein Schauplatz*, Zürich 1996.

Sprecher, Thomas, »Davos in der Weltliteratur. Zur Entstehung des ›Zauberbergs‹«, in derselbe (Hg.), *Das »Zauberberg«-Symposion 1994 in Davos*, Frankfurt/M. 1995, S. 9–42.

Stauffer, Isabell, *Weibliche Dandys, blickmächtige Femmes fragiles. Ironische Inszenierung des Geschlechts im Fin de Siècle*, Köln 2008.

Strohmeyer, Klaus, »›Der Kumpel liebt Berlin nicht ...‹. Metropole und Industrielandschaft«, in: Nitschke, August u. a. (Hg.), *Jahrhundertwende. Der Aufbruch in die Moderne 1880–1930*, Bd. 1, Reinbek bei Hamburg 1990, S. 25–55.

Tabor, Jan, »An dieser Blume gehst du zugrunde. Bleich, purpurrot, weiß – Krankheit als Inspiration«, in: Ehalt, Hubert Ch. u. a. (Hg.), *Glücklich ist, wer vergißt ...? Das andere Wien um 1900*, Wien, Köln, Graz 1986.

Thomalla, Ariane, *Die femme fragile. Ein literarischer Frauentypus der Jahrhundertwende*, Düsseldorf 1972.

Unseld, Melanie, »Man töte dieses Weib!« Weiblichkeit und Tod in der Musik der Jahrhundertwende, Stuttgart 2001.

Vasold, Manfred, *Pest, Not und schwere Plagen. Seuchen und Epidemien vom Mittelalter bis heute*, Augsburg 1999.

Virchow, Christian, »Das Sanatorium als Lebensform. Über einschlägige Erfahrungen Thomas Manns«, in: Sprecher, Thomas (Hg.), *Literatur und Krankheit im Fin-de-Siècle (1890–1914). Thomas Mann im europäischen Kontext. Die Davoser Literaturtage 2000*, Frankfurt/M. 2002, S. 171–197.

Voigt, Jürgen, »Zur Sozialgeschichte der Tuberkulose«, in: Konietzko, N. (Hg.), *100 Jahre Deutsches Zentralkomitee zur Bekämpfung der Tuberkulose (DZK). Der Kampf gegen die Tuberkulose*, Frankfurt/M. 1996, S. 51–75.

Voigt, Jürgen, *Tuberkulose. Geschichte einer Krankheit*, Köln 1994.

Wegner, Matthias, *Klabund und Carola Neher. Eine Geschichte von Liebe und Tod*, Reinbek bei Hamburg 1998.

Weindling, Paul, »Soziale Hygiene: Eugenik und medizinische Praxis – Der Fall Alfred Grotjahn«, in: *Jahrbuch für Kritische Medizin 10: Krankheit und Ursachen*, Berlin 1984, S. 6–20.

Werkner, Patrick, »Gestik in den frühen Bildnissen Oskar Kokoschkas«, in: Tobias G. Natter (Hg.), *Oskar Kokoschka. Das moderne Bildnis 1909 bis 1914*, Köln 2002, S. 30–35.

Wiltschnigg, Elfriede, »Das Rätsel Weib«. Das Bild der Frau in Wien um 1900, Berlin 2001.

Winau, Rolf, »Der verbesserte Mensch«, in: Nitschke, August u. a. (Hg.), *Jahrhundertwende. Der Aufbruch in die Moderne 1880–1930*, Bd. 1, Reinbek bei Hamburg 1990, S. 286–311.

Winkle, Stefan, *Geißeln der Menschheit. Kulturgeschichte der Seuchen*, Düsseldorf 2005.

Wolbert, Klaus, »Das Erscheinen des reformerischen Körpertypus in der Malerei und Bildhauerei um 1900«, in: Buchholz, Kai u. a. (Hg.), *Die Lebensreform. Entwürfe zur Neugestaltung von Leben und Kunst um 1900*, Darmstadt 2001, S. 215–222.

Woltereck, Richard, *Merkbuch für die deutschen Internierten in der Schweiz*, Bern 1918.

Wolters, Christine, *Tuberkulose und Menschenversuche im Nationalsozialismus. Das Netzwerk hinter den Tbc-Experimenten im Konzentrationslager Sachsenhausen*, Stuttgart 2011.

Würffel, Stefan Bodo, »Mitbewohner des ›Zauberbergs‹. Davoser Sanatoriumsgeschichten vor 1924«, in: Sprecher, Thomas (Hg.), *Auf dem Weg zum »Zauberberg«. Die Davoser Literaturtage 1996*, Frankfurt/M. 1997, S. 49–94.

Würffel, Stefan Bodo, Zeitkrankheit – Zeitdiagnose aus der Sicht des Zauberbergs. Die Vorgeschichte des Ersten Weltkrieges – in Davos erlebt, in: Thomas Sprecher (Hg.), *Das »Zauberberg«-Symposium 1994 in Davos*, Frankfurt/M. 1995, S. 197–223.

ABBILDUNGSVERZEICHNIS

DANK

Mein erster Dank gilt Johan de Blank, ohne den es dieses Buch nicht gäbe. Überzeugt von dem Thema Schwindsucht hat er mir die Tür zu dem wunderbaren Verlag Matthes & Seitz Berlin geöffnet. Seine Aufgabe als Literaturagent hat er aber weit umfassender verstanden: Er war erster und kritischer Leser, anregender Gesprächspartner und Widerpart. War strenger Antreiber, aber auch Mutmacher und Tröster.

Dem Verleger Dr. Andreas Rötzer möchte ich für das Vertrauen danken, das er in mich gesetzt hat. Und auch für die Geduld und das Verständnis, als wegen Krankheit nicht sicher war, ob oder wann das Buch fertiggestellt würde.

Tilman Vogt danke ich für seine Anmerkungen und Vorschläge, die immer hilfreich und weiterführend waren. Und für das umsichtige, feinfühlige Lektorat.

Meine Eltern Arnulf und Eva Moser waren während der Zeit des Schreibens, obwohl sie weit entfernt leben, unverzichtbare Begleiter. Beide sind erfahrene Autoren wissenschaftlicher Texte und Bücher und haben mir bei der Literaturfindung geholfen, haben Texte in verschiedenen Fassungen gelesen, mich voll Stolz bestärkt. Ihnen kann ich nicht genug danken.

Meine über alles geliebte Familie, Frank, Paula und Fritz, hat gute und schlechte Zeiten mitgetragen und ertragen. Auch ohne sie, ihre Liebe, Nachsicht und Geduld, hätte ich dieses Buch nicht schreiben können.